妇产科诊疗技术研究

孙会玲　著

汕頭大學出版社

图书在版编目（CIP）数据

妇产科诊疗技术研究 / 孙会玲著 . -- 汕头 : 汕头大学出版社, 2019. 1

ISBN 978-7-5658-3801-9

Ⅰ. ①妇… Ⅱ. ①孙… Ⅲ. ①妇产科病-诊疗-研究 Ⅳ. ①R71

中国版本图书馆 CIP 数据核字（2019）第 029532 号

妇产科诊疗技术研究

FUCHANKE ZHENLIAO JISHU YANJIU

著　　者: 孙会玲
责任编辑: 宋倩倩
责任技编: 黄东生
封面设计: 中图时代
出版发行: 汕头大学出版社
广东省汕头市大学路 243 号汕头大学校园内　邮政编码: 515063
电　　话: 0754-82904613
印　　刷: 朗翔印刷（天津）有限公司
开　　本: 710 mm ×1000 mm　1/16
印　　张: 14. 25
字　　数: 250 千字
版　　次: 2019 年 1 月第 1 版
印　　次: 2019 年 9 月第 1 次印刷
定　　价: 78. 00 元
ISBN 978-7-5658-3801-9

作者简介

孙会玲，女，安丘市人民医院主治医师，毕业于潍坊医学院，中华医学会会员，中国妇产科网会员，从事妇产科工作20余年，多次被评为先进工作者。

目　录

第一章　女性生殖器官发育及解剖

胎儿性分化与生殖器官发育取决于性染色体上的特殊基因。若胚胎细胞不含Y染色体，则胚胎缺少性分化相关的基因及其表达产物，相继引起女性原始性腺与内生殖器官始基的发育。女性生殖器官不仅与泌尿系统在解剖上相邻，而且两者均起源于体腔上皮、内胚层和外胚层。泌尿器官的发育可以影响生殖器官的发育，生殖器官的先天性异常可伴有泌尿器官的异常或部分缺失。

第一节　女性生殖器官发育

女性生殖器官的发育分两阶段：性未分化阶段与分化阶段。

（一）性未分化阶段（胚胎6~7周前）

此期男女胚胎具有相同原始的性腺、内生殖器与外生殖器。

1. 原始性腺形成　胚胎卵黄囊（yolk sac）处的原始生殖细胞（primordial germ cell）沿后肠（hindgut）肠系膜迁移到相当于第10胸椎水平处的体腔背部的间质中。到达此区域的原始生殖细胞开始诱导中肾和体腔上皮邻近的间胚叶细胞增殖，形成一对生殖嵴（genital ridge）。生殖嵴表面覆盖一层柱状体腔上皮，称为生发上皮（germinal epithelium）。胚胎第6周时，生发上皮内陷并增生成条索状垂直伸入生殖嵴的间胚叶组织中，形成性索（sexual cord）。部分性索细胞包围着每个原始生殖细胞。

2. 内生殖器始基形成　略晚于原始性腺。约在胚胎第6周时，起源于原肾（pronephros或first kidney）的中肾（mesonephros ）。中肾管（mesonephric duct，或wolffian duct）逐渐下行，并开口于原始泄殖腔（primitive cloaca）。此时，在中肾管外侧，体腔上皮向外壁中胚叶凹陷成沟，形成副中肾管（paramesonephric duct或mlillerian duct）。副中肾管头部开口于体腔，尾端下行并向内跨过中肾管，双侧副中肾管在中线融合。此时胚胎同时含有中肾管和副中肾管两种内生殖器官始基。

3. 雏形外生殖器形成　约在胚胎第5周，原始泄殖腔两侧组织成褶，并在中线上部融合，形成生殖结节（genital tubercle）。尿直肠隔（urorectal septum）

将原始泄殖腔褶分隔成前后两部分：前方为尿生殖褶（urogenital fold）、后方为肛门褶（anal fold）。尿生殖褶两侧再生一对隆起，称阴唇-阴囊隆突（labioscrotal swelling）。

（二）性分化阶段

直到胚胎第 12 周，临床上才可以明显区分性别。性分化取决于睾丸决定因子和雄激素。

1. 性腺分化　胚胎 6 周后，原始性腺开始分化。Y 染色体短臂 Y 基因型决定区（sex deter mining region Y gene，SRY）中的睾丸决定因子基因通过其产物（testis-determining factor，TDF）一方面诱导性腺皮质退化，另一方面促使性索细胞转化为曲细精管的支持细胞（sertolis cell）；同时使间胚叶细胞衍变为间质细胞（leydig’ s cell）。此时，睾丸形成。

若胚胎细胞不含 Y 染色体，约在胚胎第 12 周，原始性腺发育。原始生殖细胞分化成初级卵母细胞（primary oocyte），源自体腔上皮的性索皮质的扁平细胞发展为颗粒细胞（gmnule cell），与源自间质的卵泡膜细胞围绕卵母细胞，构成原始卵泡（primitive follicle），卵巢形成。此后，卵巢沿生殖嵴逐渐下降，到达盆腔内的特定位置。

2. 内生殖器衍变　约在胚胎第 8 周，衍化为睾丸的支持细胞分泌一种糖蛋白，称为副中肾管抑制因子（miillerian inhibiting factor，MIF），可使副中肾管退化。同时作为一种信号，MIF 启动睾丸间质细胞分泌睾酮。睾酮作用于中肾管，使其分化成输精管（vas derferens）、附睾（epididy mis）、射精管（ejaculatory duct）以及精囊（seminal vesicle）。

若无 MIF，副中肾管不退化。约在胚胎第 9 周，双侧副中肾管上段形成输卵管；下段融合，其间的纵行间隔消失，形成子宫阴道管，并衬以柱状上皮。与泌尿生殖窦（urogenital sinus）相连部位的子宫阴道管腔内充满上皮细胞，其部分来自泌尿生殖窦。混合的上皮细胞团凸入泌尿生殖窦，称为副中肾管结节（miillerian tubercle）。泌尿生殖窦上端细胞增生，形成实质性的窦-阴道球（sinovag-inal bulb），并进一步增殖形成阴道板（vaginal plate）。阴道板逐渐扩展，增大了子宫和泌尿生殖窦之间的距离。同时，阴道板将泌尿生殖窦分为两部分：上部形成膀胱与尿道；下部分化成真正的尿生殖窦和阴道前庭。自胚胎 11 周起，阴道板中心部分细胞退化，发生腔化，形成阴道（vagina）。

缺少 MIF，中肾管退化。约 1/4 的妇女留有中肾管的残痕，如发生在卵巢系膜（mesovarium）的卵巢冠（epoophoron），卵巢旁冠（paraphoron）以及子宫旁和阴道侧壁的中肾管囊肿（gartner’ s duct cyst）（图 1-1）。

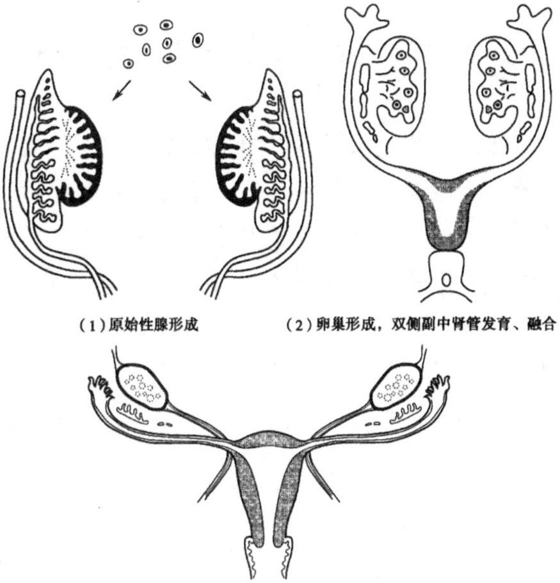

图 1-1　卵巢及内生殖器发育

3. 外生殖器发育　在内生殖器官分化同时，睾丸间质细胞分泌的雄激素在雏形外阴细胞内 5α-还原酶（5α-reductase）作用下，转变为二氢睾酮（dihydrotestesterone），并与其相应受体结合，使 生殖结节分化为阴茎，泌尿生殖褶融合、闭合；同时使阴唇-阴囊隆突发育成阴囊（scrotum）。

若无睾酮的作用，生殖结节逐步缓慢地增大，形成阴蒂，同时泌尿生殖褶形成小阴唇；阴唇-阴囊隆突发育成大阴唇（图 1-2）。

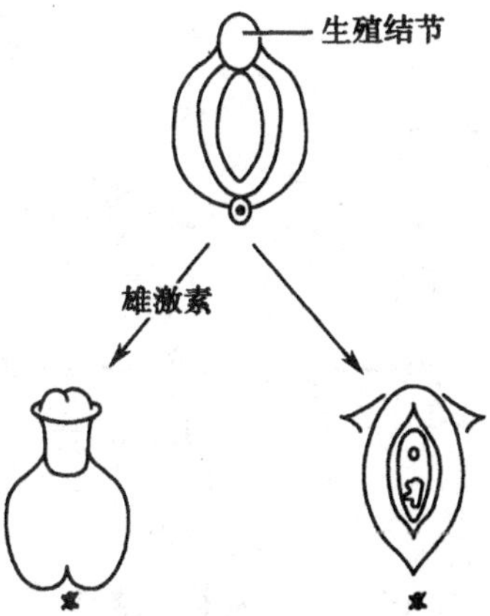

图 1-2　外生殖器形成

第二节　女性生殖器官解剖

女性生殖器官包括内、外生殖器官。内生殖器官位于骨盆内，骨盆的结构及形态与分娩密切相关；骨盆底组织承托内生殖器官，协助保持其正常位置。内生殖器官与盆腔内其他器官相邻，盆腔内某一器官病变可累及邻近器官。三者关系密切，相互影响。因此，本节对骨盆及盆腔内相关的器官也逐一介绍。

一、内生殖器官

女性内生殖器包括阴道、子宫、输卵管及卵巢，后二者合称为子宫附件（uterine adnexa）（图 1-3）。

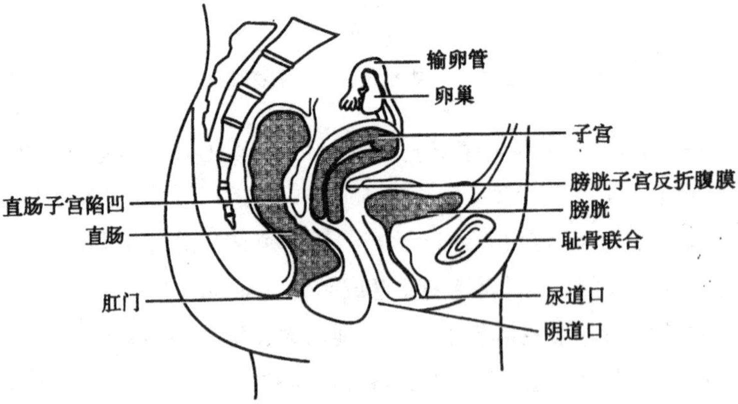

（1）矢状断面观

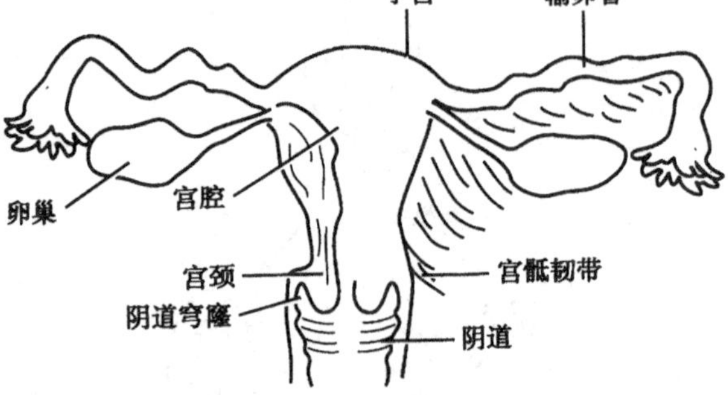

（2）后面观

图 1-3　女性内生殖器

（一）阴道（vagina）

1. 阴道组织结构　阴道为性交器官、月经血排出及胎儿娩出的通道。阴道位于真骨盆下部中央，呈上宽下窄的管道，前壁长 7～9cm，与膀胱和尿道相邻，后壁长 10～12cm，与直肠贴近。上端包绕宫颈，下端开口于阴道前庭后部。环绕宫颈周围的部分称阴道穹窿（vaginal fomix）。按其位置分为前、后、左、右 4 部分，其中后穹窿最深，与直肠子宫陷凹紧密相邻，为盆腹腔最低部位，临床上可经此处穿刺或引流。

阴道壁由黏膜、肌层和弹力纤维组成。阴道黏膜为复层鳞状上皮，无腺体；阴道上端 1/3 处黏膜受性激素影响而有周期性变化。幼女或绝经后阴道黏膜变薄，皱襞少，伸缩性弱，局部抵抗力差，容易受感染。阴道表面有纵行的皱襞柱及与之垂直的横嵴，使阴道壁有较大的伸缩性。阴道肌层由外纵与内环形的两层平滑肌构成，肌层外覆纤维组织膜，其弹力纤维成分多于平滑肌纤维。阴道壁富于静脉丛，受创伤后易出血或形成血肿。

2. 阴道血供与淋巴回流　阴道全段分别由不同的动脉供血：阴道上段由子宫动脉的宫颈-阴道支供血，而中段由阴道动脉供血，下段主要由阴部内动脉和痔中动脉供血。阴道动脉、子宫动脉和阴部内动脉均为髂内动脉脏支，三者通过分支相互吻合（图 1-4）。

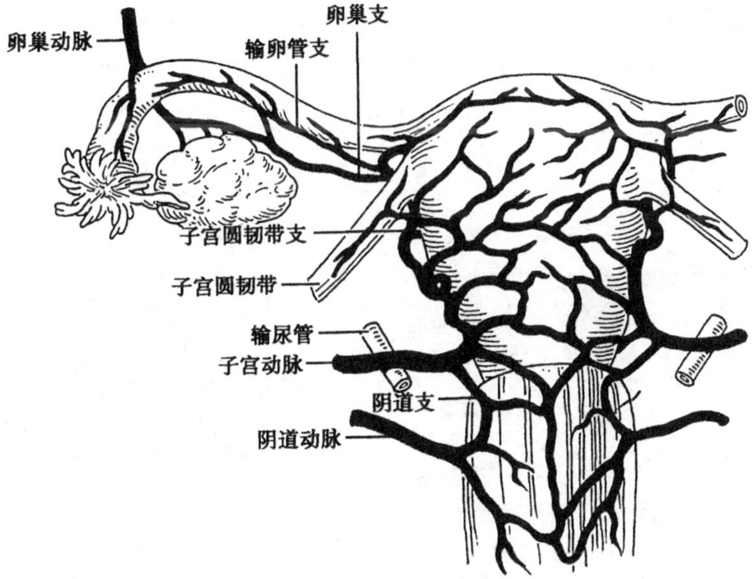

图 1-4　女性内生殖器的动脉

阴道上段淋巴回流基本与宫颈相同，下段淋巴回流与外阴相同（图1-5）。

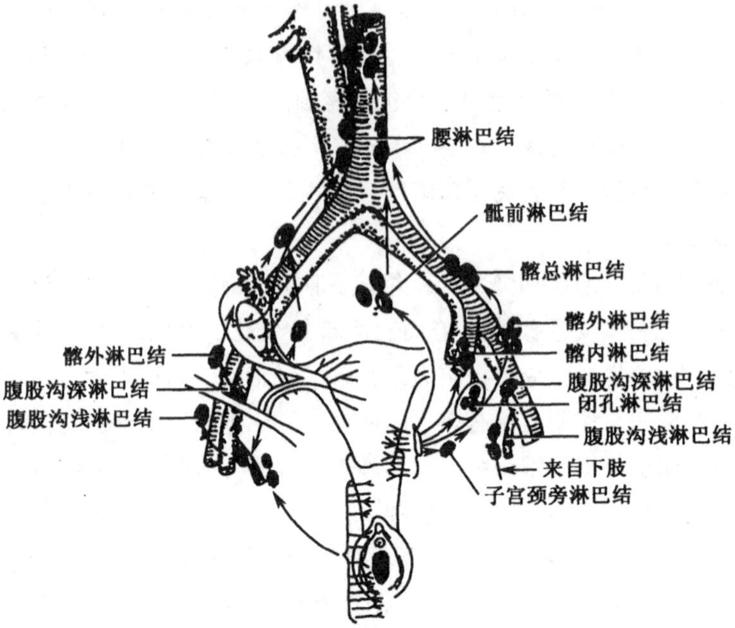

图1-5　女性生殖器淋巴流向

（二）子宫（uterus）

子宫形似倒梨形，为空腔器官，是胚胎生长发育的场所。子宫长7~8cm，宽4~5cm，厚2~3cm；宫腔容量约5ml。子宫分为宫体及宫颈两部分。子宫体顶部称宫底部，宫底两侧为宫角，与输卵管相通（图1-6）。

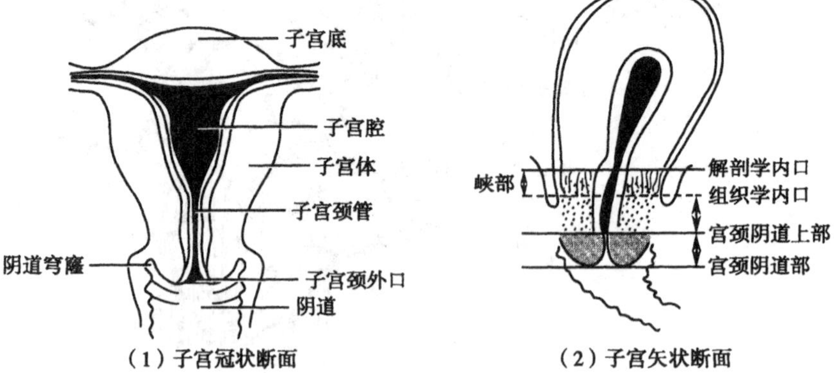

图1-6　子宫各部

宫体与宫颈相连部较狭小，称子宫峡部（isthmus uteri），其上界平行于宫颈管的解剖学内口、下界平行于宫颈管的组织学内口。非孕期子宫峡部长约1cm。宫体与宫颈之比，婴儿期为1∶2，成年期为2∶1。

1. 子宫解剖组织学　子宫体和宫颈的组织结构不同。

（1）宫体：由浆膜层，肌层与子宫内膜层构成。

①浆膜层：为覆盖宫体的盆腔腹膜，与肌层紧连不能分离。在子宫峡部处，两者结合较松弛，腹膜向前返折覆盖膀胱底部，形成膀胱子宫陷凹，返折处腹膜称膀胱子宫返折腹膜。在子宫后面，宫体浆膜层向下延伸，覆盖宫颈后方及阴道后穹窿再折向直肠，形成直肠子宫陷凹（excavatio rectouterine 亦称道格拉斯陷凹）。

②肌层：由大量平滑肌组织、少量弹力纤维与胶原纤维组成，非孕时厚约0.8cm。子宫体肌层可分3层：a. 外层（浆膜下层）：肌纤维纵行排列，较薄，是子宫收缩的起始点；b. 中层：占肌层大部分，呈交叉排列，在血管周围形成8字形围绕血管；c. 内层（黏膜下层）：肌纤维纵行排列。宫体肌层内有血管穿行，肌纤维收缩可压迫血管，能有效地制止血管出血。

③子宫内膜层：子宫内膜与肌层直接相贴，其间没有内膜下层组织。内膜可分3层：致密层，海绵层及基底层。致密层与海绵层对性激素敏感，在卵巢激素影响下发生周期性变化，又称功能层。基底层紧贴肌层，对卵巢激素不敏感，无周期性变化。

（2）宫颈：宫颈上端与子宫峡部相连，因解剖上狭窄，又称解剖学内口。在其稍下方处，宫腔内膜开始转变为宫颈黏膜，称组织学内口。宫颈腔呈梭形，称子宫颈管（cervical canal），未生育女性宫颈管长为2.5～3cm。宫颈管内的黏膜呈纵行皱襞。颈管下端为宫颈外口，未产妇的宫颈外口呈圆形；已产妇因分娩影响，宫颈外口可见大小不等的横裂，分为前唇及后唇。宫颈下端伸入阴道内的部分称宫颈阴道部，阴道以上的部分称宫颈阴道上部。

宫颈主要由结缔组织构成，含少量弹力纤维及平滑肌。宫颈管黏膜为单层高柱状上皮，黏膜层腺体可分泌碱性黏液，形成宫颈管内黏液栓，堵于宫颈外口。宫颈黏膜受卵巢激素影响发生周期性变化。宫颈阴道部被覆复层鳞状上皮。

宫颈鳞状上皮与柱状上皮交接部，称为鳞-柱状交接部或鳞-柱交接。根据其形态发生学变化，鳞-柱状交接部又分为原始鳞-柱状交接部和生理鳞-柱状交接部。

胎儿期，来源于泌尿生殖窦的鳞状上皮向上生长，至宫颈外口与宫颈管柱状上皮相邻，形成原始鳞-柱状交接部。青春期后，在雌激素作用下，宫颈发育增大，宫颈管黏膜组织外翻（假性糜烂），即宫颈管柱状上皮及其下的间质成分到达宫颈阴道部，导致原始鳞-柱状交接部外移；在阴道酸性环境或致病菌的作用下，宫颈阴道部外翻的柱状上皮被鳞状上皮替代，形成新的鳞-柱状交接部，称为生理鳞-柱状交接部。原始鳞-柱状交接部和生理性鳞-柱状交接部之间的区域称转化区（又称移行带）。在转化区形成过程中，新生的鳞状上皮覆盖宫颈腺管口或伸入腺管将腺管口堵塞，腺管周围的结缔组织增生或形成瘢痕压迫腺管，使腺管变窄或堵塞，腺体分泌物潴留于腺管内形成囊肿，称为宫颈腺囊肿。宫颈腺囊肿可作为辨认转化区的一个标志。绝经后雌激素水平下降，宫颈萎缩，原始鳞-柱状交接部退回至宫颈管内。

在转化区形成过程中，其表面被覆的柱状上皮逐渐被鳞状上皮所替代。替代的机制有以下两种方式。

①鳞状上皮化生（squamous metaplasia）：当鳞-柱交界位于宫颈阴道部时，暴露于阴道的柱状上皮受阴道酸性影响，柱状上皮下未分化储备细胞（reserve cell）开始增生，并逐渐转化为鳞状上皮，继之柱状上皮脱落，而被复层鳞状细胞所替代，此过程称鳞状上皮化生。化生的鳞状上皮偶可分化为成熟的角化细胞，但一般均为大小形态一致，形圆而核大的未成熟鳞状细胞，无明显表层、中层、底层3层之分，也无核深染、异型或异常分裂象。化生的鳞状上皮既不同于宫颈阴道部的正常鳞状上皮，镜检时见到两者间的分界线；又不同于不典型增生，因而不应混淆。宫颈管腺上皮也可鳞化而形成鳞化腺体。

②鳞状上皮化（squamous epithelization）：宫颈阴道部鳞状上皮直接长入柱状上皮与其基底膜之间，直至柱状上皮完全脱落而被鳞状上皮替代，称鳞状上皮化。多见于宫颈糜烂愈合过程中。愈合后的上皮与宫颈阴道部的鳞状上皮无区别。

宫颈转化区是宫颈癌及其癌前病变的好发部位。

2. 子宫韧带　主要由结缔组织增厚而成，有的含平滑肌，具有维持子宫位置的功能。子宫韧带共有4对（图1-7）。

（1）阔韧带（broad ligament）：子宫两侧翼形腹膜皱褶。起自子宫侧浆膜层，止于两侧盆壁；上缘游离，下端与盆底腹膜相连。阔韧带由前后两叶腹膜及其间的结缔组织构成，疏松，易分离。阔韧带上缘腹膜向上延伸，内2/3包绕部分输卵管，形成输卵管系膜；外1/3包绕卵巢血管，形成骨盆漏斗韧带（infundibulo pelvic ligament），又称卵巢悬韧带（suspensory ligament）。阔韧带内有丰宫的血管、神经及淋巴管，统称为子宫旁组织，阔韧带下部还含有子宫动静脉、其他韧带及输尿管。

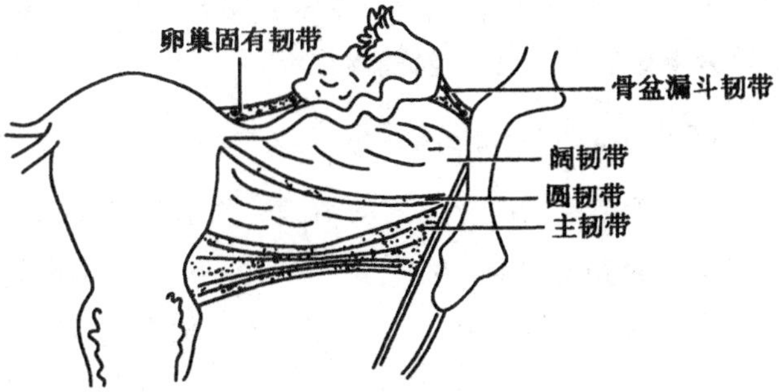

图 1-7　子宫各韧带

（2）圆韧带（round ligament）：圆形条状韧带，长 12~14cm。起自双侧子宫角的前面，穿行于阔韧带与腹股沟内，止于大阴唇前端。圆韧带由结缔组织与平滑肌组成，其肌纤维与子宫肌纤维连接，可使子宫底维持在前倾位置。

（3）主韧带（cardinal ligament）：位于阔韧带下部，横行于宫颈阴道上部与子宫体下部侧缘达盆壁之间，又称宫颈横韧带。由结缔组织及少量肌纤维组成，与宫颈紧密相连，起固定宫颈的作用。子宫血管与输尿管下段穿越此韧带。

（4）宫骶韧带（utem-sacml ligament）：从宫颈后面上部两侧起（相当于子宫峡部水平），绕过直肠而终于第 2~3 骶椎前面的筋膜内，由结缔组织及平滑肌纤维组织组成，外有腹膜遮盖。短厚坚韧，牵引宫颈向后、向上、维持子宫于前倾位置。

由于上述 4 对子宫韧带的牵拉与盆底组织的支托作用，使子宫维持在轻度前倾前屈位。

3. 子宫的血供　由子宫动脉供血。子宫动脉为髂内动脉前干分支，沿骨盆侧壁向下向前潜行，穿行阔韧带基底部、于子宫峡部外侧约 2cm 处横跨输尿管至子宫侧缘。此后分为上、下两支：上支称宫体支，较粗，沿子宫侧迂曲上行，至宫角处又分为宫底支（分布于宫底部）、卵巢支（与卵巢动脉末梢吻合）及输卵管支（分布于输卵管）；下支称宫颈-阴道支，较细，分布于宫颈及阴道上段（图 1-4）。

4. 子宫的淋巴回流　宫体与宫颈的淋巴回流不尽相同（图 1-5）。

（1）宫体淋巴回流有五条通路：①宫底部淋巴常沿阔韧带上部淋巴网、经骨盆漏斗韧带至卵巢、向上至腹主动脉旁淋巴结；②子宫前壁上部或沿圆韧带回流到腹股沟淋巴结；③子宫下段淋巴回流至宫旁、闭孔、髂内外及髂总淋巴结；

④子宫后壁淋巴可沿宫骶韧带回流至直肠淋巴结；⑤子宫前壁也可回流至膀胱淋巴结。

（2）宫颈淋巴回流：宫颈淋巴主要经宫旁、闭孔、髂内、髂外及髂总淋巴结回流至腹主动脉旁淋巴结和（或）骶前淋巴结。

（三）输卵管（fallopian tube or oviduct）

输卵管为卵子与精子结合场所及运送受精卵的管道（图 1-8）。

1. 形态　自两侧子宫角向外伸展的管道，长 8～14cm。输卵管内侧与宫角相连，走行于上端输卵管系膜间，外侧 1～1.5cm（伞部）游离。根据形态不同，输卵管分为 4 部分：①间质部（interstitial portion）：潜行于子宫壁内的部分，短而腔窄，长约 1cm；②峡部（isthmic portion）：紧接间质部外侧，长 2～3cm，管腔直径约 2mm；③壶腹部（ampulla）：峡部外侧，长 5～8cm，管腔直径 6～8mm；④伞部（fimbria）：输卵管的最外侧端，游离，开口于腹腔，管口为许多须状组织，呈伞状，故名伞部。伞部长短不一，常为 1～1.5cm，有“拾卵”作用。

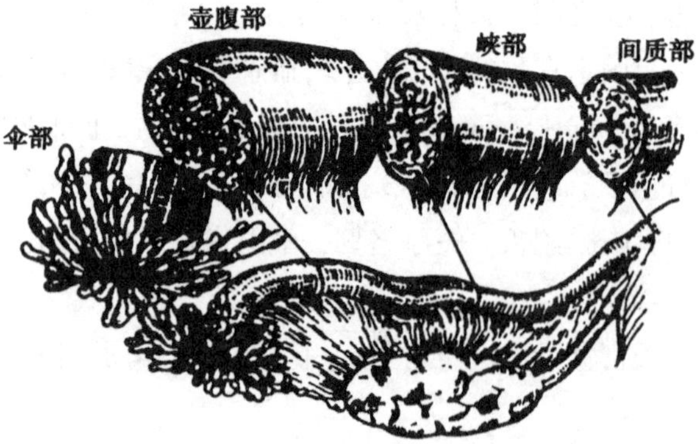

图 1-8　输卵管各部及其横断面

2. 解剖组织学　由浆膜层、肌层及黏膜层组成。

（1）浆膜层：即阔韧带上缘腹膜延伸包绕输卵管而成。

（2）肌层：为平滑肌，分外、中及内 3 层。外层纵行排列；中层环行，与环绕输卵管的血管平行；内层又称固有层，从间质部向外伸展 1cm 后，内层便呈螺旋状。肌层有节奏地收缩可引起输卵管由远端向近端的蠕动。

（3）黏膜层：由单层高柱状上皮组成。黏膜上皮可分纤毛细胞、无纤毛细胞、楔状细胞及未分化细胞。4 种细胞具有不同的功能：纤毛细胞的纤毛摆动有助于输送卵子；无纤毛细胞可分泌对碘酸-雪夫反应（PAS）阳性的物质（糖原或中性黏多糖），又称分泌细胞；楔形细胞可能为无纤毛细胞的前身；未分化细胞又称游走细胞，为上皮的储备细胞。

输卵管肌肉的收缩和黏膜上皮细胞的形态、分泌及纤毛摆动均受卵巢激素影响，有周期性变化。

3. 输卵管血供　输卵管无其命名的动脉。输卵管由子宫动脉上支（宫体支）的分支（输卵管支）供血（图1-4）。

4. 输卵管淋巴回流　与卵巢淋巴回流相同（图1-5）。

（四）卵巢（ovary）

卵巢是卵子产生与排出，并分泌甾体激素的性器官。

1. 形态　呈扁椭圆形，位于输卵管的后下方。以卵巢系膜连接于阔韧带后叶的部位称卵巢门，卵巢血管与神经由此出入卵巢。卵巢的内侧（子宫端）以卵巢固有韧带与子宫相连，外侧（盆壁端）以卵巢悬韧带（骨盆漏斗韧带）与盆壁相连。青春期以前，卵巢表面光滑；青春期开始排卵后，表面逐渐凹凸不平，表面呈灰白色。体积随年龄不同而变异较大，生殖年龄妇女卵巢大小约4cm×3cm×1cm，重5~6g，绝经后卵巢逐渐萎缩变小变硬。

2. 解剖组织学　卵巢的表面无腹膜覆盖。卵巢表层为单层立方上皮即生发上皮，其下为一层纤维组织，称卵巢白膜。白膜下的卵巢组织，分皮质与髓质2部分（图1-9）：外层为皮质，其中含有数以万计的始基卵泡和发育程度不同的囊状卵泡，年龄越大，卵泡数越少，皮质层也变薄；髓质是卵巢的中心部，无卵泡，与卵巢门相连，含有疏松的结缔组织与丰富的血管与神经，并有少量平滑肌纤维与卵巢韧带相连接。

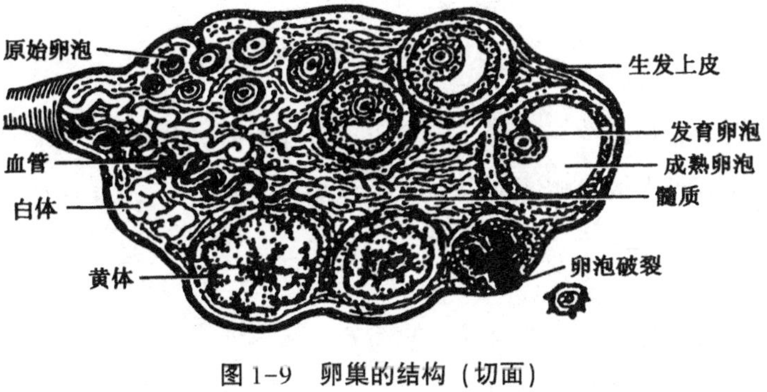

图1-9　卵巢的结构（切面）

3. 卵巢的血供　由卵巢动脉供血。卵巢动脉自腹主动脉分出，沿腰大肌前下行至盆腔，跨越输尿管与髂总动脉下段，随骨盆漏斗韧带向内横行，再经卵巢系膜进入卵巢内。进入卵巢门前分出若干分支供应输卵管，其末梢在宫角旁侧与子宫动脉上行的卵巢支相吻合。右侧卵巢静脉回流至下腔静脉，左侧卵巢静脉可回流至左肾静脉（图1-4）。

4. 卵巢的淋巴回流　有三条通路：①沿卵巢骨盆漏斗韧带入卵巢淋巴管，向上回流至腹主动脉旁淋巴结；②沿卵巢门淋巴管达髂内、髂外淋巴结，再经髂总淋巴结至腹主动脉旁淋巴结；③偶沿圆韧带入髂外及腹股沟淋巴结（图1-5）。

（五）内生殖器的神经支配

主要由交感神经与副交感神经所支配。交感神经纤维自腹主动脉前神经丛分出，下行入盆腔分为两部分：①骶前神经丛：大部分在宫颈旁形成骨盆神经丛，分布于宫体、宫颈、膀胱上部等；②卵巢神经丛：分布于卵巢和输卵管。骨盆神经丛中来自第Ⅱ、Ⅲ、Ⅳ骶神经的副交感神经纤维，并含有向心传导的感觉神经纤维（图1-10）。

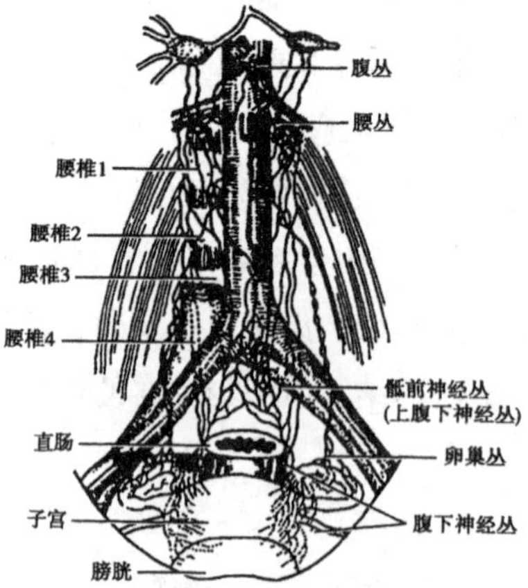

图1-10　女性内生殖器神经

子宫平滑肌有自主节律活动，完全切除其神经后仍有节律收缩，还能完成分娩活动，临床上可见低位截瘫的产妇仍能顺利自然分娩。

二、外生殖器官

女性外生殖器是指生殖器官外露的部分，又称外阴，位于两股内侧间，前为耻骨联合，后为会阴（图1-11）。

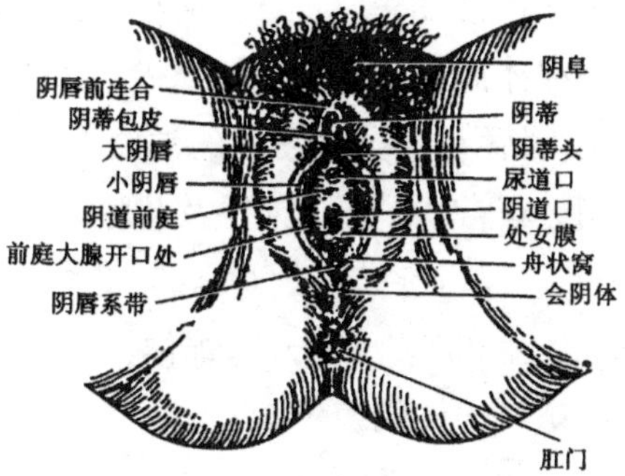

图 1-11　女性外生殖器官

（一）外生殖器组织结构

外生殖器包括以下组织：

1. 阴阜（mons pubis）　阴阜指耻骨联合前面隆起的脂肪垫。青春期发育时，其上的皮肤开始生长卷曲的阴毛，呈尖端向下三角形分布，底部两侧阴毛向下延伸至大阴唇外侧面。阴毛的疏密与色泽因个体和种族不同而异。阴毛为第二性征之一。

2. 大阴唇（labium majus）　自阴阜向下、向后止于会阴的一对隆起的皮肤皱襞。外侧面为皮肤，皮层内有皮脂腺和汗腺，多数妇女的大阴唇皮肤有色素沉着；内侧面湿润似黏膜。大阴唇皮下组织松弛，脂肪中有丰富的静脉、神经及淋巴管，若受外伤，容易形成血肿，疼痛较甚。

3. 小阴唇（labium minus）　位于大阴唇内侧的一对薄皱襞。小阴唇大小、形状因人而异。有的小阴唇被大阴唇遮盖，有的则可伸展至大阴唇外。两侧小阴唇前端互相融合，再分为两叶包绕阴蒂，前叶形成阴蒂包皮，后叶与对侧结合形成阴蒂系带。两侧小阴唇后方则与大阴唇后端相结合，在正中线形成阴唇系带（frenulum labium pudendal）。小阴唇表面湿润、微红，表面为复层鳞状上皮，无阴毛，富含皮脂腺，极少汗腺。神经末梢丰富，故非常敏感。

4. 阴蒂（clitoris）　位于两侧小阴唇顶端下，为与男性阴茎相似的海绵样组织，具有勃起性。分阴蒂头、阴蒂体及两个阴蒂脚三部分。阴蒂头显露于外阴，直径 6~8mm，神经末梢丰富，极敏感。两阴蒂脚各附于两侧耻骨支。

5. 阴道前庭（vaginal vestibule）　为两侧小阴唇之间的菱形区域，前为阴蒂，后方以阴唇系带为界。前庭区域内有尿道口、阴道口。阴道口与阴唇系带之间 浅窝称舟状窝（又称阴道前庭窝），经产妇受分娩影响，此窝消失。

（1）尿道口：位于阴蒂下方。尿道口为圆形，但其边缘折叠而合拢。两侧后方有尿道旁腺，开口极小，为细菌潜伏处。

（2）前庭大腺（major vestibular gland）：又称巴多林腺（Bartholin glands）。位于大阴唇后部，被球海绵体肌覆盖，如黄豆大小，左右各一，腺管细长（1～2cm），开口于前庭后方小阴唇与处女膜之间的沟内。在性刺激下，腺体分泌黏液样分泌物，起润滑作用。正常情况下不能触及此腺。若腺管口闭塞，可形成囊肿或脓肿。

（3）前庭球（vestibular bulb）：又称球海绵体，位于前唇两侧由具有勃起性的静脉丛组成，表面覆有球海绵体肌。

（4）阴道口（vaginal orifice）和处女膜（hymen）：位于前庭的后半部。覆盖阴道口的一层有孔薄膜，称处女膜，其孔呈圆形或新月形，较小，可通指尖，少数膜孔极小或呈筛状，或有中隔、伞状，后者易被误认为处女膜已破。极少数处女膜组织坚韧，需手术切开。初次性交可使处女膜破裂，受分娩影响产后仅留有处女膜痕。

（二）外生殖器的血供

外生殖器主要由阴部内动脉供血。阴部内动脉为髂内动脉前干终支，经坐骨大孔的梨状肌下孔穿出骨盆腔，绕过坐骨棘背面，再经坐骨小孔到达会阴及肛门，后分4支：①痔下动脉：供应直肠下段及肛门部；②会阴动脉：分布于会阴浅部；③阴唇动脉：分布于大、小阴唇；④阴蒂动脉：分布于阴蒂及前庭球。

（三）外生殖器的淋巴回流

外阴淋巴回流至腹股沟浅淋巴结，然后可至腹股沟深淋巴结（股深淋巴结），汇入闭孔、髂内等淋巴结。

（四）外生殖器的神经支配

外阴部神经主要来自阴部神经。阴部神经由第Ⅱ、Ⅲ及Ⅳ骶神经的分支组成，含感觉和运动神经纤维。在坐骨结节内侧下方阴部神经分成3支：会阴神经、阴蒂背神经及肛门神经（又称痔下神经），分布于会阴、阴唇、阴蒂、肛门周围。

三、邻近器官

女性生殖器官与输尿管（盆腔段）、膀胱以及乙状结肠、阑尾、直肠在解剖上相邻。当女性生殖器官病变时，可影响相邻器官，增加诊断与治疗上的困难，反之亦然。女性生殖器官的起始与泌尿系统相同，故女性生殖器官发育异常时，也可能伴有泌尿系统的异常。

1. 尿道（urethra）　尿道开口于阴蒂下约 2.5cm 处。由于女性尿道较直而短，又接近阴道，易引起泌尿系统感染。

2. 膀胱（urinary bladder）　位于子宫及阴道上部的前面。膀胱后壁与宫颈、阴道前壁相邻，其间仅含少量疏松结缔组织，易分离。因膀胱子宫陷凹腹膜前覆膀胱顶、后连子宫体浆膜层，故膀胱充盈与否，会影响子宫体的位置。

3. 输尿管（ureter）　输尿管下行进入骨盆入口时与骨盆漏斗韧带相邻；在阔韧带基底部潜行至宫颈外侧约 2cm 处，潜于子宫动静脉下方（临床上喻之"桥下有水"）；又经阴道侧穹窿上方绕前进入膀胱壁。在施行附件切除或子宫动脉结扎时，要避免损伤输尿管（图 1-12）。

4. 直肠（rectum）　直肠前为子宫及阴道，后为骶骨。直肠上部有腹膜覆盖，至中部腹膜转向前方，覆盖子宫后面，形成子宫直肠陷凹。

5. 阑尾（vermiform appendix）　妊娠期阑尾的位置亦可随子宫增大而逐渐向外上方移位。有的阑尾下端可到达输卵管及卵巢处，阑尾炎炎症时有可能累及输卵管及卵巢，应仔细鉴别诊断。

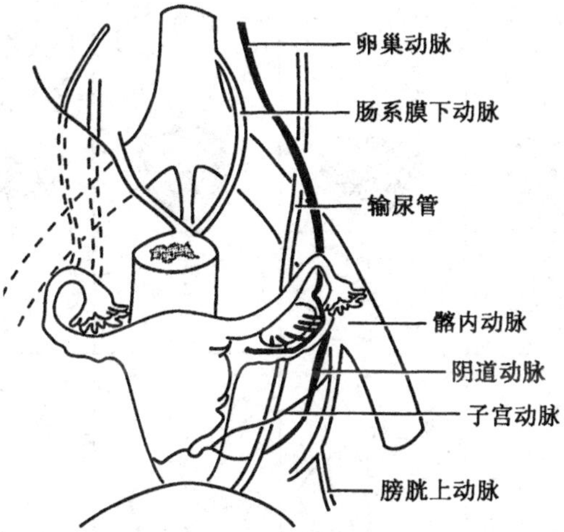

图 1-12　输卵管与子宫动脉的关系

四、骨盆

骨盆为胎儿娩出的骨产道，骨盆的结构、形态及其组成骨间径与阴道分娩密切相关。骨盆形态或组成骨间径线异常可引起分娩异常。

（一）骨盆结构、形态对阴道分娩的影响

1. 骨盆结构对阴道分晚的影响　骨盆系由骶骨（os sacrum）、尾骨（os coccyx）及左右两块髋骨（os coxae）组成（图 1-13 ）。

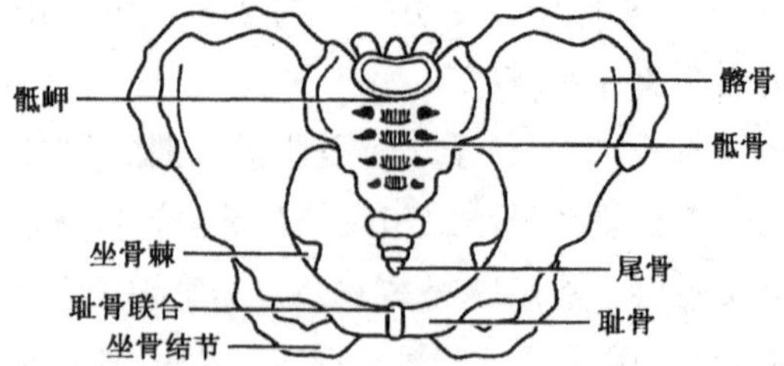

图 1-13　正常女性骨盆（前上观）

骶骨形似三角，前面凹陷成骶窝，底的中部前缘凸出，形成骶岬（promontory）（相当于髂总动脉分叉水平）。骶岬是妇科腹腔镜手术的重要标志之一及产科骨盆内测量对角径的重要据点。

骶尾关节为略可活动的关节。分娩时，下降的胎头可使尾骨向后。若骨折或病变可使骶尾关节硬化，尾骨翘向前方，致使骨盆出口狭窄，影响分娩。

2. 骨盆形态对阴道分娩的影响　根据骨盆形状（按 Callwell 与 Moloy 分类）分为 4 种类型（图 1-14）。

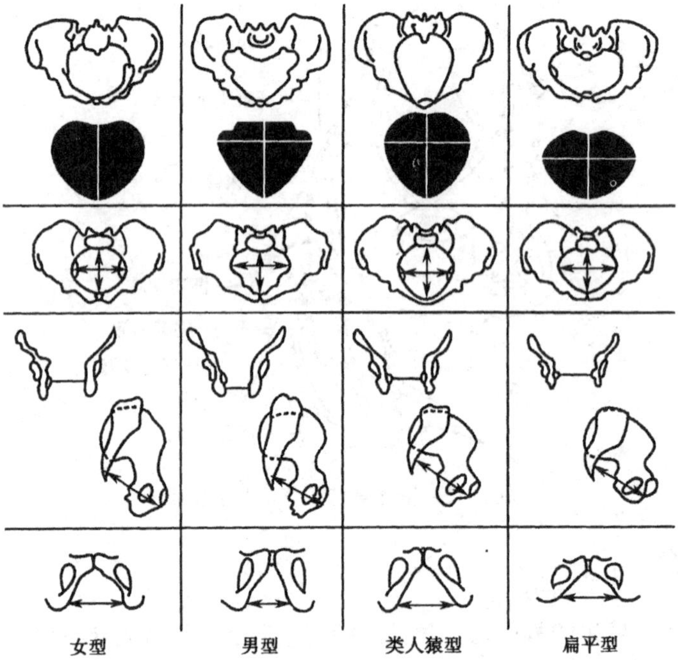

图 1-14　骨盆的基本类型及其各部比较

（1）女型（gynecoid type）：骨盆入口呈横椭圆形，髂骨翼宽而浅，入口横径较前后径稍长，耻骨弓较宽，坐骨棘间径≥10cm。为女性正常骨盆，最适宜分娩。在我国妇女骨盆类型中占 52%～58.9%。

（2）扁平型（playtypelloid type）：骨盆入口呈扁椭圆形前后径短而横径长。耻骨弓宽，骶骨失去正常弯度，变直后翘或深弧型，故骶骨短而骨盆浅。在我国妇女中较为常见，占23.2%~29%。

（3）类人猿型（anthropoid type）：骨盆入口呈长椭圆形，骨盆入口、中骨盆和骨盆出口的横径均缩短，前后径稍长。坐骨切迹较宽，两侧壁稍内聚，坐骨棘较突出，耻骨弓较窄，但骶骨向后倾斜，故骨盆前部较窄而后部较宽。骶骨往往有6节且较直，故骨盆较其他类型深。在我国妇女中占14.2%~18%。

（4）男型（android type）：骨盆入口略呈三角形，两侧壁内聚，坐骨棘突出，耻骨弓较窄，坐骨切迹窄呈高弓形，骶骨较直而前倾，致出口后矢状径较短。因男性骨盆呈漏斗型，往往造成难产。此型骨盆较少见，在我国妇女中仅占1%~3.7%。

骨盆的形态、大小除种族差异外，还受遗传、营养与性激素的影响。上述四种基本类型只是理论上归类，临床多见混合型骨盆。

（二）产科的重要标志

以耻骨联合上缘、髂耻线及骶岬上缘的连线为界，将骨盆分为上下两部分：上方为假骨盆（又称大骨盆），下方为真骨盆（又称小骨盆）（图1-15）。假骨盆的前方为腹壁下部组织，两侧为髂骨翼，后方为第5腰椎。假骨盆与分娩无关，但其某些径线的长短关系到真骨盆的大小，测量假骨盆的径线可作为了解真骨盆情况的参考。真骨盆是胎儿娩出的骨产道，可分为3部分：骨盆入口、骨盆腔及骨盆出口。骨盆腔为一前壁短、后壁长的弯曲管道：前壁是耻骨联合，长约4.2cm；后壁是骶骨与尾骨，骶骨弯曲的长度约11.8cm；两侧为坐骨、坐骨棘及骶棘韧带。坐骨棘位于真骨盆腔中部，在产程中是判断胎先露下降程度的重要骨性标志。

骶棘韧带宽度即坐骨切迹宽度，是判断中骨盆是否狭窄的重要指标。妊娠期受性激素的影响，韧带较松弛，各关节的活动性亦稍有增加，有利于胎儿娩出。

两侧坐骨结节前缘的连线将骨盆底分为前、后两部：前部为尿生殖三角，又称尿生殖区，有尿道和阴道通过；后部为肛门三角，又称肛区，有肛管通过。

妇产科临床上，会阴是指阴道口与肛门之间的软组织，厚3~4cm，由外向内逐渐变窄呈楔状，表面为皮肤及皮下脂肪，内层为会阴中心腱，又称会阴体（perineal body）。妊娠期会阴组织变软，有很大的伸展性；分娩时，其厚度可由非孕期的3~4cm变成薄膜状，有利于分娩的进行。分娩时要保护此区，以免造成会阴裂伤。

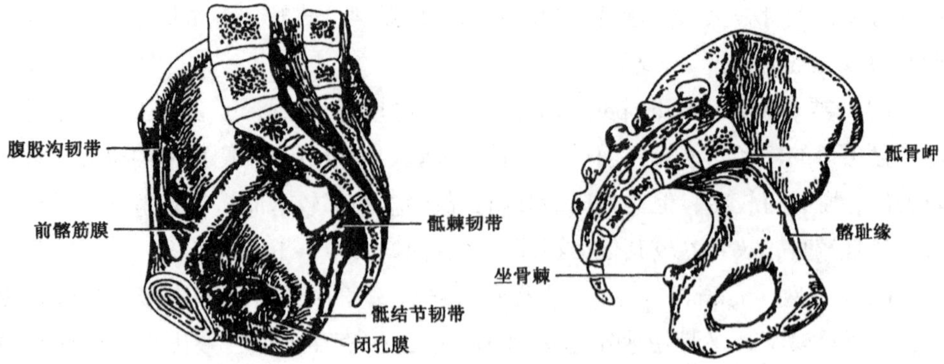

（1）骨盆的韧带　　（2）骨盆的分界（侧面观）

图 1-15　骨盆的韧带及其分界

（三）骨盆底组织与妇产科病变

骨盆底（pelvic floor）是封闭骨盆出口的软组织，由多层肌肉和筋膜组成外层：球海绵体肌、坐骨海绵体肌（ischiocavernosus）、会阴浅横肌（superficial transverse perineal muscle）、肛门外括约肌；中层：泌尿生殖膈（urogenital diaphragm）；内层：由两侧的耻尾肌、髂尾肌及坐尾肌共同构成的肛提肌。骨盆底组织承托并保持盆腔脏器（如内生殖器、膀胱及直肠等）位于正常位置。若盆底组织结构和功能缺陷，可导致盆腔脏器膨出、脱垂或引起分娩障碍；而分娩处理不当，亦可损伤骨盆底组织或影响其功能。

第二章　女性生殖系统生理

女性生殖系统具有生殖和内分泌双重生理功能，与机体其他系统的功能相互联系、相互影响。熟悉女性生殖系统生理功能及其调控机制是诊断治疗生殖内分泌疾病的基础。

第一节　女性一生各阶段生理特点

女性从胚胎形成到衰老是一个渐进的生理过程，它体现了下丘脑-垂体-卵巢轴功能发育、成熟和衰退的变化过程。根据年龄和生理特征可将女性一生分为七个阶段，但其并无截然界限，可因遗传、环境、营养等因素的影响存在个体差异。

（一）胎儿期（fetal period）

胎儿期是指从卵子受精至出生，共266日（从末次月经算起280日）。受精卵是由父系和母系来源的23对（46条）染色体组成的新个体，其中1对染色体在性发育中起决定性作用，称性染色体（sex chromosome）。性染色体X与Y决定着胎儿的性别，即XY合子发育为男性，XX合子发育为女性。胚胎6周后原始性腺开始分化，若胚胎细胞不含Y染色体，或Y染色体短臂上缺少决定男性性别的睾丸决定因子（testis determining factor，TDF）基因时，性腺分化缓慢，至胚胎8~10周性腺组织出现卵巢的结构。卵巢形成后，因无雄激素，无副中肾管抑制因子，所以中肾管退化，两条副中肾管发育成为女性生殖道。

（二）新生儿期（neonatal period）

出生后4周内称新生儿期。女性胎儿由于受胎盘及母体性腺产生的女性激素影响，其外阴较丰满，子宫、卵巢有一定程度的发育，乳房略隆起或少许泌乳。出生后脱离母体环境，血中女性激素水平迅速下降，可出现少量阴道流血。这些均属生理现象，短期内即可消退。

（三）儿童期（childhood）

从出生4周到12岁左右称儿童期。儿童早期（8岁之前）下丘脑-垂体-卵巢轴功能处于抑制状态，这与下丘脑、垂体对低水平雌激素（≤10pg/ml）的负反馈及中枢性抑制因素高度敏感有关。此期生殖器为幼稚型。外阴和阴道上皮很薄，阴道狭长，无皱襞，细胞内缺乏糖原，阴道酸度低，抵抗力弱，易发生炎症；宫体较小，而宫颈较长，两者比例为 1∶2，子宫肌层薄；输卵管弯曲而细长；卵巢长而窄，卵泡虽能大量自主生长，但仅发育到窦前期即萎缩、退化。子宫、输卵管及卵巢均位于腹腔内。儿童后期（约 8 岁起）下丘脑促性腺激素释放激素（gonadotropin releasing hormone，GnRH）抑制状态解除，卵巢内卵泡受促性腺激素的影响有一定发育并分泌性激素，但仍达不到成熟阶段。卵巢形态逐步变为扁卵圆形。子宫、输卵管及卵巢逐渐降至盆腔。皮下脂肪在胸、髋、肩部及外阴部堆积，乳房开始发育，初显女性特征。

（四）青春期（adolescence or puberty）

由儿童期向性成熟期过渡的一段快速生长时期，是内分泌、生殖、体格、心理等逐渐发育成熟的过程。世界卫生组织（WHO）规定青春期为 10~19 岁。

青春期的发动（onset of puberty）通常始于 8~10 岁，此时中枢性负反馈抑制状态解除，促性腺激素释放激素开始呈脉冲式释放，继而引起促性腺激素和卵巢性激素水平升高、第二性征出现，并最终获得成熟的生殖功能。青春期发动的时间主要取决于遗传因素，此外尚与地理位置、体质、营养状况以及心理精神因素有关。

女性青春期第一性征的变化是在促性腺激素作用下，卵巢增大，卵泡开始发育和分泌雌激素，生殖器从幼稚型变为成人型。阴阜隆起，大、小阴唇变肥厚并有色素沉着；阴道长度及宽度增加，阴道黏膜变厚并出现皱襞；子宫增大，尤其宫体明显增大，宫体与宫颈的比例为 2∶1；输卵管变粗，弯曲度减小，黏膜出现许多皱襞与纤毛；卵巢增大，皮质内有不同发育阶段的卵泡，致使卵巢表面稍呈凹凸不平。此时虽已初步具有生育能力，但整个生殖系统的功能尚未完善。

除生殖器官以外，其他女性特有的性征即第二性征（secondary sexual characteristics）包括音调变高，乳房发育，出现阴毛及腋毛，骨盆横径发育大于前后径，胸、肩部皮下脂肪增多等，这些变化呈现女性特征。

青春期按照顺序先后经历以下四个不同的阶段，各阶段有重叠，共需大约 4.5 年的时间：

1. 乳房萌发（thelarche）　是女性第二性征的最初特征。一般女孩接近 10 岁时乳房开始发育，约经过 3.5 年时间发育为成熟型。

2. 肾上腺功能初现（adrenarche）　青春期肾上腺雄激素分泌增加引起阴毛

和腋毛的生长，称为肾上腺功能初现。阴毛首先发育，约 2 年后腋毛开始发育。该阶段肾上腺皮质功能逐渐增强，血液循环中脱氢表雄酮（DHEA）、硫酸脱氢表雄酮（DHEAS）和雄烯二酮升高，肾上腺 17α-羟化酶和 17，20-裂解酶活性增强。肾上腺功能初现提示下丘脑-垂体-肾上腺雄性激素轴功能近趋完善。

3. 生长加速（growthspurt）　11~12 岁青春期少女体格生长呈直线加速，平均每年生长 9cm，月经初潮后生长减缓。青春期生长加速是由于雌激素、生长激素和胰岛素样生长因子-I 分泌增加所致。

4. 月经初潮（menarche）　女孩第一次月经来潮称月经初潮，为青春期的重要标志。月经初潮平均晚于乳房发育 2.5 年时间。月经来潮提示卵巢产生的雌激素足以使子宫内膜增殖，雌激素达到一定水平且有明显波动时，引起子宫内膜脱落即出现月经。由于此时中枢对雌激素的正反馈机制尚未成熟，有时即使卵泡发育成熟也不能排卵，故月经周期常不规律，经 5~7 年建立规律的周期性排卵后，月经才逐渐正常。

此外，青春期女孩发生较大心理变化，出现性别意识，对异性有好奇心，情绪和智力发生明显变化，容易激动，想象力和判断力明显增强。

（五）性成熟期（sexual maturity）

卵巢功能成熟并有周期性性激素分泌及排卵的时期称为性成熟期，一般自 18 岁左右开始，历时约 30 年。在性成熟期，生殖器官及乳房在卵巢分泌的性激素作用下发生周期性变化，此阶段是妇女生育功能最旺盛的时期，故亦称生育期。

（六）绝经过渡期（menopausal transition period）

卵巢功能开始衰退至最后一次月经的时期。可始于 40 岁，历时短至 1~2 年，长至 10 余年。此期由于卵巢功能逐渐衰退，卵泡不能发育成熟及排卵，因而月经不规律，常为无排卵性月经。最终由于卵巢内卵泡自然耗竭，对垂体促性腺激素丧失反应，导致卵巢功能衰竭，月经永久性停止，称绝经。中国妇女平均绝经年龄在 50 岁左右。以往一直采用“更年期”一词来形容女性这一特殊生理变更时期。由于更年期概念模糊，1994 年 WHO 废除“更年期”这一术语，推荐采用“围绝经期（perimenopausal period）”一词，将其定义为从卵巢功能开始衰退直至绝经后 1 年内的时期。女性在绝经前后由于雌激素水平降低，可出现血管舒缩障碍和精神神经症状，在机体自主神经系统的调节和代偿下，大多数妇女无明显症状，部分妇女可出现潮热、出汗、失眠、抑郁或烦躁等，称为绝经综合征

（menopausal syndrome，MPS）。

（七）绝经后期（postmenopausal period）

为绝经后的生命时期。在早期阶段，卵巢虽然停止分泌雌激素，但其间质仍能分泌少量雄激素，此期由雄激素在外周转化而来的雌酮成为循环中的主要雌激素。妇女 60 岁以后机体逐渐老化，进入老年期（senility）。此期卵巢功能已完全衰竭，除整个机体发生衰老改变外，生殖器官进一步萎缩老化，主要表现为雌激素水平低落，不足以维持女性第二性征，易感染发生老年性阴道炎，骨代谢失常引起骨质疏松，易发生骨折。

第二节　卵巢周期

卵巢为女性的性腺，其主要功能为产生卵子并排卵和分泌女性激素。

从青春期开始到绝经前，卵巢在形态和功能上发生周期性变化称为卵巢周期（ovarian cycle）（图 2-1）。

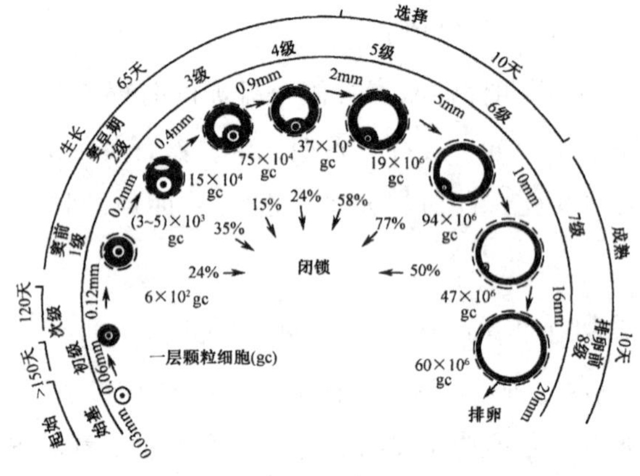

图 2-1　成人卵巢内卵泡的生长发育及各级生长卵泡出现的比例

一、卵泡发育和排卵

胚胎期，卵泡即已自主发育和闭锁；从青春期开始，卵泡周而复始地不断发育、成熟直至绝经前。

（一）卵泡发育

卵泡发育主要包括卵巢周期前卵泡形成与发育和卵巢周期中卵泡发育与

成熟。

1. 卵巢周期前卵泡形成与发育　卵子的发生始于原始生殖细胞（primordial germ cell，PGCs）的形成，PGCs起源于卵黄囊尾侧的内胚层细胞，在胚胎发育过程中PGCs缓慢迁移至生殖嵴表面。胚胎6~8周时，PGCs不断有丝分裂，细胞数增多，体积增大，称为卵原细胞（oogonia），约60万个。自胚胎11~12周开始卵原细胞进入第一次减数分裂，并静止于前期双线期，改称为初级卵母细胞（primary oocyte）。第一次减数分裂停滞主要与颗粒细胞分泌的某些物质抑制卵母细胞减数分裂的进行有关，如卵母细胞成熟抑制物（oocyte maturation inhibitor，OMI）和环磷酸腺苷（cAMP）等。胚胎16~20周时生殖细胞数目达到高峰，两侧卵巢共含600万~700万个（卵原细胞占1/3，初级卵母细胞占2/3）。胚胎16周至生后6个月，单层梭形前颗粒细胞围绕着停留于减数分裂双线期的初级卵母细胞形成始基卵泡（Primordial follicle），这是女性的基本生殖单位，也是卵细胞储备的唯一形式。胎儿期的卵泡不断闭锁，出生时剩100万~200万个，儿童期多数卵泡退化，至青春期只剩下30万~40万个。

卵泡自胚胎形成后即进入自主发育和闭锁的轨道，此过程不依赖于促性腺激素，其机制尚不清楚。

2. 卵巢周期中卵泡发育和成熟　进入青春期后，卵泡由自主发育推进至发育成熟的过程则依赖于促性腺激素的刺激。生育期每月发育一批（3~11个）卵泡，经过募集、选择，其中一般只有一个优势卵泡可达完全成熟，并排出卵子。其余的卵泡发育到一定程度通过细胞凋亡机制而自行退化，称卵泡闭锁。女性一生中一般只有400~500个卵泡发育成熟并排卵，仅占总数的0.1%左右。

卵泡的发育始于始基卵泡到初级卵泡的转化即启动募集（initial recruitment），始基卵泡可以在卵巢内处于休眠状态数十年。始基卵泡发育远在月经周期起始之前，从始基卵泡至形成窦前卵泡需9个月以上的时间（图2-1），从窦前卵泡发育到成熟卵泡经历持续生长期（1~4级卵泡）和指数生长期（5~8级卵泡），共需85日（图2-2），实际上跨越了3个月经周期。

根据卵泡的形态、大小、生长速度和组织学特征，可将其生长过程分为以下几个阶段（图2-3）。

（1）始基卵泡：又称原始卵泡，位于卵巢皮质浅层，直径约30~60μm，由停留于减数分裂双线期的初级卵母细胞被单层梭形前颗粒细胞围绕而形成。初级卵母细胞呈圆形，直径30~40μm，核大而圆，染色质稀疏，核仁大而明显，胞质嗜酸性。

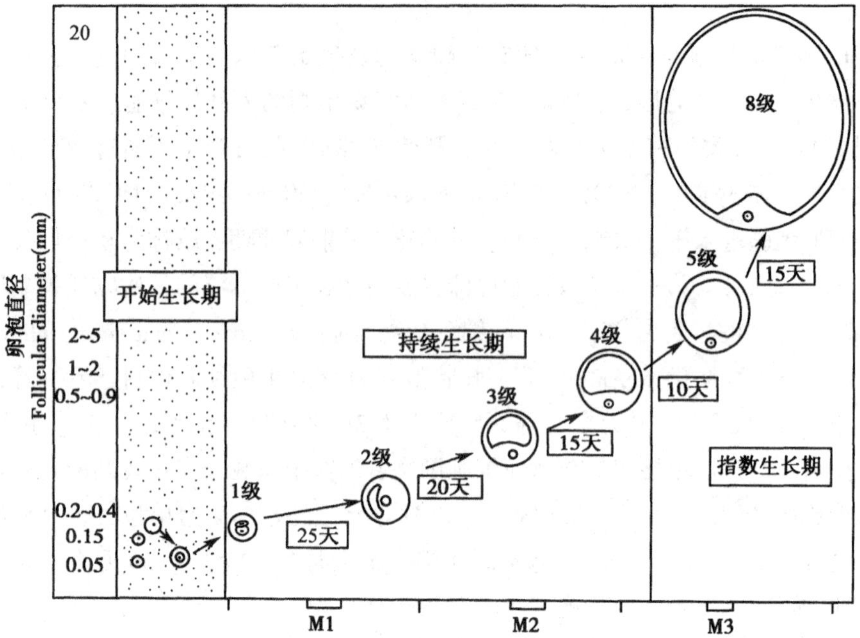

图 2-2　卵泡生长速率示意图

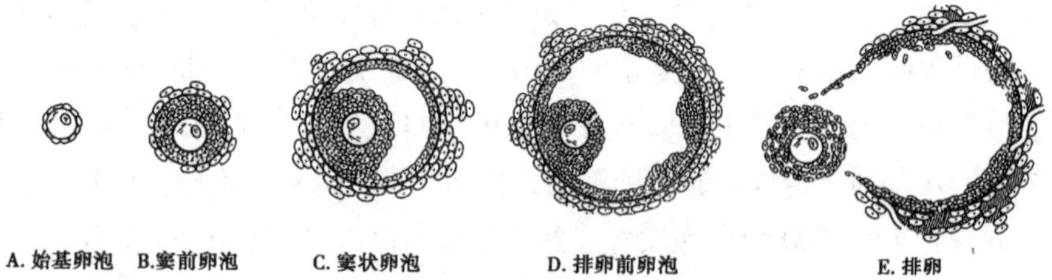

图 2-3　不同发育阶段的卵泡形态示意图

（2）窦前卵泡（preantral follicle）：始基卵泡的梭形前颗粒细胞分化为单层立方形细胞之后称为初级卵泡（primary follicle）。初级卵泡直径大约 60μm，卵泡内的初级卵母细胞体积增大，核大呈泡状，核仁深染，胞质内高尔基复合体、粗面内质网、游离核糖体等均增多。与此同时，初级卵母细胞和颗粒细胞合成和分泌黏多糖，在卵母细胞周围形成一透明环形区，称透明带（zona pellucida），人类透明带上至少含有三种糖蛋白，即 ZP1，ZP2，ZP3。颗粒细胞的胞膜突起可穿过透明带与卵子的胞膜形成缝隙连接，为卵子的信息传递和营养提供了通道。

初级卵泡颗粒细胞的增殖使细胞的层数增至 6~8 层（600 个细胞以下），卵泡进一步增大并进入卵巢髓质，直径约 120μm，称为次级卵泡。颗粒细胞内出现卵泡刺激素（fomcle-stimulating hormone，FSH）、雌激素（estrogen，E）和雄激素（androgen，A）三种受体，具备了对上述激素的反应性。卵泡基底膜附近的梭形细胞形成两层卵泡膜，即卵泡内膜（theca interna）和卵泡外膜（theca externa）。卵泡内膜细胞出现 LH 受体，具备了合成甾体激素的能力。

（3）窦状卵泡（antml follicle）：在雌激素和 FSH 的协同作用下，颗粒细胞间积聚的卵泡液增加，最后融合形成卵泡腔，卵泡增大直径达 500μm，称为窦状卵泡。窦状卵泡发育的后期，相当于前一卵巢周期的黄体晚期及本周期卵泡早期，血清 FSH 水平及其生物活性增高，超过一定阈值后，卵巢内有一组窦状卵泡群进入了“生长发育轨道”，这种现象称为周期募集（cyclic recruitment）。约在月经周期第 7 日，在被募集的发育卵泡群中，FSH 阈值最低的一个卵泡，优先发育成为优势卵泡（dominant follicle），其余的卵泡逐渐退化闭锁，这个现象称为选择（selection）。月经周期第 11～13 日，优势卵泡增大至 18mm 左右，分泌雌激素量增多，使血清雌激素量达到 300pg/ml 左右。不仅如此，在 FSH 刺激下，颗粒细胞内又出现了 LH 受体及 PRL 受体，具备了对 LH、PRL 的反应性。此时便形成了排卵前卵泡。

（4）排卵前卵泡（preovulatory follicle）：为卵泡发育的最后阶段，亦称成熟卵泡或格拉夫卵泡（Graafian follicle）。卵泡液急骤增加，卵泡腔增大，卵泡体积显著增大，直径可达 18～23mm，卵泡向卵巢表面突出，其结构从外到内依次为：

①卵泡外膜：为致密的卵巢间质组织，与卵巢间质无明显界限。

②卵泡内膜：从卵巢皮质层间质细胞衍化而来，细胞呈多边形，较颗粒细胞大，此层含丰富血管。

③颗粒细胞层：分布在卵泡腔周围的颗粒细胞，细胞呈立方形，细胞间无血管存在，营养来自外周的卵泡内膜。

④卵泡腔：腔内充满大量清澈的卵泡液和雌激素。

⑤卵丘：由于卵泡腔的扩大，卵母细胞周围的颗粒细胞被挤到卵泡的一侧，呈丘状突出于卵泡腔，称为卵丘（cumulus oophorus），卵细胞深藏其中。

⑥放射冠：直接围绕卵细胞的一层颗粒细胞，呈放射状排列。

⑦透明带：在放射冠与卵细胞之间有一层很薄的透明膜，称透明带。

（二）排卵（ovulation）

卵母细胞及其外面的透明带、放射冠和卵丘共同形成的卵冠丘复合体（oocyte corona cumulus complex，OCCC）一起排出的过程称排卵（图 2-4）。排卵过程包括卵母细胞完成第一次减数分裂和卵泡壁胶原层的分解及小孔形成后卵子的排出活动。排卵前，成熟卵泡分泌的雌二醇在循环中达到对下丘脑起正反馈调节作用的峰值（E_2≥200pg/ml），并持续 48 小时以上时，可促使下丘脑 GnRH 的大量释放，继而引起垂体释放促性腺激素，出现 LH/FSH 峰。LH 峰是即将排卵的可靠指标，出现于卵泡破裂前 36 小时，平均持续约 48 小时。LH 峰使初级卵母细胞完成第一次减数分裂，排出第一极体，成熟为次级卵母细胞。次级卵母细胞随即进行第二次减数分裂，并停滞于第二次减数分裂中期（metaphase Ⅱ，MⅡ）称为成熟卵子，具备了受精能力。在 LH 峰作用下排卵前卵泡黄素化，产生少量孕酮。LH/FSH 排卵峰与孕酮协同作用，激活卵泡液内蛋白溶酶活性，使卵泡壁隆起尖端部分的胶原被消化形成小孔，称排卵孔（stigma）。排卵前卵泡液中前列腺素显著增加，排卵时达高峰。前列腺素可促进卵泡壁释放蛋白溶酶，刺激卵巢平滑肌收缩，有助于排卵。排卵多发生在下次月经来潮前 14 日左右，卵子可由两侧卵巢轮流排出，也可由一侧卵巢连续排出。卵子排出后，经输卵管伞部捡拾、输卵管壁蠕动以及输卵管黏膜纤毛活动等协同作用进入输卵管壶腹部与峡部连接处等待受精。排出的卵子若受精，方能完成第二次减数分裂，同时排出第二极体，形成受精卵。排卵后 12~24 小时卵子即失去受精能力。

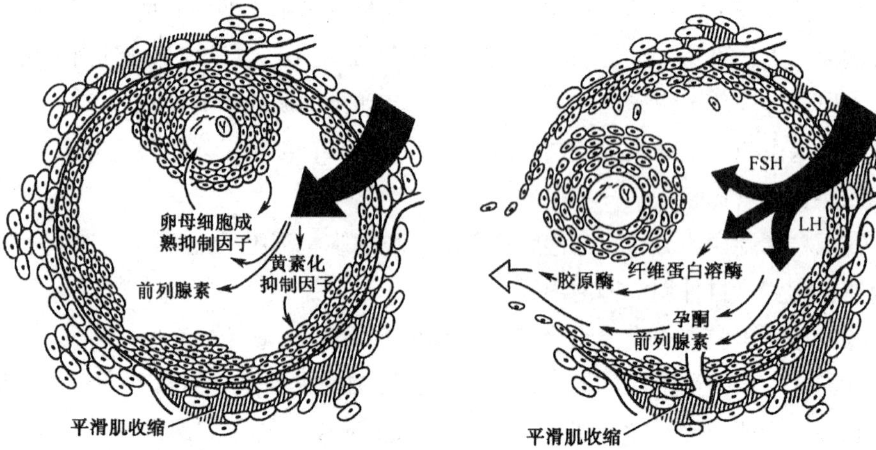

图 2-4　卵泡排卵活动

（三）黄体形成及退化

排卵后卵泡液流出，卵泡腔内压下降，卵泡壁塌陷，形成许多皱襞，卵泡壁的卵泡颗粒细胞和卵泡内膜细胞向内侵入，周围由卵泡外膜包围，共同形成黄体（corpus luteum）。卵泡颗粒细胞和卵泡内膜细胞在 LH 排卵峰的作用下进一步黄素化，分别形成颗粒黄体细胞及卵泡膜黄体细胞。两种黄体细胞都含有胡萝卜素，该色素含量多寡决定黄体颜色的深浅。黄体细胞的直径由原来的12~14μm增大到35~50μm。在血管内皮生长因子作用下颗粒细胞血管化。排卵后7~8日（相当于月经周期第22日左右）黄体体积和功能达到高峰，直径1~2cm，外观黄色。正常黄体功能的建立需要理想的排卵前卵泡发育，特别是FSH刺激，以及一定水平的持续性LH维持。

若排出的卵子受精，则黄体在胚胎滋养细胞分泌的绒毛膜促性腺激素（human chorionic gon-adotropin，hCG）作用下增大，转变为妊娠黄体，至妊娠3个月末退化。此后胎盘形成并分泌甾体激素维持妊娠。

若卵子未受精，黄体在排卵后9~10日开始退化，黄体功能限于14日，其机制尚未完全明确，可能与其分泌的雌激素溶黄体作用有关，其作用由卵巢局部前列腺素和内皮素-I所介导。黄体退化时黄体细胞逐渐萎缩变小，周围的结缔组织及成纤维细胞侵入黄体，逐渐由结缔组织所代替，组织纤维化，外观色白，称白体（corpus albicans）。黄体衰退后月经来潮，卵巢中又有新的卵泡发育，开始新的周期。

二、卵巢性激素的合成及分泌

卵巢合成及分泌的性激素主要为雌激素、孕激素及少量雄激素，均为甾体激素（steroid hormone）。卵泡膜细胞和颗粒细胞为排卵前雌激素的主要来源，黄体细胞在排卵后分泌大量的孕激素及雌激素。雄激素（睾酮）主要由卵巢门细胞产生。

（一）甾体激素的基本化学结构

甾体激素属类固醇激素，其基本化学结构为环戊烷多氢菲环。由3个6-碳环和1个5-碳环组成，其中第1个为苯环，第2个为萘环，第3个为菲环外加环戊烷，它们构成类固醇激素的核心结构。根据碳原子数目分为3组：①21-碳类固醇：包括孕酮，基本结构是孕烷核；②19-碳类固醇：包括所有雄激素，基本结构是雄烷核；③18-碳类固醇：包括雌二醇、雌酮、雌三醇，基本结构为雌烷核。

（二）甾体激素的生物合成与分泌

卵巢留体激素生物合成需要多种羟化酶及芳香化酶的作用，它们都属于细胞色素P450超基因家族。在LH的刺激下，卵泡膜细胞内胆固醇经线粒体内细胞色素P450侧链裂解酶催化，形成孕烯醇酮（pregnenolone），这是性激素合成的限速步骤。孕烯醇酮合成雄烯二酮有 Δ^4 和 Δ^5 两条途径。卵巢在排卵前以 Δ^5 途径合成雌激素，排卵后可通过 Δ^4 和 Δ^5 两条途径合成雌激素。孕酮的合成是通过 Δ^4 途径（图 2-5）。卵巢雌激素的合成是由卵泡膜细胞与颗粒细胞在 FSH 与 LH 的共同作用下完成的：LH 与卵泡膜细胞 LH 受体结合后可使胆固醇形成睾酮和雄烯二酮，后二者进入颗粒细胞内成为雌激素的前身物质；FSH 与颗粒细胞上 FSH 受体结合后激活芳香化酶，将睾酮和雄烯二酮分别转化为雌二醇和雌酮，进入血液循环和卵泡液中。这就是 Falck（1959 年）提出的雌激素合成的两细胞-两促性腺激素学说（图 2-6）。

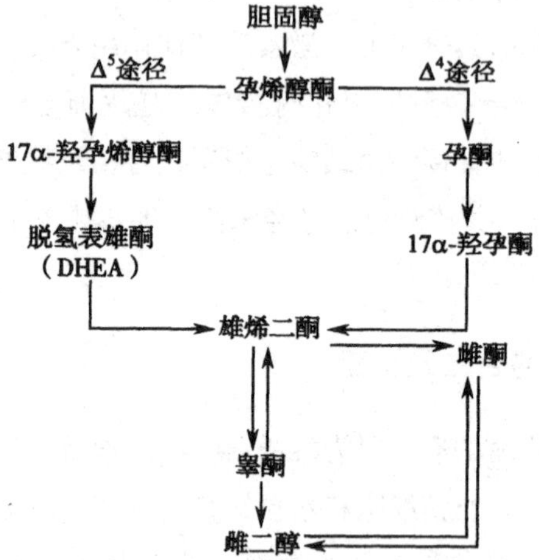

图 2-5　性激素的生物合成途径

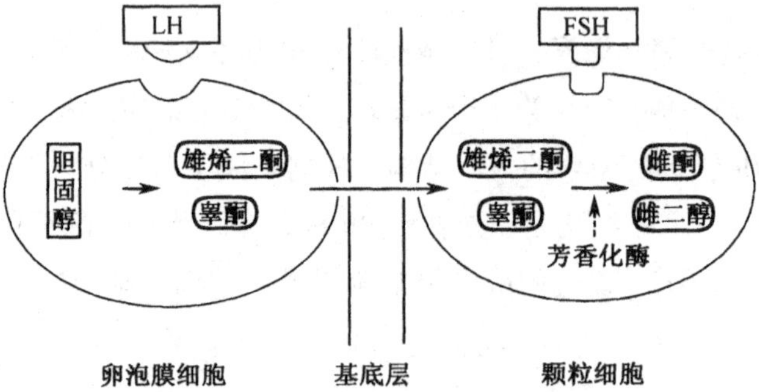

图 2-6　雌激素合成的两细胞-两促性腺激素学说示意图

（三）甾体激素的运输及代谢

甾体激素主要在肝内代谢，在肝内经葡萄糖醛酸转移酶等作用，发生甾体激素的结构破坏、解离等。雌二醇的代谢产物为雌酮及其硫酸盐、雌三醇、2羟雌酮等，主要经肾脏排出；经胆汁排入肠内可再吸收入肝，即肝肠循环。孕激素主要代谢为孕二醇，经肾脏排出体外；睾酮代谢为雄酮、原胆烷醇酮，主要以葡萄糖醛酸盐的形式经肾脏排出体外。

（四）卵巢性激素分泌的周期性变化

1. 雌激素　卵泡开始发育时，只分泌少量雌激素；至月经第7日卵泡分泌雌激素量迅速增加，于排卵前形成高峰，排卵后稍减少。在排卵后1~2日，黄体开始分泌雌激素使血液循环中雌激素又逐渐上升。在排卵后7~8日黄体成熟时，形成血液循环中雌激素第二高峰，此峰低于排卵前第一高峰。此后，黄体萎缩，雌激素水平急剧下降，于月经期前达最低水平。

2. 孕激素　卵泡期卵泡不分泌孕酮，排卵前成熟卵泡的颗粒细胞在LH排卵高峰的作用下黄素化，并开始分泌少量孕酮；排卵后黄体分泌孕酮逐渐增加，至排卵后7~8日黄体成熟时，分泌量达最高峰，以后逐渐下降，到月经来潮时降至卵泡期水平。

3. 雄激素　女性雄激素主要来自肾上腺，卵巢也能分泌部分雄激素，包括睾酮、雄烯二酮和脱氢表雄酮。卵巢内泡膜层是合成分泌雄烯二酮的主要部位，卵巢间质细胞和门细胞主要合成与分泌睾酮。排卵前循环中雄激素升高，一方面可促进非优势卵泡闭锁，另一方面可提高性欲。

（五）卵巢性激素的作用

1. 雌激素的生理作用

（1）子宫内膜：使内膜间质和腺体增殖和修复。

（2）子宫肌：促进子宫平滑肌细胞的增生肥大，使肌层增厚；增进血运，促使和维持子宫发育；增加子宫平滑肌对缩宫素的敏感性。

（3）宫颈：使宫颈口松弛、扩张，宫颈黏液分泌增加，性状变稀薄，富有弹性易拉成丝状，有利于精子通过。

（4）输卵管：促进输卵管肌层发育及上皮的分泌活动，并可加强输卵管肌节律性收缩的振幅。

（5）阴道上皮：促进阴道上皮基底层细胞增生、分化、成熟及表浅上皮细胞角化，黏膜变厚，并增加细胞内糖原含量，使阴道维持酸性环境。

（6）外生殖器：使阴唇发育、丰满、色素加深。

（7）第二性征：使乳腺管增生，乳头、乳晕着色，促使其他第二性征发育。

（8）卵巢：协同促性腺激素促使卵泡发育。

（9）下丘脑、垂体：通过对下丘脑和垂体的正负反馈调节，控制促性腺激素的分泌。

（10）代谢作用：促进水钠潴留；促进肝脏高密度脂蛋白合成，抑制低密度脂蛋白合成，降低循环中胆固醇水平，维持血管张力，保持血流稳定；维持和促进骨基质代谢，促进长骨骨骺的闭合，对肠道钙的吸收，肾脏钙的重吸收及钙盐、磷盐在骨质中沉积均具有促进作用，以维持正常骨质。

2. 孕激素的生理作用　孕激素通常在雌激素的作用基础上发挥作用。

（1）子宫内膜：使增殖期子宫内膜转化为分泌期内膜，为受精卵着床及其后的胚胎发育做好准备。

（2）子宫肌：降低子宫平滑肌兴奋性及其对缩宫素的敏感性，从而抑制子宫收缩，有利于胚胎及胎儿宫内生长发育。

（3）宫颈：使宫颈口闭合，黏液变黏稠，形成黏液栓阻塞宫颈口，阻止精子及微生物进入。

（4）输卵管：使输卵管上皮纤毛细胞和管腔黏液的分泌减少，抑制输卵管肌节律性收缩的振幅。

（5）阴道上皮：加快阴道上皮细胞脱落。

（6）乳房：促进乳腺腺泡发育。

（7）下丘脑、垂体：孕激素在月经中期具有增强雌激素对垂体 LH 排卵峰释放的正反馈作用；在黄体期对下丘脑、垂体有负反馈作用，抑制促性腺激素分泌。

（8）代谢作用：促进水钠排泄。

（9）体温：孕酮对体温调节中枢具有兴奋作用，可使基础体温（basal body temperature，BBT）在排卵后升高 0.3~0.5℃。临床上可以此作为判断是否排卵、排卵日期及黄体功能的标志之一。

（10）孕激素与雌激素的协同和拮抗作用：一方面，孕激素在雌激素作用的基础上，进一步促使女性生殖器和乳房的发育，为妊娠准备条件，二者有协同作用；另一方面，雌激素和孕激素又有拮抗作用，雌激素促进子宫内膜增生及修复，孕激素则限制子宫内膜增生，并使增生的子宫内膜转化为分泌期。其他拮抗作用表现在子宫收缩、输卵管蠕动、宫颈黏液变化、阴道上皮细胞角化和脱落以及水钠潴留与排泄等方面。

3. 雄激素的生理作用

（1）对女性生殖系统的影响：自青春期开始，雄激素分泌增加，促使阴蒂、阴唇和阴阜的发育，促进阴毛、腋毛的生长。但雄激素过多会对雌激素产生拮抗作用，如减缓子宫及其内膜的生长和增殖，抑制阴道上皮的增生和角化。长期使用雄激素，可出现男性化的表现。雄激素还与性欲有关。

（2）对机体代谢功能的影响：雄激素能促进蛋白合成，促进肌肉生长，并刺激骨髓中红细胞的增生。在性成熟前，促使长骨骨基质生长和钙的保留；性成熟后可导致骨骺的关闭，使生长停止。可促进肾远曲小管对水、钠的重吸收并保留钙。

（六）甾体激素的作用机制

甾体激素具有脂溶性，主要通过扩散方式进入细胞内，与胞质受体结合，形成激素-胞质受体复合物。靶细胞胞质中存在的甾体激素受体与相应激素结合具有很强的亲和力和专一性。当激素进入细胞内与胞质受体结合后，受体蛋白发生构型变化和热休克蛋白解离，从而使激素-胞质受体复合物获得进入细胞核内的能力，并由胞质转移至核内，与核内受体结合，形成激素-核受体复合物，从而引发 DNA 的转录过程，生成特异的 mRNA，在胞质核糖体内翻译，生成蛋白质，发挥相应的生物效应。

三、卵巢分泌的多肽物质

卵巢除分泌甾体激素外，还分泌一些多肽激素、细胞因子和生长因子。

（一）多肽激素

在卵泡液中可分离到三种多肽，根据它们对 FSH 产生的影响不同，分为抑制素（inhibin）、激活素（activin）和卵泡抑制素（FS）。它们既来源于卵巢颗粒细胞，也产生于垂体促性腺细胞，与卵巢甾体激素系统一样，构成调节垂体促性腺激素合成与分泌的激活素-抑制素-卵泡抑制素系统。

1. 抑制素　有两个不同的亚单位（α 和 β）通过二硫键连接，β 亚单位再分为 β_A 和 β_B，形成抑制素 A（$\alpha\beta_A$）和抑制素 B（$\alpha\beta_B$）。它的主要生理作用是选择性地抑制垂体 FSH 的产生，包括 FSH 的合成和分泌，另外，它也能增强 LH 的活性。

2. 激活素　由抑制素的两个 β 亚单位组成，形成激活素 A（$\beta_A\beta_A$）、激活素 AB（$\beta_A\beta_B$）和激活素 B（$\beta_B\beta_B$）。近年来发现激活素还有其他亚单位，如 β_c，β_d，β_e 等。激活素主要在垂体局部通过自分泌作用，增加垂体细胞的 GnRH 受体数量，提高垂体对 GnRH 的反应性，从而刺激 FSH 的产生。

3. 卵泡抑制素 是一个高度糖基化的多肽，它与抑制素和激活素的 β 亚单位具有亲和力。激活素与之结合后，失去刺激 FSH 产生的能力。卵泡抑制素的主要功能是通过自分泌/旁分泌作用，抑制 FSH 的产生。

除此之外，抗菌勒管激素（anti-mullerian hormone，AMH）是近年来成为研究热点的生殖调节多肽激素，属于转化生长因子 β 超家族成员，仅由早期卵泡颗粒细胞分泌，具有抑制卵泡启动募集和卵泡生长的作用，被认为是反映卵巢储备功能的最佳指标。

（二）细胞因子和生长因子

卵巢还分泌白细胞介素-1、肿瘤坏死因子-α、胰岛素样生长因子、血管内皮生长因子、表皮生长因子、成纤维细胞生长因子、血小板衍生生长因子等细胞因子和生长因子，通过自分泌或旁分泌形式也参与卵泡生长发育的调节。

第三节 子宫内膜的周期性变化和月经

卵巢周期导致整个生殖系统的周期性变化，其中子宫内膜的周期性变化最为显著。

一、子宫内膜的周期性变化

子宫内膜的周期性变化主要包括子宫内膜的组织学和生物化学的相应性变化。

（一）子宫内膜的组织学变化

子宫内膜从形态学上可分为功能层和基底层。子宫内膜功能层是胚胎植入的部位，受卵巢激素变化的调节，具有周期性增殖、分泌和脱落性变化；基底层在月经后再生并修复子宫内膜创面，重新形成子宫内膜功能层。据其组织学变化将月经周期分为增殖期、分泌期、月经期 3 个阶段（以一个正常月经周期 28 日为例）：

1. 增殖期（proliferativephase） 月经周期第 5~14 日。与卵巢周期中的卵泡期成熟阶段相对应。在雌激素作用下，内膜表面上皮、腺体、间质、血管均呈增殖性变化，称增殖期。该期子宫内膜厚度自 0.5mm 增生至 3~5mm。增殖期又可分早、中、晚 3 期：

（1）增殖早期：月经周期第 5~7 日。此期内膜薄，仅 1~2mm；腺体短、直、细且稀疏，腺上皮细胞呈立方形或低柱状；间质致密，间质细胞呈星形，间质中的小动脉较直、壁薄。

（2）增殖中期：月经周期第 8~10 日。此期内膜腺体数增多、伸长并稍有弯曲；腺上皮细胞增生活跃，细胞呈柱状，开始有分裂象；间质水肿在此期最为明显。

（3）增殖晚期：月经周期第 11~14 日。此期内膜进一步增厚，达 3~5mm，表面高低不平，略呈波浪形；腺上皮变为高柱状，增殖为假复层上皮，核分裂象增多，腺体更长，呈弯曲状；间质细胞呈星状，并相互结合成网状；组织内水肿明显，小动脉增生，管腔增大，呈弯曲状。

2. 分泌期（secretoryphase） 月经周期第 15~28 日，与卵巢周期中的黄体期相对应。黄体分泌的孕激素、雌激素使增殖期内膜继续增厚，腺体更增长弯曲，出现分泌现象；血管迅速增加，更加弯曲；间质疏松并水肿。此时内膜厚且松软，含有丰富的营养物质，有利于受精卵着床发育。整个分泌期亦分为 3 期：

（1）分泌早期：月经周期第 15~19 日。此期内膜腺体更长，弯曲更明显，腺上皮细胞开始出现含糖原的核下空泡，为该期的组织学特征；间质水肿，螺旋小动脉继续增生、弯曲。

（2）分泌中期：月经周期第 20~23 日。子宫内膜较前更厚并呈锯齿状。腺体内的分泌上皮细胞顶端胞膜破裂，细胞内的糖原溢入腺体，称顶浆分泌。内膜的分泌还包括血浆渗出，血液中许多重要的免疫球蛋白与上皮细胞分泌的结合蛋白结合，进入子宫内膜腔。子宫内膜的分泌活动在月经中期 LH 峰后第 7 日达到高峰，恰与囊胚植入同步。此期间质更加疏松、水肿，螺旋小动脉进一步增生并卷曲。

（3）分泌晚期：月经周期第 24~28 日。此期为月经来潮前期，相当于黄体退化阶段。该期子宫内膜呈海绵状，厚达 10mm。内膜腺体开口面向宫腔，有糖原等分泌物溢出，间质更疏松、水肿。表面上皮细胞下的间质分化为肥大的蜕膜样细胞和小圆形的有分叶核及玫瑰红颗粒的内膜颗粒细胞；螺旋小动脉迅速增长，超出内膜厚度，更加弯曲，血管管腔也扩张。

在排卵后的 6~10 天即月经周期的 20~24 天，分泌期子宫内膜由非接受状态发展到接受状态，在短时间内允许胚胎植入，即子宫内膜的容受性（endometrial receptivity），这一时期称为“种植窗”（implantation window）。

3. 月经期 月经周期第 1~4 日，为子宫内膜海绵状功能层从基底层崩解脱落期，这是由于卵子未受精，卵巢内的黄体退化，体内孕酮和雌激素含量骤然下降的最后结果。经前24小时，内膜螺旋动脉节律性收缩及舒张，继而出现逐渐加强的血管痉挛性收缩，导致远端血管壁及组织缺血坏死、剥脱，脱落的内膜碎片及血液一起从阴道流出，即月经来潮。子宫内膜的修复开始于月经周期第2~3天，一般在48小时之内修复完毕。

（二）子宫内膜的生物化学研究

1. 甾体激素和蛋白激素受体

（1）甾体激素受体：增殖期子宫内膜腺细胞和间质细胞富含雌、孕激素受体。雌激素受体在增殖期子宫内膜含量最高，排卵后明显减少。孕激素受体在排卵时达高峰，随后腺上皮孕激素受体逐渐减少，而间质细胞孕激素受体含量相对增加。

（2）蛋白激素受体：子宫内膜上皮和腺上皮存在HCG/LH受体的表达，功能尚不清楚。子宫内膜中亦存在生长激素受体/生长激素结合蛋白的表达，可能对子宫内膜发育有一定影响。

2. 各种酶类　一些组织水解酶如酸性磷酸酶、β-葡萄糖醛酸酶等能使蛋白质、核酸和黏多糖分解。这些酶类平时被限制在溶酶体内，不具有活性。排卵后若卵子未受精，黄体经一定时间后萎缩，雌、孕激素水平下降，溶酶体膜的通透性增加，多种水解酶释放入组织，影响子宫内膜的代谢，对组织有破坏作用，从而造成内膜的剥脱和出血。

3. 酸性黏多糖　在雌激素作用下，子宫内膜间质细胞能产生一种和蛋白质结合的碳水化合物，称酸性黏多糖（acid mucopolysaccharide，AMPS）。雌激素能促使AMPS在间质中浓缩聚合，成为内膜间质的基础物质，对增殖期子宫内膜的成长起支架作用。排卵后，孕激素可抑制AMPS的生成和聚合，促使其降解，致使子宫内膜黏稠的基质减少，血管壁的通透性增加，有利于营养及代谢产物的交换，并为受精卵着床和发育做好准备。

4. 血管收缩因子　月经来潮前24小时子宫内膜缺血、坏死，释放前列腺素$F_{2\alpha}$和内皮素-I等，使月经期血管收缩因子达最高水平，另外，血小板凝集产生的血栓素（TX）$_{A2}$也具有血管收缩作用，从而引起子宫血管和肌层节律性收缩，而且整个经期血管的收缩呈进行性加强，导致内膜功能层迅速缺血坏死、崩解脱落。

二、正常月经

月经（menstruation）是指伴随卵巢周期性变化而出现的子宫内膜周期性脱落及出血。规律月经的建立是生殖功能成熟的重要标志。月经初潮年龄多在13~15岁，但可能早在11~12岁，迟至15~16岁。16岁以后月经尚未来潮应查明原因。月经初潮年龄与营养、遗传、体质状况等因素有关。近年，月经初潮年龄有提前趋势。

1. 月经血的特征　月经血呈暗红色，除血液外，还有子宫内膜碎片、炎性细胞、宫颈黏液及脱落的阴道上皮细胞。75%月经血来自动脉，25%来自静脉，由于纤维蛋白溶酶对纤维蛋白的溶解作用，导致月经血的高纤溶活性，有利于经血和组织纤维的液化和排出。通常月经血不凝，如出血速度过快也可形成血块。

2. 正常月经的临床表现　正常月经具有周期性。出血第一日为月经周期的开始，两次月经第一日的间隔时间为一个月经周期（menstrual cycle）。一般为21~35日，平均28日。每次月经的持续时间称经期，一般为2~8日，平均4~6日。经量为一次月经的总失血量，正常为20~60ml，多于80ml为月经过多。月经属生理现象，月经期一般无特殊症状，有些妇女可出现下腹及腰骶部不适，少数妇女可有头痛及轻度神经系统不稳定症状。

第四节　生殖器其他部位的周期性变化

在卵巢性激素周期性作用下，阴道黏膜、宫颈黏液、输卵管以及乳房组织也发生相应性变化。

（一）阴道黏膜的周期性变化

月经周期中阴道黏膜上皮呈现周期性变化，以阴道上段最为明显。排卵前，阴道上皮在雌激素的作用下，底层细胞增生，逐渐演变成中层与表层细胞，使阴道黏膜增厚；表层细胞角化程度增高，至排卵期程度最高；细胞内糖原含量增多，经阴道内的乳杆菌分解成乳酸，使阴道内保持酸性环境，从而抑制了致病菌的繁殖。排卵后在孕激素作用下，阴道表层细胞脱落。临床上可借助阴道脱落细胞的变化了解体内雌激素水平和有无排卵。

（二）宫颈黏液的周期性变化

宫颈黏膜腺细胞分泌的黏液在卵巢性激素的影响下也有明显的周期性改变。

雌、孕激素可调节宫颈黏膜腺细胞的分泌功能。月经来潮后，体内雌激素水平降低，此时宫颈管分泌的黏液量很少。随着雌激素水平提高，黏液分泌量不断增加，至排卵期宫颈分泌的黏液变得非常稀薄、透明，拉丝度可达 10cm 以上。宫颈黏液涂片干燥后置于显微镜下检查，可见羊齿植物叶状结晶。这种结晶在月经周期第 6~7 日即可出现，到排卵期结晶形状最清晰而典型。排卵后受孕激素影响，黏液分泌量逐渐减少，质地变黏稠而浑浊，拉丝度差，易断裂。涂片检查可发现结晶逐步模糊，至月经周期第 22 日左右完全消失，而代之以排列成行的椭圆体。临床上根据宫颈黏液检查，可了解卵巢的功能状态。

（三）输卵管的周期性变化

输卵管的形态及功能在雌、孕激素作用下同样发生周期性变化。在雌激素的作用下，输卵管黏膜上皮纤毛细胞生长，体积增大；非纤毛细胞分泌增加，为卵子提供运输和种植前的营养物质。雌激素还促进输卵管的发育及加强输卵管肌层的节律性收缩的振幅。孕激素则能抑制输卵管收缩的振幅，并可抑制输卵管黏膜上皮纤毛细胞的生长，降低分泌细胞分泌黏液的能力。在雌、孕激素的协同作用下，受精卵才能通过输卵管正常到达子宫腔。

（四）乳房的周期性变化

雌激素促进乳腺管增生，而孕激素则促进乳腺小叶及腺泡生长。某些女性在经前期有乳房肿胀和疼痛感，可能是由于乳腺管的扩张、充血以及乳房间质水肿所致。由于雌、孕激素撤退，月经来潮后上述症状大多消退。

第五节　月经周期调节

生殖系统的周期性变化是女性的重要生理特点，月经是该变化的重要标志。月经周期的调节是一个复杂的过程，主要涉及下丘脑、垂体和卵巢。下丘脑分泌促性腺激素释放激素通过调节垂体促性腺激素的分泌来调控卵巢功能。卵巢分泌的性激素对下丘脑-垂体又有反馈调节作用。下丘脑、垂体与卵巢之间相互调节、相互影响，形成一个完整而协调的神经内分泌系统（图 2-7），称为下丘脑-垂体-卵巢轴（hypothalamus-pituitary-ovary axis，HPOA）。除下丘脑、垂体和卵巢激素之间的相互调节外，抑制素-激活素-卵泡抑制素系统也参与 HPOA 对月经周期的调节。此外，HPOA 的神经内分泌活动还受到大脑高级中枢的影响。

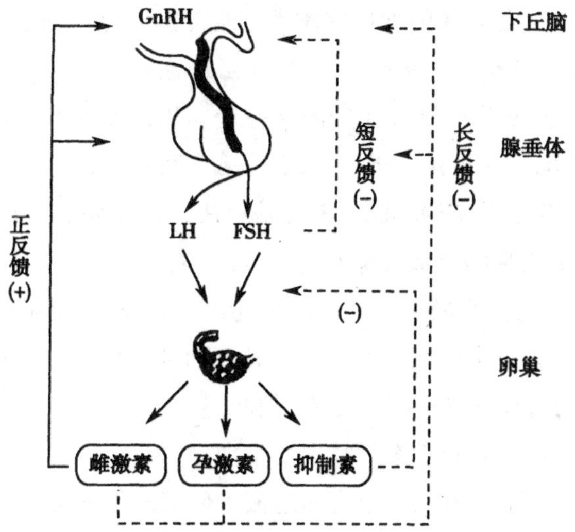

图 2-7　下丘脑-垂体-卵巢轴之间的相互关系

（一）下丘脑促性腺激素释放激素

促性腺激素释放激素（gonadotropin-releasing hormone，GnRH）是下丘脑弓状核神经细胞分泌的一种十肽激素，通过垂体门脉系统输送到腺垂体，其生理功能是调节垂体促性腺激素的合成和分泌。其分泌特征是脉冲式释放，脉冲频率为60~120分钟，其频率与月经周期时相有关。正常月经周期的生理功能和病理变化均伴有相应的GnRH脉冲式分泌模式变化。GnRH的脉冲式释放可调节LH/FSH的比值。脉冲频率减慢时，血中FSH水平升高，LH水平降低，从而LH/FSH比值下降；频率增加时，LH/FSH比值升高。

下丘脑是HPOA的启动中心，GnRH的分泌受垂体促性腺激素和卵巢性激素的反馈调节，包括起促进作用的正反馈和起抑制作用的负反馈调节。反馈调节包括长反馈，短反馈和超短反馈三种。长反馈指卵巢分泌到循环中的性激素对下丘脑的反馈作用；短反馈是指垂体激素对下丘脑GnRH分泌的负反馈调节；超短反馈是指GnRH对其本身合成的负反馈调节。这些激素反馈信号和来自神经系统高级中枢的神经信号一样，通过多种神经递质，包括去甲肾上腺素、多巴胺、内啡肽、5-羟色胺和降黑素等调节GnRH的分泌。去甲肾上腺素促进GnRH的释放，内源性鸦片肽抑制GnRH的释放，多巴胺对GnRH的释放则具有促进和抑制双重作用。

（二）垂体生殖激素

腺垂体分泌的直接与生殖有关的激素有促性腺激素和催乳激素。

1. 促性腺激素　腺垂体的促性腺激素细胞分泌卵泡刺激素（follicle-stimulatinghormone，FSH）和黄体生成素（luteinizinghormone，LH）。它们对 GnRH 的脉冲式刺激起反应，自身亦呈脉冲式分泌，并受卵巢性激素和抑制素的调节：FSH 和 LH 均为糖蛋白激素，皆由 α 与 β 两个亚单位肽链以共价键结合而成。它们的 α 亚基结构相同，β 亚基结构不同。β 亚基是决定激素特异抗原性和特异功能的部分，但必须与 α 亚基结合成完整分子才具有生物活性。人类的促甲状腺激素（TSH）和人绒毛膜促性腺激素（hCG）也均由 α 和 β 两个亚单位组成。这四种糖蛋白激素的 α 亚单位中的氨基酸组成及其序列基本相同，它们的免疫反应也基本相同，各激素的特异性均存在于 β 亚单位。

FSH 是卵泡发育必需的激素，其主要生理作用包括：①直接促进窦前卵泡及窦状卵泡颗粒细胞增殖与分化，分泌卵泡液，使卵泡生长发育；②激活颗粒细胞芳香化酶，合成与分泌雌二醇；③在前一周期的黄体晚期及卵泡早期，促使卵巢内窦状卵泡群的募集；④促使颗粒细胞合成分泌胰岛素样生长因子及其受体、抑制素、激活素等物质，并与这些物质协同作用，调节优势卵泡的选择与非优势卵泡的闭锁退化；⑤在卵泡期晚期与雌激素协同，诱导颗粒细胞生成 LH 受体，为排卵及黄素化作准备。

LH 的生理作用包括：①在卵泡期刺激卵泡膜细胞合成雄激素，主要是雄烯二酮，为雌二醇的合成提供底物；②排卵前促使卵母细胞最终成熟及排卵；③在黄体期维持黄体功能，促进孕激素、雌二醇和抑制素 A 的合成与分泌。

2. 催乳激素（prolactin，PRL）　PRL 是由腺垂体的催乳细胞分泌的由 198 个氨基酸组成的多肽激素，具有促进乳汁合成功能。其分泌具有节律性和脉冲式，主要受下丘脑释放入门脉循环的多巴胺（PRL 抑制因子）抑制性调节。

（三）卵巢性激素的反馈调节

卵巢分泌的雌、孕激素对下丘脑-垂体具有反馈调节作用。

1. 雌激素　雌激素对下丘脑产生负反馈和正反馈两种作用。在卵泡期早期，一定水平的雌激素负反馈作用于下丘脑，抑制 GnRH 释放，并降低垂体对 GnRH 的反应性，从而实现对垂体促性腺激素脉冲式分泌的抑制。在卵泡期晚期，随着卵泡的发育成熟，当雌激素的分泌达到阈值（≥200pg/ml）并维持 48 小时以上，雌激素即可发挥正反馈作用，刺激 LH 分泌高峰。在黄体期，协同孕激素对下丘脑有负反馈作用。

2. 孕激素　在排卵前，低水平的孕激素可增强雌激素对促性腺激素的正反馈作用。在黄体期，高水平的孕激素对促性腺激素的脉冲分泌产生负反馈抑制作用。

（四）月经周期的调控过程

1. 卵泡期　月经周期的长短取决于卵泡生长发育的速率和质量，即卵泡期的长短。在一次月经周期的黄体萎缩后，雌、孕激素和抑制素A水平降至最低，对下丘脑和垂体的抑制解除，下丘脑又开始分泌GnRH，使垂体FSH分泌增加，促进卵泡发育，分泌雌激素，子宫内膜发生增殖期变化。随着雌激素逐渐增加，其对下丘脑的负反馈增强，抑制下丘脑GnRH的分泌，加之抑制素B的作用，使垂体FSH分泌减少。随着卵泡逐渐发育，接近成熟时卵泡分泌的雌激素达到200pg/ml，并持续48小时以上，即对下丘脑和垂体产生正反馈作用，形成LH和FSH峰，两者协同作用，促使成熟卵泡排卵。

2. 黄体期　排卵后循环中LH和FSH均急剧下降，在少量LH和FSH作用下，黄体形成并逐渐发育成熟。黄体主要分泌孕激素，也分泌雌二醇，使子宫内膜发生分泌期变化。排卵后第7～8日循环中孕激素达到高峰，雌激素亦达到又一高峰。由于大量孕激素和雌激素以及抑制素A的共同负反馈作用，又使垂体LH和FSH分泌相应减少，黄体开始萎缩，雌、孕激素分泌减少，子宫内膜失去性激素支持，发生剥脱而月经来潮。雌、孕激素和抑制素A的减少解除了对下丘脑和垂体的负反馈抑制，FSH分泌增加，卵泡开始发育，下一个月经周期重新开始，如此周而复始（图2-8）。

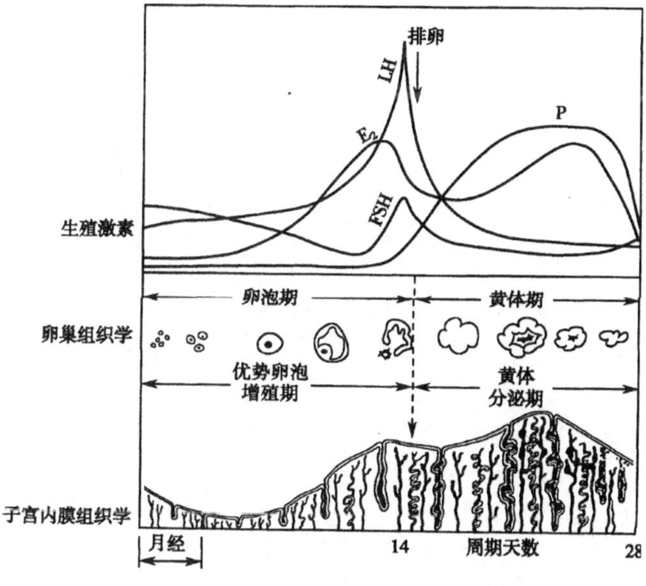

图2-8　生殖及生殖器官的周期性变化

月经周期主要受 HPOA 的神经内分泌调控，同时也受抑制素-激活素-卵泡抑制素系统的调节，此外，其他腺体内分泌激素对月经周期也有影响。HPOA 的生理活动还受大脑皮层神经中枢的调节，如外界环境、精神因素等均可影响月经周期。大脑皮层、下丘脑、垂体和卵巢任何一个环节发生障碍，都会引起卵巢功能紊乱，导致月经失调。

第三章　正常妊娠

妊娠（pregnancy）是胚胎（embryo）和胎儿（fetus）在母体内发育成长的过程，成熟卵子受精是妊娠的开始，胎儿及其附属物从母体排出是妊娠的终止。妊娠期从末次月经第一日算起，约 280 日（40 周）。临床上将妊娠期分 3 个时期：妊娠 13 周末以前称早期妊娠（first trimester），第 14～27 周末称中期妊娠（second trimester），第 28 周及其后称晚期妊娠（third trimester）。妊娠满 37 周至不满 42 周称足月妊娠。

第一节　妊娠生理

妊娠是非常复杂而且变化极为协调的生理过程，其中包括胎儿及其附属物的形成与母体各系统的适应性改变。

一、胚胎形成与胎儿发育

（一）胚胎形成

受精与着床是胚胎形成早期的两个重要过程。

1. 受精　精子和次级卵母细胞结合形成受精卵的过程称为受精（fertilization），多在排卵 12 小时内发生于输卵管壶腹部。当精子经宫颈管进入子宫腔及输卵管腔时，其顶体表面的糖蛋白被生殖道分泌物中的 α、β 淀粉酶降解，同时顶体膜结构中胆固醇与磷脂比率和膜电位发生变化致使顶体膜稳定性降低，此时的精子具有受精能力，称精子获能（capacitation）。获能的精子与卵子相遇，精子头部的外膜与顶体前膜融合、破裂，释放出顶体酶，溶解卵子外围的放射冠和透明带，称顶体反应（acrosome reaction）。借助顶体酶的作用，精子穿过放射冠和透明带，而卵子细胞质内的皮质颗粒释放溶酶体酶，引起透明带结构改变，精子受体分子变性，阻止其他精子进入透明带，此过程称为透明带反应（zone reaction），以保证正常的单卵受精。已获能的精子穿过次级卵母细胞透明带为受精的开始，卵原核与精原核融合形成二倍体的受精卵（zygote）为受精的完成，受精卵形成标志新生命诞生，整个过程约需 24 小时。

2. 受精卵着床　约在受精后第 6~7 日，囊胚透明带消失之后植入子宫内膜的过程称受精卵着床（implantation）（图 3-1）。受精卵着床必须具备 4 个条件：①透明带消失；②囊胚内滋养细胞必须分化出合体滋养细胞；③囊胚和子宫内膜必须发育同步且功能协调，子宫有一个极短的敏感期允许受精卵着床；④体内分泌足量的孕酮。

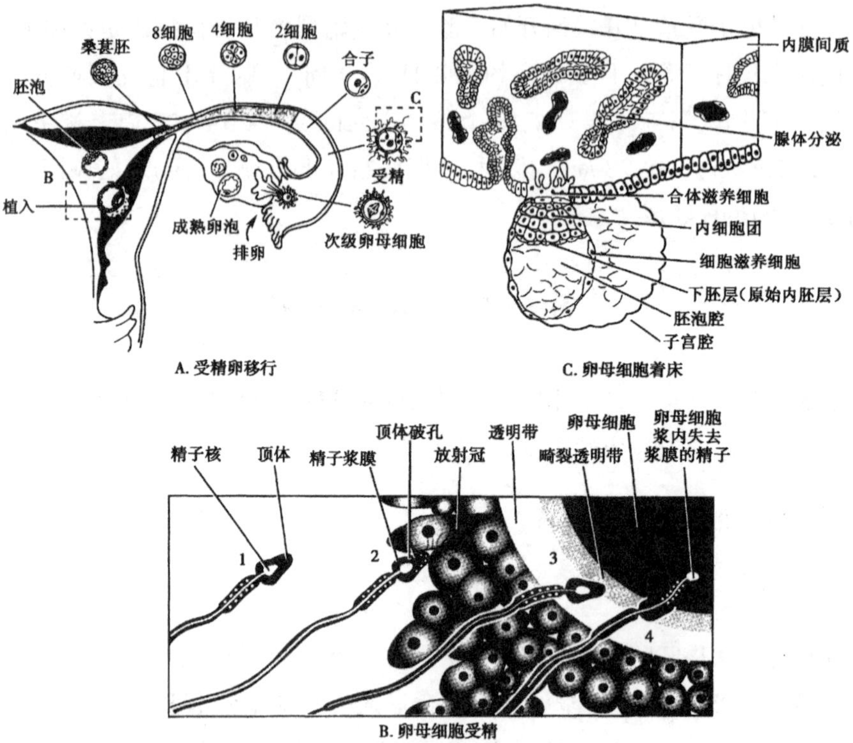

图 3-1　卵母细胞受精、受精卵移行及着床

受精后 30 小时，受精卵随着输卵管蠕动和输卵管上皮纤毛推动向宫腔方向移动，同时开始进行有丝分裂（称为卵裂，cleavage），形成多个子细胞，称为分裂球（blastomere）。至受精后 72 小时，细胞分裂形成含有 16 个细胞的实心细胞团，称之为桑葚胚（morula）。受精后第 4 日，桑葚胚增至 100 个细胞时进入宫腔，外层细胞分泌液体形成液腔，内细胞团突向液腔，滋养细胞形成液腔外层，早期囊胚（early blastocyst）形成。受精后 5~6 日早期囊胚透明带消失、体积迅速增大；受精 11~12 日形成晚期囊胚（late blastocyst）。晚期囊胚经过定位（apposition）、黏附（adhesion）和穿透（penetration）三个阶段植入子宫内膜，完成着床过程。此时合体滋养细胞开始分泌绒毛膜促性腺激素，维持黄体寿命和功

能。囊胚的内细胞团逐渐分化形成胚胎，滋养细胞逐渐形成胎盘组织。

（二）胚胎、胎儿发育特征及胎儿生理特点

1. 胚胎及胎儿发育特征　妊娠第 10 周（受精后 8 周）内的胚体称为胚胎，是主要器官完成分化的时期；自妊娠第 11 周（受精后第 9 周）起至分娩前称胎儿，是各器官进一步发育渐趋成熟的时期。通常以 4 周为一个孕龄（gestational-age）单位描述胚胎及胎儿发育的特征（表 3-1）：

表 3-1　不同孕龄胚胎及胎儿发育特征

孕龄	身长/cm	体重/g	外观及其他特征
4 周末			胚盘与体蒂可辨
8 周末			初具人形，头大，占胎体近半；眼、耳、鼻、口可辨；四肢已具雏形；早期心脏已形成，超声可见原始心脏搏动
12 周末	9	14	外生殖器已发生，部分可辨性别。胎儿四肢可活动，肠管已有蠕动，指（趾）已分辨清楚，指甲开始形成
16 周末	16	110	从外生殖器可确定胎儿性别。头皮已长出毛发，开始出现呼吸运动。部分孕妇已能自觉胎动
20 周末	25	320	皮肤暗红，全身覆有胎脂并有毳毛，开始具有吞咽、排尿功能
24 周末	30	630	各脏器均已发育，皮下脂肪开始沉积，皮肤出现皱纹，出现睫毛及眉毛
28 周末	35	1000	皮下脂肪沉积不多。皮肤粉红，有时可有胎脂。可以有呼吸运动，但肺泡Ⅱ型细胞产生的表面活性物质含量较少，出生后易患呼吸窘迫综合征。若能加强护理，可能存活
32 周末	40	1700	皮肤深红，面部毳毛已脱落。出生后加强护理可存活
36 周末	45	2500	皮下脂肪较多，毳毛明显减少，面部皱褶消失。指（趾）甲已达指（趾）端。出生后能啼哭及吸吮，生活力良好
40 周末	50	3400	发育成熟，皮肤粉红色，皮下脂肪多，足底皮肤有纹理，男性胎儿睾丸已降至阴囊内，女性胎儿大小阴唇发育良好。出生后哭声响亮，吸吮能力强

2. 胎儿的生理特点

（1）循环系统：胎儿循环与胎盘相连，营养供给和代谢产物排出均需经胎盘由母体来完成。胎儿血液循环特点：①来自胎盘含氧量较高的血液经一条脐静脉进入胎儿体内分为3支：一支直接进入肝脏，一支与门静脉汇合进入肝脏，此两支的血液经肝静脉进入下腔静脉；另一支为静脉导管直接进入下腔静脉，故进入右心房的下腔静脉血是混合血。②下腔静脉进入右心房的血液绝大部分经卵圆孔进入左心房，而上腔静脉进入右心房的血液经右心室进入肺动脉。③由于肺循环阻力较大，肺动脉血液大部分经动脉导管流入主动脉，首先供应心脏、头部及上肢，仅约1/3血液经肺静脉入左心房。左心房的血液进入左心室，经由升主动脉、降主动脉供应全身，自腹下动脉再经脐动脉进入胎盘与母血进行交换。胎儿体内无纯动脉血，而是动静脉混合血，各部位血氧含量只有程度上的差异。进入肝、心、头部及上肢的血液含氧量较高且营养较丰富，注入肺及身体下半部的血液含氧量及营养较少（图3-2）。

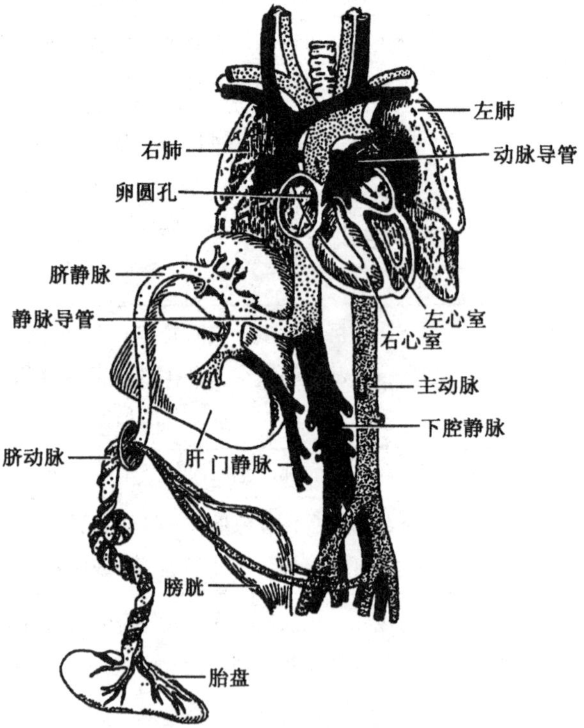

图3-2　胎儿血液循环模式图

（2）血液系统：①红细胞生成：妊娠3周末红细胞来自卵黄囊，妊娠10周肝脏是红细胞生成的主要器官。以后骨髓、脾脏逐渐具有造血功能；妊娠足月时，骨髓产生 90%红细胞。妊娠 32 周红细胞生成素大量产生，故妊娠 32 周以后出生的新生儿红细胞数均增多；胎儿红细胞生命周期为成人红细胞的 2/3。②血红蛋白生成：孕中期胎儿血红蛋白约为 150g/L，足月时约为 180g/L。妊娠前半期均为胎儿型血红蛋白，妊娠末 4～6 周成人型血红蛋白增多，至临产时胎儿血红蛋白仅占 25%。③白细胞生成：妊娠 8 周以后胎儿血液循环出现粒细胞。于妊娠 12 周胸腺、脾脏产生淋巴细胞，成为体内抗体的主要来源，足月时白细胞计数可达（15～20）$\times 10^9$/L。

（3）呼吸系统：出生前母儿血液通过胎盘进行气体交换，但胎儿出生前肺泡、肺循环及呼吸肌均已发育。妊娠 11 周超声检查可见胎儿胸壁运动，妊娠 16 周时出现能使羊水进出呼吸道的呼吸运动。胎儿呼吸运动为阵发性且不规则，频率为 30～70 次/分钟。胎儿窘迫时呈大喘息样呼吸运动。胎儿肺成熟包括形态结构和功能的成熟，后者指肺泡Ⅱ型细胞内的板层小体能合成肺泡表面活性物质，包括卵磷脂（lecithin）和磷脂酰甘油（phosphatidylglycerol），可降低肺泡表面张力、有助于肺泡扩张。肺泡表面活性物质可随胎儿呼吸运动排至羊水，通过检测羊水中卵磷脂与磷脂酰甘油值可评判胎肺成熟度。

（4）消化系统：妊娠 11 周时小肠已有蠕动，至妊娠 16 周胃肠功能基本建立，胎儿吞咽羊水，吸收水分、葡萄糖及氨基酸等可溶性营养物质，但对脂肪的吸收能力较差。胎肝内缺乏多种酶，不能结合因红细胞破坏产生的大量游离胆红素，胆红素在小肠内被氧化为胆绿素，其降解产物导致胎粪呈黑绿色。

（5）泌尿系统：妊娠 11～14 周时胎儿肾脏已有排尿功能，于妊娠 14 周胎儿膀胱内已有尿液，并通过排尿参与羊水的循环交换。

（6）内分泌系统：胎儿甲状腺于妊娠第 6 周开始发育。约在妊娠 12 周已能合成甲状腺激素。肾上腺于妊娠 4 周时开始发育，妊娠 7 周时可合成肾上腺素，妊娠 20 周时肾上腺皮质增宽，主要由胎儿带组成，可产生大量甾体激素。妊娠 12 周时胎儿胰腺能分泌胰岛素。

（7）生殖系统：男性胎儿睾丸于妊娠第 9 周开始分化发育，多种激素和酶促使中肾管发育，副中肾管退化，外生殖器向男性分化发育。男性胎儿睾丸于临产前才降至阴囊内，右侧睾丸高于左侧且下降较迟。女性胎儿生殖系统参见“第二章女性生殖器官发育及解剖”。

二、胎儿附属物的形成及其功能

胎儿附属物指胎儿以外的妊娠产物，包括胎盘、胎膜、脐带和羊水，对于维持胎儿生存与生长发育发挥重要作用。

（一）胎盘

胎盘（placenta）介于母体与胎儿之间，由底蜕膜（basal decidua）、叶状绒毛膜（chorion frondosum）和羊膜（amnion）构成。妊娠足月时胎盘呈圆形或椭圆形，直径16~20cm，厚1~3cm，中间厚，边缘薄，重450~650g。胎盘除进行母体与胎儿之间的物质交换外，还具有屏障作用、免疫调控、内分泌、多种细胞因子及酶类等生物活性物质的合成功能，但屏障作用有限。

1. 胎盘的形成与结构

（1）叶状绒毛膜：是胎盘的主要结构。囊胚着床后，着床部位的滋养层细胞迅速分裂增殖，内层为分裂生长的细胞滋养细胞（cytotrophoblast），外层为执行功能的合体滋养细胞（syncytiotrophoblast），由细胞滋养细胞分化而来。滋养层内面的胚外中胚层与滋养层共同组成绒毛膜，与底蜕膜接触的绒毛发育良好，最终形成叶状绒毛膜。绒毛形成历经三个阶段：①一级绒毛：指绒毛膜周围长出呈放射状排列的合体滋养细胞小梁，增生活跃的细胞滋养细胞伸入其中，形成合体滋养细胞小梁的细胞中心索，又称初级绒毛；②二级绒毛：指初级绒毛继续增长，受精第二周末胚外中胚层长入细胞中心索，形成间质中心索；③三级绒毛：约在受精后第3周末，绒毛内中胚层分化出血管形成三级绒毛，胎儿胎盘循环建立。细胞滋养细胞不断增殖、扩展，与合体滋养细胞共同形成绒毛干。一个初级绒毛干及其分支形成一个胎儿叶（fetallobe），一个次级绒毛干及其分支形成一个胎儿小叶；一个胎儿叶包括数个胎儿小叶。足月妊娠时绒毛表面积达12~14m^2，相当于成人肠道总面积。

胎盘形成过程中，域毛外滋养细胞（extra villous trophoblast，EVT）沿血管逆行迁移进入螺旋动脉取代血管内皮细胞，并且使中层平滑肌细胞丧失，发生血管重铸。血管重铸后子宫螺旋动脉管腔扩大，丧失对外源性儿茶酚胺等缩血管物质的反应性，胎盘绒毛间隙子宫胎盘循环血量增加，从而满足胎儿发育增长的需要。妊娠晚期母血以每分钟500ml流速进入绒毛间隙，每个绒毛干中均有脐动脉和脐静脉细小分支，最终成为毛细血管进入绒毛末端，胎儿血也以同样流速流经胎盘与母血进行物质交换。胎儿血和母血不直接相通，两者间的绒毛毛细血管壁、绒毛间质及绒毛滋养细胞构成母胎界面（maternal-fetal interface），其免疫特性对于维持母体对胎儿的免疫耐受具有重要作用。

（2）底蜕膜：构成胎盘的母体部分，占胎盘很小部分。底蜕膜表面覆盖一层来自固定绒毛的滋养层细胞与底蜕膜共同形成绒毛间隙的底，称为蜕膜板。从此板向绒毛膜方向伸出一些蜕膜间隔，不超过胎盘全层厚度的2/3，将胎盘母体面分成肉眼可见的约20~30个母体叶。

（3）羊膜：位于胎盘最内层，是附着在绒毛膜板表面的半透明薄膜。羊膜光滑，无血管、神经及淋巴。正常羊膜厚0.02~0.05mm，自内向外由单层无纤毛立方上皮细胞层、基膜、致密层、成纤维细胞层和海绵层5层组成。电镜见上皮细胞表面有微绒毛，随妊娠进展而增多（图3-3）。

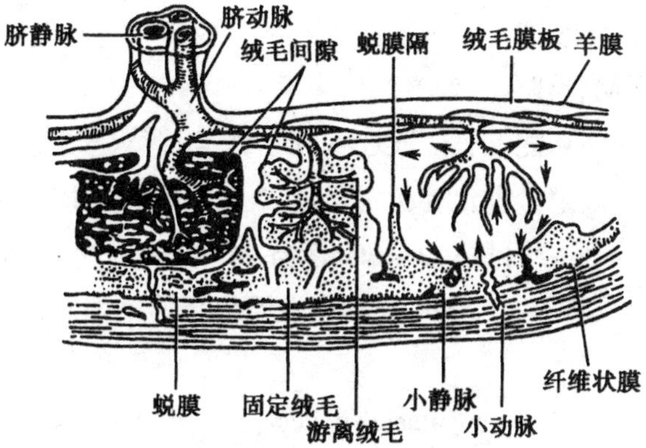

图3-3　胎盘的结构与血液循环模式图

2. 胎盘功能

（1）气体交换：母体与胎儿之间 O_2 及 CO_2 以简单扩散方式进行交换，相当于出生后呼吸系统的功能。母体子宫动脉血氧分压（PO_2）高于绒毛间隙及胎儿脐动脉血氧分压，且胎儿血红蛋白对 O_2 的亲和力强，故 O_2 由母体通过绒毛膜间隙向胎儿扩散；CO_2 的扩散速度是 O_2 的20倍，易通过绒毛间隙自胎儿向母体扩散。

（2）营养物质供应与胎儿代谢产物排出：葡萄糖是胎儿热能的主要来源，来自母体的葡萄糖以易化扩散方式通过胎盘。游离脂肪酸、水、钾、钠、镁和维生素A、D、E、K等脂溶性维生素以简单扩散方式通过胎盘。氨基酸、钙、磷、碘和铁、维生素C、B，以主动运输方式通过胎盘。胎儿代谢产物如尿素、尿酸、肌酐、肌酸等，经胎盘送入母血，由母体排出。

（3）屏障功能：胎儿血与母体血之间由胎盘屏障（placental barrier）相隔，通过Toll样受体发挥固有免疫功能以保护胎儿。胎盘屏障的作用有限，病毒及分子量小的有害的物质可通过胎盘引起胎儿畸形甚至死亡。细菌、弓形虫等病原微生物可在胎盘部位形成病灶，破坏绒毛结构，进入胎体感染胎儿。母血中免疫抗体IgG能通过胎盘，使胎儿从母体获得被动免疫。而母体内的抗A、抗B、抗Rh

抗体亦可进入胎儿血液循环，导致胎儿及新生儿溶血。

（4）合成功能：胎盘可合成多种激素、酶、细胞因子和神经递质，对维持正常妊娠具有重要作用。

①人绒毛膜促性腺激素（human chorionic gonadotropin，hCG）：由合体滋养细胞合成的一种糖蛋白激素。由 α、β 亚基组成，α 亚基结构与垂体分泌的 FSH、LH、TSH 基本相似，而 β 亚基则不同，临床可用 β 亚基的特异性抗体用于检测母体血清 β 亚基。受精后第 7 日即可在孕妇血、尿中检测出。至妊娠 8～10 周血清浓度达最高峰，持续约 10 日后迅速下降。妊娠中晚期血清浓度仅为峰值的 10%，分娩后若无胎盘残留，约在产后 2 周内消失。

HCG 已知的主要功能有：a. hCG 作用于月经黄体，使月经黄体增大成为妊娠黄体；b. 促进雄激素芳香化转化为雌激素，也刺激孕酮的生成；c. 促甲状腺活性及促睾丸间质细胞活性；d. hCG 有与 LH 相似的生物活性，与尿促性素（HMG）合用能诱发排卵；e. hCG 能抑制淋巴细胞的免疫性，保护滋养层不受母体的免疫攻击。

②人胎盘生乳素（human placental lactogen，HPL）：由合体滋养细胞合成，是不含糖分子的单链多肽激素。妊娠 5～6 周时，放免法可在母血中测出；随妊娠进展分泌量持续增加，至妊娠 34～36 周达高峰，并维持至分娩。HPL 值于产后迅速下降，约在产后 7 小时即测不出。

HPL 的主要功能有：a. 与胰岛素、肾上腺皮质激素协同作用于乳腺腺泡，促进腺泡发育，刺激乳腺上皮细胞合成乳清蛋白、乳酪蛋白、乳珠蛋白，为产后泌乳做好准备；b. 促进蛋白质合成，维持正氮平衡，促进胎儿生长；c. 通过脂解作用提高游离脂肪酸、甘油浓度，以游离脂肪酸作为能源，抑制对葡萄糖的摄取，使更多的葡萄糖运送给胎儿；d. 抑制母体对胎儿的排斥作用；e. 促进黄体形成；f. 促进胰岛素生成。

③雌激素：为甾体激素。妊娠期间明显增多，主要来自胎盘及卵巢。妊娠早期，主要由卵巢妊娠黄体产生。妊娠 10 周后主要由胎儿-胎盘单位合成，至妊娠末期，雌三醇值为非孕妇女的 1000 倍，雌二醇及雌酮值为非孕妇女的 100 倍。

雌激素生成过程：母体胆固醇在胎盘内转变为孕烯醇酮后，经胎儿肾上腺胎儿带转化为硫酸脱氢表雄酮（DHAS），再经胎儿肝内 16α-羟化酶作用形成 16α-羟基硫酸脱氢表雄酮（16α-OH-DHAS），接着经胎盘合体滋养细胞在硫酸酯酶作用下，去硫酸根成为 16U-OH-DHA，随后经胎盘芳香化酶作用成为 16α 羟基雄烯二酮，最后形成游离雌三醇。因雌激素是由胎儿、胎盘共同产生，故称

"胎儿-胎盘单位"（图 3-4）。

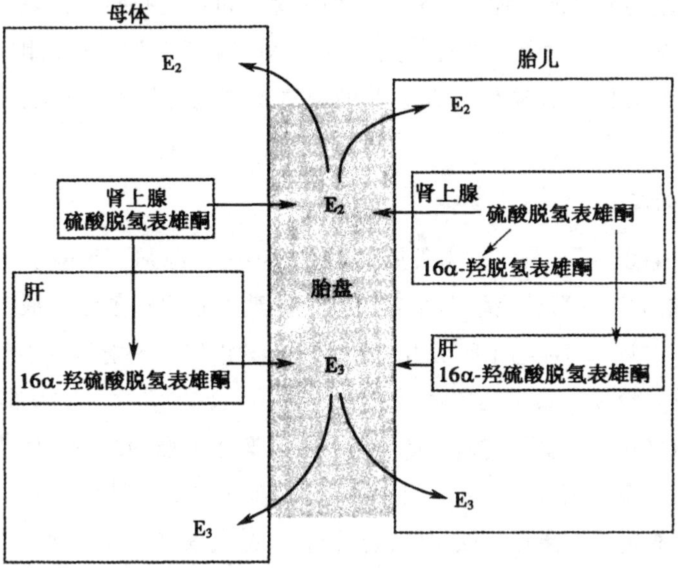

图 3-4　胎儿-胎盘单位雌激素的合成

④孕激素：为 S 体激素。妊娠早期由卵巢妊娠黄体产生，妊娠 8～10 周后胎盘合体滋养细胞是产生孕激素的主要来源。随妊娠进展，母血中孕酮值逐渐增高，其代谢产物为孕二醇。孕激素与雌激素共同参与妊娠期母体各系统的生理变化。

⑤缩宫素酶：由合体滋养细胞产生的一种糖蛋白，随妊娠进展逐渐增多，其生物学意义尚不十分明了，主要作用是灭活缩宫素受体，起到维持妊娠的作用。

⑥耐热性喊性憐酸酶（heat stable alkaline phosphatase，HSAP）：由合体滋养细胞分泌。妊娠 16～20 周母血中可测出此酶，随妊娠进展而增多；胎盘娩出后 HSAP 迅速下降，于产后 3～6 日内消失。动态监测 HSAP 可评判胎盘功能。

⑦细胞因子与生长因子：如表皮生长因子（epidermal growth factor，EGF）、神经生长因子、胰岛素样生长因子（insulin like growth factor，IGF）、转化生长因子-β（TGF-β）、肿瘤坏死因子（tumor necrosis factorc，TNF-r）、粒巨细胞克隆刺激因子及多种白细胞介素等，对胚胎营养及免疫保护起一定作用。

（5）免疫功能：胎儿对于母体属同种半异体移植物，母体能够容受正常妊娠与母胎界面的免疫调控密切相关。蜕膜中的白细胞以 NK 细胞为主，与母体直接接触的胎儿来源细胞为滋养细胞，但绒毛滋养细胞不表达 MHC Ⅰ类和Ⅱ类抗原，使母体 NK 细胞不能对同种半异体的胎儿组织产生免疫反应。浸润至蜕膜的绒毛外细胞滋养细胞表达非经典的MHCI类抗原HLA-G，通过可溶性HLA-G对蜕膜NK细胞功能的调节使绒毛外滋养细胞免受母体免疫排斥；妊娠期蜕膜巨噬细胞也抑制蜕膜NK细胞的杀伤作用。蜕膜NK细胞与蜕膜间质组织产生促血管生成因子及趋化因子，使绒毛外滋养细胞对蜕膜血管的侵蚀与重铸控制在适宜程度。

（二）胎膜

胎膜（fetal membranes）由外层的平滑绒毛膜（chorion laeve）和内层的羊膜（amnion）组成。平滑绒毛膜由非着床部位的绒毛膜退化萎缩形成，至妊娠晚期与羊膜紧密相贴，但能与羊膜分开。羊膜为不含淋巴、平滑肌及神经组织的无血管膜，与覆盖胎盘、脐带的羊膜层相连。羊膜质密层含多种间质胶原以维持张力。羊膜内层立方上皮可转运溶质和水，参与羊水平衡的维持。胎膜含有甾体激素代谢所需的多种酶，含大量花生四烯酸（前列腺素前身物质）的磷脂，且含有能催化磷脂生成游离花生四烯酸的溶酶体，故胎膜在分娩发动上有一定作用。

（三）脐带

脐带（umbilical cord）是连接胎儿与胎盘的条索状结构。脐带一端连于胎儿腹壁脐轮，另一端附着于胎盘胎儿面。妊娠足月胎儿的脐带长30~100cm，平均约55cm，直径0.8~2.0cm，脐带内有一条脐静脉，两条脐动脉；血管周围来自胚外中胚层的胶样胚胎结缔组织称华通胶（Wharton jelly），有保护胳血管的作用。脐带是母体与胎儿气体交换、营养物质供应和代谢产物排出的重要通道。若脐带受压致使血流受阻时，可致胎儿窘迫，甚至危及胎儿生命。

（四）羊水

充满在羊膜腔内的液体称羊水（amniotic fluid）。妊娠不同时期的羊水来源、容量及组成均有明显变化。

1. 羊水的来源　妊娠早期的羊水，主要是母体血清经胎膜进入羊膜腔的透析液。妊娠中期以后，胎儿尿液是羊水的重要来源。妊娠晚期胎肺也参与羊水生成，每天自肺泡分泌600~800ml进入羊膜腔。脐带华通胶、羊膜及胎儿皮肤渗出的液体量极少。

2. 羊水的吸收　羊水的吸收约50%由胎膜完成。胎膜在羊水的产生和吸收方面起重要作用。妊娠足月胎儿每日吞咽羊水约500~700ml。此外，脐带每小时可吸收羊水40~50mU胎儿角化前皮肤也可吸收少量羊水。

3. 母体、胎儿、羊水三者间的液体平衡　羊水在羊膜腔内不断进行液体变换，以保持羊水量的相对恒定。母儿间的液体交换主要通过胎盘，每小时约3600ml。母体与羊水的交换要通过胎膜，每小时约400ml。羊水与胎儿的交换主要通过胎儿消化管、呼吸道、泌尿道以及角化前皮肤等。

4. 羊水量、性状及成分

（1）羊水量：妊娠8周5~10ml，妊娠10周约30ml，妊娠20周约400ml，妊娠36~38周达高峰，为1000~1500ml，此后羊水量逐渐减少。妊娠足月羊水量约800ml。过期妊娠羊水量明显减少，可少至300ml以下。

（2）羊水性状及成分：妊娠早期羊水为无色澄清液体。妊娠足月时羊水略混浊，不透明，羊水内常悬有小片状物，包括胎脂、胎儿脱落上皮细胞、毳毛、毛发、少量白细胞、清蛋白、尿酸盐等。羊水比重为1.007~1.025，呈中性或弱碱性，pH值约为7.20，内含水分98%~99%，1%~2%为无机盐及有机物质。羊水中含大量激素和酶。

5. 羊水的功能

（1）保护胎儿：胎儿在羊水中活动自如，不致受到挤压，防止羊膜带综合征；胎儿吞咽或吸入羊水可促进消化道与呼吸道的发育；保持羊膜腔内恒温；适量羊水避免子宫肌壁或胎儿对脐带直接压迫所致的胎儿窘迫；临产宫缩时，尤在第一产程初期，羊水受宫缩压力能使压力均匀分布，避免胎儿局部受压。

（2）保护母体：羊水的缓冲作用减少因胎动所致的不适感；临产后前羊水囊扩张子宫颈口及阴道；破膜后羊水对产道起润滑作用，羊水对产道的冲洗减少感染机会。

三、妊娠期母体变化

为了满足胚胎、胎儿生长发育的需要，在胎盘产生的激素等因素影响下，妊娠期母体各器官系统将发生一系列适应性的解剖和生理变化。胎盘排出后，胎盘分泌的激素急骤减少并消失，妊娠引起的各种变化亦于产后6周逐渐恢复至非孕状态。

（一）生殖系统的变化

1. 子宫

（1）子宫大小、容量、重量和形态的改变：宫体逐渐增大变软，子宫大小由非孕时（7~8）cm×（4~5）cm×（2~3）cm增大至妊娠足月时35cm×25cm×22cm。宫腔容量非孕时约5ml，至妊娠足月时约5000ml。非孕时子宫重量约50~70g，妊娠足月增至约1000g，主要是子宫肌细胞肥大，为分娩时子宫收缩提供物质基础。非孕时子宫肌壁厚度约 1cm，妊娠 16 周时厚达 2.0~2.5cm，妊娠足月时厚度为 1.0~1.5cm。子宫增大最初受内分泌激素的影响，以后则因宫腔内压力增加而逐渐增大。妊娠早期子宫略呈球形且不对称，受精卵着床部位的子宫壁明显突出。妊娠 12 周后子宫增大超出盆腔，可于耻骨联合上方触及，呈对称性增大。因乙状结肠和直肠固定在盆腔左后方，妊娠晚期的子宫呈不同程度右旋。

自妊娠 12~14 周起，子宫出现不规则无痛性收缩，特点为稀发和不对称，其强度及频率随妊娠进展而逐渐增加，因宫腔压力低（5~25mmHg）而无痛感，这种生理性宫缩称 Braxton Hicks 收缩。子宫动脉由非孕时屈曲至妊娠足月时变直，以适应胎盘内绒毛间隙血流量增加的需要。妊娠足月时子宫血流量为 450~600ml/min，较非孕时增加 4~6 倍，其中 80%~85%供给胎盘。

（2）子宫内膜/蜕膜：受精卵着床后，在雌、孕激素作用下子宫内膜腺体增大弯曲，腺上皮细胞内及腺腔中含大量糖原，血管充血，此时的子宫内膜称为蜕膜（decidua）。按蜕膜与囊胚的位置关系，将蜕膜分为 3 部分：①底蜕膜（decidua basalis）：囊胚着床部位的子宫内膜，将发育成为胎盘的母体部分；②包蜕膜（decidua capsularis）：覆盖在囊胚表面的蜕膜；③壁蜕膜（decidua pari-etalis）：除底蜕膜和包蜕膜外，覆盖宫腔其他部分的蜕膜（图 3-5）。妊娠 14~16 周羊膜腔明显增大、宫腔消失，宫腔壁蜕膜与包蜕膜贴近、融合，又称真蜕膜（decidua vera）。

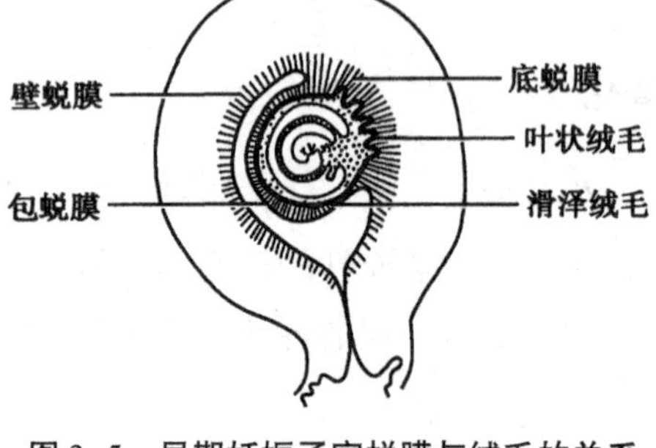

图 3-5　早期妊娠子宫蜕膜与绒毛的关系

（3）子宫峡部：非孕时长约 1cm，妊娠 10 周时子宫峡部明显变软。妊娠 12 周以后，子宫峡部逐渐伸展拉长变薄使宫腔扩展；临产后可伸展至 7~10cm，成为产道的一部分，称为子宫下段。

（4）宫颈：妊娠早期黏膜充血及组织水肿，宫颈外观肥大、呈紫蓝色，质地柔软。宫颈管内腺体肥大，颈管内腺体分泌增多，形成黏液栓，保护宫腔免受外来感染侵袭。

2. 卵巢与输卵管　妊娠期卵巢略增大，停止排卵。一侧卵巢可见妊娠黄体，合成雌激素及孕激素。黄体功能于妊娠10周后由胎盘取代，黄体开始萎缩。妊娠期输卵管伸长，但肌层并不增厚，有时黏膜呈蜕膜样改变。

3. 外阴与阴道　妊娠期大小阴唇色素沉着，大阴唇内血管增多及结缔组织变松软，故伸展性增加，以利于胎儿娩出。阴道黏膜变软，充血水肿呈紫蓝色（Chadwick' ssign）。皱襞增多，伸展性增加。分泌物增多，呈白色糊状。阴道上皮细胞含糖原增加，乳酸含量增多，使阴道pH值降低，有利于防止感染。

（二）乳房的变化

妊娠期受垂体催乳激素、胎盘生乳素、雌激素、孕激素、生长激素及胰岛素的影响，乳腺腺管和腺泡增生、脂肪沉积，乳房增大，充血明显。孕妇自觉乳房发胀或有触痛。腺泡增生使乳房较硬韧，乳头增大变黑，易勃起。乳晕变黑，乳晕外围的皮脂腺肥大，形成散在的结节状小隆起，称蒙氏结节（Montgomery' s tubercles）。妊娠末期，尤其在接近分娩期挤压乳房时，可有数滴稀薄黄色液体溢出，称初乳（colostrum）。

（三）循环系统的变化

1. 心脏　妊娠后期因增大的子宫上推膈肌，心脏向左、向上、向前移位，更贴近胸壁，心浊音界稍扩大，至妊娠末期心脏容量约增加10%。心脏移位使大血管轻度扭曲，加之血流量增加及血流速度加快，在多数孕妇的心尖区可听及Ⅰ~Ⅱ级柔和吹风样收缩期杂音，产后逐渐消失。80%以上孕妇有第一心音分裂或第三心音。心率于妊娠晚期每分钟约增加10~15次。因心脏左移心电图出现电轴左偏。

2. 心排出量　心排出量增加对维持胎儿生长发育极重要。心排出量自妊娠8~10周开始增加，至妊娠32~34周达高峰。每次心排出量平均约为80ml，左侧卧位心排出量较未孕时约增加30%。

3. 血压　妊娠早期及中期血压偏低，妊娠晚期血压轻度升高。收缩压多无变化，舒张压因外周血管扩张、血液稀释及胎盘形成动静脉短路而轻度降低，使脉压稍增大。孕妇体位影响血压，仰卧位时下腔静脉受压，回心血量减少，心排出量减少，迷走神经兴奋使血压下降，即妊娠仰卧位低血压综合征（supinehypo-tensivesyndrome）。因股静脉压随妊娠进展而增高，孕妇易发生下肢、外阴静脉曲张和痔。

（四）血液的改变

1. 血容量　循环血容量于妊娠 6～8 周开始增加，至妊娠 32～34 周达高峰，约增加 40%～45%，平均约增加 1450ml。其中血浆约增加 1000ml，红细胞约增加 450ml，血液相对稀释。

2. 血液成分　①红细胞：妊娠期骨髓不断产生红细胞，网织红细胞轻度增多。由于血液稀释，红细胞计数约为 3.6×10^{12}/L（非孕妇女约为 4.2×10^{12}/L），血红蛋白值约为 110g/L（非孕妇女约为 130g/L），血细胞比容降至 0.31～0.34（非孕妇女约为 0.38～0.47）。②白细胞：自妊娠 7～8 周开始轻度增加，至妊娠 30 周达高峰，妊娠期白细胞计数约为（5～12）$\times10^{9}$/L；分娩时及产褥期之初白细胞数约（14～16）$\times10^{9}$/L，以中性粒细胞增多为主，但比例<80%。③凝血因子：凝血因子Ⅱ、Ⅴ、Ⅶ、Ⅷ、Ⅸ、Ⅹ均增加，血液处于高凝状态。因血液稀释，血小板计数略减少。妊娠晚期凝血酶原时间（PT）及活化部分凝血活酶时间（APTT）轻度缩短，凝血时间无明显改变。血浆纤维蛋白原含量比非孕妇女增加 40%～50%，于妊娠末期可达 4.5g/L。④血浆蛋白：由于血液稀释，从妊娠早期开始降低，至妊娠中期血浆蛋白约为 60～65g/L，主要是清蛋白减少，约为 35g/L。

（五）泌尿系统的变化

1. 肾脏　妊娠期肾脏略增大，肾血流量比非孕时约增加 35%，肾小球滤过率约增加 50%。两者均受体位影响，孕妇仰卧位尿量增加，故夜尿量多于日尿量。代谢产物尿素、尿酸、肌酸、肌酐等排泄增多，其血中浓度则低于非孕妇女。当肾小球滤过超过肾小管吸收能力时，可有少量糖排出，称为妊娠生理性糖尿。

2. 输尿管　受孕激素影响，输尿管增粗及蠕动减弱，尿流缓慢，且右侧输尿管受右旋妊娠子宫压迫，可致右侧肾盂积水更明显，易患肾盂肾炎。

3. 膀胱　妊娠期受增大子宫压迫，排尿次数增多。妊娠中、晚期随子宫增大膀胱位置上升，膀胱三角区升高、输尿管开口处膀胱组织增厚，可致尿流不畅，加重输尿管扩张。

（六）呼吸系统的变化

妊娠期膈肌上升，孕妇胸廓周径加大，妊娠中期有过度通气现象，妊娠晚期以胸式呼吸为主，呼吸深大。肺活量无明显改变，潮气量增加 40%，残气量减少 20%，每分钟通气量增加 40%，但呼吸道抵抗力降低，易发生感染。

（七）消化系统的变化

受大量雌激素影响，齿龈肥厚，易患齿龈炎致齿龈出血。牙齿易松动及出现龋齿。妊娠期胃肠平滑肌张力降低，贲门括约肌松弛，胃内酸性内容物可反流至食管下部产生“烧心”感。胃肠蠕动减弱、排空时间延长，容易出现上腹部饱满感及便秘；因肠道充血、盆腔静脉受压、静脉回流障碍，易引起痔疮或使原有痔疮加重。胆道平滑肌松弛，胆汁黏稠使胆汁淤积，胆囊排空时间延长，易诱发胆囊炎及胆结石。

（八）内分泌系统的变化

1. 垂体　腺垂体增大1~2倍。嗜酸细胞增多肥大，称“妊娠细胞”。主要内分泌变化包括：①催乳激素（PRL）：从妊娠7周开始增多，随妊娠进展逐渐升高，为非孕期10倍，妊娠足月分娩前达高峰，约150μg/L，为产后泌乳作准备。分娩后若不哺乳，于产后3周内降至非孕时水平，哺乳者则多在产后3~4月降至非孕水平。②促性腺激素：妊娠期间雌、孕激素抑制下丘脑及腺垂体，FSH与LH分泌减少，卵泡不再发育成熟，也无排卵。③促甲状腺素（TSH）、促肾上腺皮质激素（ACTH）分泌增多，但无甲状腺或肾上腺皮质亢进表现。

2. 甲状腺　妊娠期甲状腺呈均匀增大，甲状腺素水平自妊娠8周开始增高，至妊娠18周达平台期，维持至分娩。由于妊娠期肝脏产生较多的甲状腺素结合球蛋白（thyroxine binding globulin，TBG），血清TBG浓度为非孕时2~3倍，游离甲状腺激素并未增多，故孕妇通常无甲状腺功能亢进表现。母体内结合型的甲状腺素及TSH不能通过胎盘，妊娠期母儿甲状腺激素之间互不干扰。

3. 甲状旁腺　孕早期甲状旁腺素水平降低，随妊娠进展，血容量和肾小球滤过率的增加以及钙的胎儿运输，导致孕妇血浆钙浓度降低，妊娠中、晚期甲状旁腺素水平逐渐升高，有利于为胎儿提供钙。

4. 肾上腺皮质　妊娠期因雌激素大量增加，使中层束状带分泌的皮质醇增多3倍，但其中90%与血浆蛋白结合，血中游离皮质醇不多，故孕妇无肾上腺皮质功能亢进表现；外层球状带分泌的醛固酮于妊娠期增加3~5倍，因发挥活性作用的游离醛固酮较少，故不致引起过多水钠潴留。内层网状带分泌的睾酮略有增加，表现为孕期阴毛及腋毛增多增粗。

（九）皮肤的变化

妊娠期垂体分泌促黑素细胞激素增加，雌、孕激素大量增加，促进皮肤黑色素细胞功能，使孕妇皮肤色素加深，特别是乳头、乳晕、腹白线、外阴等处出现色素沉着。面颊部呈蝶状褐色斑，称妊娠黄褐斑。随妊娠子宫的逐渐增大及肾上腺皮质激素分泌增多，孕妇腹部、大腿、臀部及乳房皮肤的皮内组织改变，皮肤过度扩张，皮肤的弹力纤维断裂，呈多量紫色或淡红色不规则平行的裂纹，称妊娠纹，见于初产妇。产后呈灰白色或银白色。雌激素增多使皮肤毛细血管扩张，颜面、颈、胸及手掌等部可出现蜘蛛痣及皮肤红斑；孕妇汗腺与皮脂腺功能亢进，可出现多汗。

（十）骨骼、关节及韧带的变化

妊娠期骨骼一般无变化，多胎、多产、缺乏维生素 D 及钙时可发生骨质疏松。耻骨联合、骶髂关节、骶尾关节及韧带松弛，以利于分娩。严重时可发生耻骨联合分离，导致耻骨联合部位疼痛，活动受限。

（十一）新陈代谢的变化

1. 基础代谢率（basal metabolic rate，BMR）　为满足母体与胎儿需要，孕妇 BMR 自妊娠中期逐渐增高，至妊娠晚期可增高 15%~20%。

2. 体重　早期妊娠体重无明显变化，中期妊娠起体重平均每周增加 350g，直至妊娠足月时体重平均约增加 12. 5kg。

3. 糖类代谢　妊娠期胰岛功能旺盛，胰岛素分泌增多，因胎盘合成的胎盘生乳素、雌激素、孕激素、胎盘胰岛素酶、肾上腺皮质激素均有对抗胰岛素的功能，使血液循环中的胰岛素相对不足，故孕妇空腹血糖水平较非孕时稍低，餐后则呈高血糖及高胰岛素水平，以满足对母体与胎儿葡萄糖的供给。

4. 脂肪代谢　妊娠期肠道吸收脂肪能力增强，血脂较孕前增加 50%，母体脂肪储备增多。因糖原储备减少，当能量消耗过多时，脂肪分解加速可发生酮血症。

5. 蛋白质代谢　孕妇对蛋白质的需要量增加，以满足胎儿生长与母体需要，呈正氮平衡。

6. 水代谢　妊娠期机体水分平均约增加 7. 5L，水钠潴留与排泄比例适当而不引起水肿，但至妊娠末期组织间液增加 1~2L，可致水肿。

7. 矿物质代谢　妊娠期母儿需要大量钙、磷、铁等，故应补充钙、维生素 D 和铁等以满足需要。

第二节 妊娠诊断

一、早期妊娠的诊断

(一) 病史与症状

1. 停经 平时月经周期规律、有性生活史的生育年龄健康妇女，一旦月经过期10日以上应疑为妊娠；若停经已达8周，妊娠的可能性更大。因停经并非妊娠所特有的症状，需要与内分泌紊乱、哺乳期、服用避孕药或其他药物引起的停经相鉴别。

2. 早孕反应 约半数妇女于停经6周左右出现头晕、乏力、嗜睡、食欲缺乏、偏食或厌恶油腻、恶心、晨起呕吐等症状，称早孕反应（morning sickness）。多于妊娠12周左右自行消失。

3. 其他症状 妊娠早期增大、前倾的子宫在盆腔内压迫膀胱可致尿频，在妊娠12周以后子宫体进入腹腔不再压迫膀胱时，此症状消失。在妊娠期神经内分泌因素调节下，孕8周起乳房增大、充血，可自觉乳房发胀。

(二) 体征

1. 生殖器官的变化 阴道窥器检查可见阴道壁及宫颈充血，呈紫蓝色。妊娠6~8周，宫体饱满，前后径增大呈球形。因宫颈变软、子宫峡部极软，双合诊检查时感觉宫颈与宫体似不相连，称黑加征（Hegarsign）。随妊娠进展，宫体增大变软。至妊娠8周宫体约为非孕宫体的2倍；妊娠12周时约为非孕宫体的3倍，宫底超出盆腔，可在耻骨联合上方触及。

2. 乳房 乳房可出现肿胀、触痛；乳头、乳晕着色加深，乳头周围出现蒙氏结节。

(三) 辅助检查

1. 妊娠试验 通常受精后8~10天即可在孕妇血清中检测到hCG升高，早期妊娠血清hCG的倍增时间为1.4~2天。不同检测方法敏感性有别，孕妇尿液含有hCG，临床多用简便快速的试纸法进行定性检测，结果阳性时应结合临床表现综合分析，以明确诊断。

2. 超声检查 妊娠早期可确定妊娠、估计胎龄，排除异位妊娠、滋养细胞疾病、卵巢肿瘤、子宫异常以及严重的胎儿畸形等。阴道超声较腹部超声可提前近 1 周确定早期妊娠。妊娠囊（gestational sac，GS）是早期妊娠的超声图像标志，阴道超声最早在妊娠 4~5 周即可探测到，早期妊娠囊易与宫腔内积血或积液混淆，探及卵黄囊时方可确定为宫内妊娠。妊娠 6 周后则能探测到原始心管搏动，测定头臀长度（crown rump length，CRL）可较准确地估计孕周。

二、中、晚期妊娠的诊断

妊娠中期以后子宫随妊娠月份增大明显，可在腹部扪及胎体、感到胎动、听到胎心音，容易确诊。

（一）病史与体征

有早期妊娠的经过，并感到腹部逐渐增大和自觉胎动。

1. *子宫增大*　子宫随妊娠进展逐渐增大。检查腹部时，根据手测宫底高度及尺测耻上子宫长度，可以判断妊娠周数（表 3-2）。宫底高度因孕妇脐耻之间距离、胎儿发育情况羊水量、单胎/多胎等而有差异。

表 3-2　不同妊娠周数的子宫底高度及子宫长度

妊娠周数	手测宫底高度	尺测耻上子宫长度/cm
12 周末	耻骨联合上 2~3 横指	
16 周末	脐耻之间	
20 周末	脐下 1 横指	18（15.3~21.4）
24 周末	脐上 1 横指	24（22.0~25.1）
28 周末	脐上 3 横指	26（22.4~29.0）
32 周末	脐与剑突之间	29（25.3~32.0）
36 周末	剑突下 2 横指	32（29.8~34.5）
40 周末	脐与剑突之间或略高	33（30.0~35.3）

2. *胎动*　胎儿在子宫内的活动称胎动（fetal movement，FM）。妊娠 18 周后超声检查可发现，孕妇多于妊娠 20 周开始自觉胎动，每小时约 3~5 次。胎动随孕周增加逐渐增强，至妊娠 32~34 周达高峰，妊娠 38 周后胎动逐渐减少。

3. *胎儿心音*　妊娠 12 周可用多普勒胎心仪经孕妇腹壁探测到胎心音；妊娠 18~20 周用听诊器经孕妇腹壁可听到胎心音。胎儿心音呈双音，每分钟 110~160 次。胎心音应与脐带杂音、子宫杂音、腹主动脉音相鉴别。

4. *胎体*　妊娠 20 周以后，经腹壁可触及子宫内的胎体。于妊娠 24 周以后，触诊时已能区分胎头、胎背、胎臀和胎儿肢体。胎头圆而硬，有浮球感；胎臀宽而软，形状不规则；胎背宽且平坦，胎儿肢体小，且有不规则活动。

（二）辅助检查

超声检查：可检测出胎儿数目、胎产式、胎先露、胎方位、有无胎心搏动以及胎盘位置与分级，能测量胎头双顶径、股骨长度径等多条径线，了解胎儿生长发育情况。妊娠 18~24 周可采用超声进行胎儿系统检查，筛查胎儿结构畸形。彩色多普勒超声能测定脐动脉、大脑中动脉的血流速度，监护、预测胎儿宫内状况。

三、胎产式、胎先露、胎方位

胎儿在子宫内的位置和姿势简称胎姿势（fetal attitude）。正常的胎姿势为胎头俯屈，颏部紧贴胸壁，脊柱略前弯，四肢屈曲交叉于胸腹前，整个胎体呈椭圆形。妊娠 28 周前，由于胎儿小、羊水相对较多，胎儿在宫内的活动范围大，胎姿势不固定。妊娠 32 周后，胎儿生长迅速、羊水相对减少，胎姿势相对恒定。由于胎儿在子宫内的位置不同，故有不同的胎产式（fetal lie）、胎先露（fetal presentation）及胎方位（fetal position）。

1. 胎产式　胎体纵轴与母体纵轴的关系称胎产式。两纵轴平行者称纵产式（longitudinal lie），占妊娠足月分娩总数的 99.75%；两纵轴垂直者称横产式（transverse lie），仅占妊娠足月分娩总数的 0.25%；两纵轴交叉呈角度者称斜产式（oblique lie），为暂时性，在分娩过程中多数转为纵产式，偶尔转成横产式（图 3-6）。

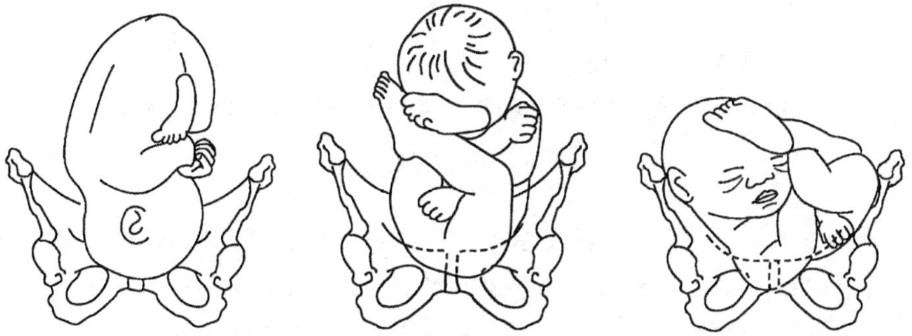

（1）纵产式——头先露　（2）纵产式——臀先露　（3）横产式——肩先露

图 3-6　胎产式及胎先露

2. 胎先露　最先进入骨盆入口的胎儿部分称胎先露。纵产式有头先露及臀先露，横产式为肩先露。头先露因胎头屈伸程度又分为枕先露、前囟先露、额先露、面先露（图 3-7）。臀先露因入盆的先露部分不同，又分为混合臀先露、单臀先露、单足先露和双足先露（图 3-8）。偶尔头先露或臀先露与胎手或胎足同时入盆，称复合先露。

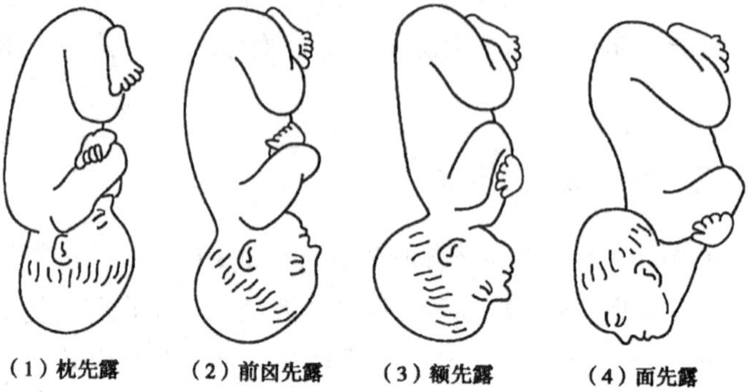

图 3-7　头先露的种类

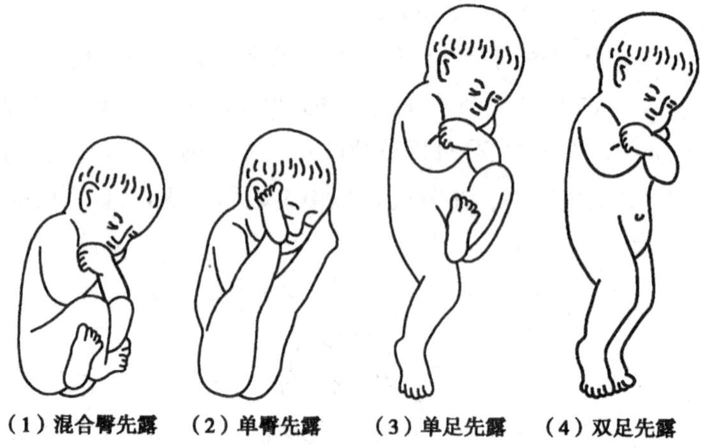

图 3-8　臀先露的种类

3. 胎方位　胎儿先露部的指示点与母体骨盆的关系称胎方位，简称胎位。枕先露以枕骨、面先露以颏骨、臀先露以骶骨、肩先露以肩胛骨为指示点。根据指示点与母体骨盆前、后、左、右、横的关系可有不同的胎方位（表 3-3）。

表 3-3　胎产式、胎先露和胎方位的关系及种类

胎产式	胎先露		胎方位
纵产式(99.75%)	头先露(95.75%～97.75%)	枕先露(95.55%～97.55%)	枕左前(LOA)、枕左横(LOT)、枕左后(LOP) 枕右前(ROA)、枕右横(ROT)、枕右后(ROP)
		面先露(0.2%)	颏左前(LMA)、颏左横(LMT)、颏左后(LMP) 颏右前(RMA)、颏右横(RMT)、颏右后(RMP)
	臀先露(2%～4%)		骶左前(LSA)、骶左横(LST)、骶左后(LSP) 骶右前(RSA)、骶右横(RST)、骶右后(RSP)
横产式	肩先露(0.25%)		肩左前(LS_CA)、肩左后(LS_CP) 肩右前(RS_CA)、肩右后(RS_CP)

第三节　孕期检查及监护

孕期检查及监护包括对孕妇的定期产前检查和对胎儿宫内状况的监护，及时发现高危妊娠，预防妊娠并发症的发生，从而保障孕产妇、胎儿及新生儿健康。产前保健（prenatal care）的核心在于为妇女提供自受孕前直至分娩前整个阶段的医疗与社会心理支持，包括孕前保健极早确定妊娠、及时开始产前检查和产前定期随诊。

围生医学（perinatology）是研究围生期内对孕产妇与围生儿卫生保健的一门科学，对降低围生期母儿死亡率、保障母儿健康具有重要意义。我国现阶段围生期（perinatal period）指妊娠满 28 周至产后 1 周（即胎儿体重≥1000g 或身长≥35cm）。不断完善的产前保健体系已显著降低了孕产妇与围生儿死亡率，因而产前保健是围生期保健的关键。

一、产前检查

（一）产前检查的方案

妊娠不同阶段孕妇与胎儿的变化特点各异，因而产前检查的时间和内容也有所不同。首次产前检查应从确定早期妊娠开始，以确定孕周及母、儿健康状况，并制订适宜的产前检查计划。适宜的产前检查时间及次数既可保证孕期保健的质量，也能合理分配医疗卫生资源。根据目前我国孕期保健的现状和产前检查项目的需要，有高危因素者，酌情增加检查次数。

（二）首次产前检查

应详细询问病史，进行全面的体格检查、产科检查及必要的辅助检查。

1. 病史　①年龄：<18 岁或≥35 岁为妊娠的高危因素，易发生妊娠及分娩期并发症。②职业：从事接触有毒物质或放射线等工作的孕妇，应检查血常规及肝功能等。③推算及核对预产期（expected date of confinement，EDC）：推算方法是按末次月经（last menstrual period，LMP）第 1 日算起，月份减 3 或加 9，日数加 7。若孕妇仅记住农历日期，应换算成公历再推算 EDC，并根据早期妊娠的超声结果核对预产期。对记不清末次月经日期或于哺乳期无月经来潮而受孕者，尤其需要通过超声检测 CRL、双顶径（BPD）及股骨长度（FL）来推算孕龄和预产期。④本次妊娠：了解妊娠早期有无早孕反应、病毒感染及用药史；胎动开始时间；有无阴道流血、头痛、心悸、气短、下肢水肿等症状。⑤既往史及手术史：了解有无高血压、心脏病、结核病、糖尿病、血液病、肝肾疾病等，注意其发病时间及治疗情况，并了解作过何种手术。⑥月经史及既往孕产史：询问初潮年龄、月经周期。经产妇应了解有无难产史、死胎死产史、分娩方式、新生儿情况以及有无产后出血史，了解末次分娩或流产的时间及转归。⑦家族史：询问家族有无结核病、高血压、糖尿病、双胎妊娠及其他与遗传相关的疾病。⑧丈夫健康状况：着重询问有无遗传性疾病等。

2. 体格检查　观察发育、营养及精神状态；注意步态及身高，身材矮小（<145cm）者常伴有骨盆狭窄；注意检查心脏有无病变；检查脊柱及下肢有无畸形；检查乳房发育情况、乳头大小及有无凹陷；测量血压和体重，注意有无水肿。

3. 产科检查　孕妇排尿后仰卧，头部稍垫高，露出腹部，双腿略屈曲稍分开，使腹肌放松。检查者站在孕妇右侧进行检查。

（1）视诊：注意腹形及大小。腹部有无妊娠纹、手术瘢痕及水肿等。

（2）触诊：用四步触诊法（four maneuvers of Leopold）检查子宫大小、胎产式、胎先露、胎方位以及胎先露部是否衔接（图 3-9）。在做前 3 步手法时，检查者面向孕妇，做第 4 步手法时，检查者面向孕妇足端。软尺测量宫高（耻联上缘至子宫底的距离）及腹围（经脐绕腹一周的长度）。宫高异常者，需重新核对预产期、超声检查结果，以除外多胎妊娠、羊水过多、胎儿生长受限等。腹部向下悬垂（悬垂腹，多见于经产妇），要考虑可能伴有骨盆狭窄。

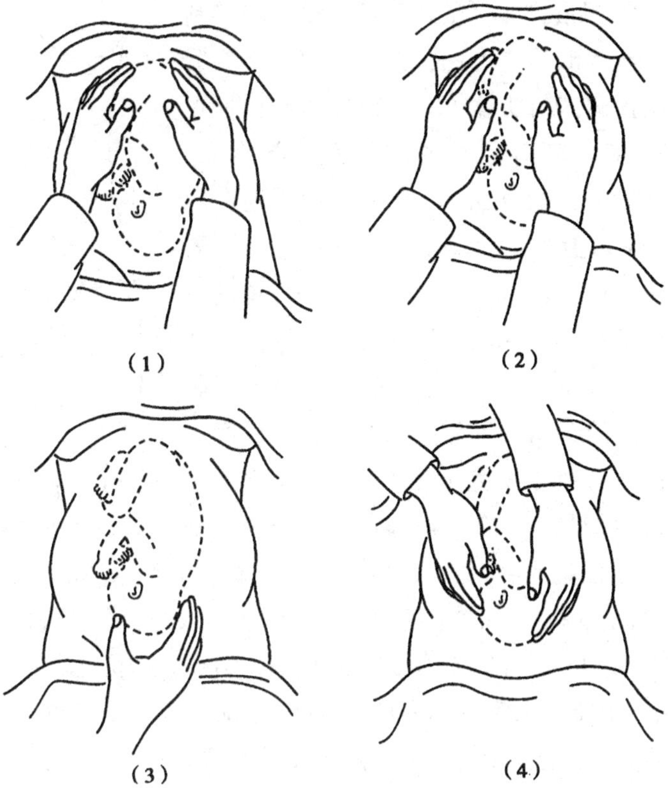

图 3-9　胎位检查的四步触诊法

第 1 步：检查者两手置于宫底部，了解子宫外形并测得宫底高度，估计胎儿大小与妊娠周数是否相符。然后以两手指腹相对轻推，判断宫底部的胎儿部分，胎头硬而圆且有浮球感，胎臀软而宽且形状不规则。

第 2 步：检查者左右手分别置于腹部左右侧，一手固定，另手轻轻深按检查，触及平坦饱满者为胎背，可变形的高低不平部分是胎儿肢体，有时感到胎儿肢体活动。

第 3 步：检查者右手拇指与其余 4 指分开，置于耻骨联合上方握住胎先露部，进一步查清是胎头或胎臀，左右推动以确定是否衔接。若胎先露部仍浮动，表示尚未入盆。若已衔接，则胎先露部不能推动。

第 4 步：检查者左右手分别置于胎先露部的两侧，向骨盆入口方向向下深按，再次核对胎先露部的诊断是否正确，并确定胎先露部入盆的程度。

(3) 听诊：胎心音在靠近胎背上方的孕妇腹壁上听得最清楚，不同胎位时听取胎心音的位置见图 3-10。

4. 骨盆测量

(1) 骨盆外测量：外测量骨盆各径线是间接判断骨盆大小与形态的传统方法，已有证据表明骨盆外测量并不能预测产时头盆不称，但作为产科检查的基本技能，应了解各径线的测量方法与意义。①髂棘间径（interspinal diameter，IS）：两髂前上棘外缘的距离，正常值为 23～26cm（图 3-11）。②髂嵴间径（intercristal diameter，1C）：两髂嵴外缘的最宽距离，正常值为 25～28cm（图 3-12）。③骶耻外径（external conjugate，EC）：第 5 腰椎棘突下至耻骨联合上缘中点的距离，正常值为 18～20cm，间接反映骨盆入口前后径的长度（图 3-13）。④坐骨结节间径或称出口横径（transverse outlet，TO）：两坐骨结节内侧缘的距离，正常值为 8.5~9.5cm（图 3-14）。⑤出口后矢状径（posterior sagittal diameter of outlet）：为坐骨结节间径中点至骶骨尖端的长度，正常值为 8～9cm（图 3-15）。出口后矢状径值与坐骨结节间径值之和>15cm 时，表明骨盆出口狭窄不明显。⑥耻骨弓角度（angle of pubic arch）（图 3-16）：反映骨盆出口横径的宽度，正常值为 90°，小于 80°为异常。

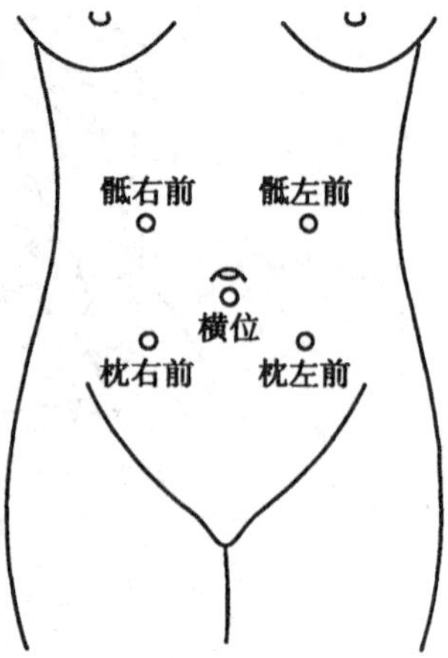

图 3-10 不同胎位胎心音听诊位置

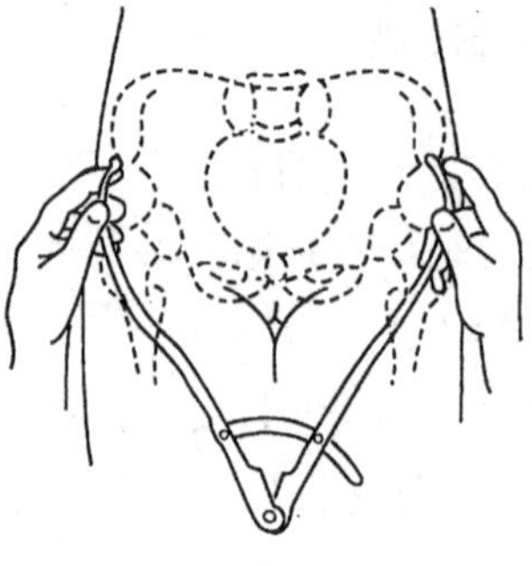

图 3-11 测量髂棘间径

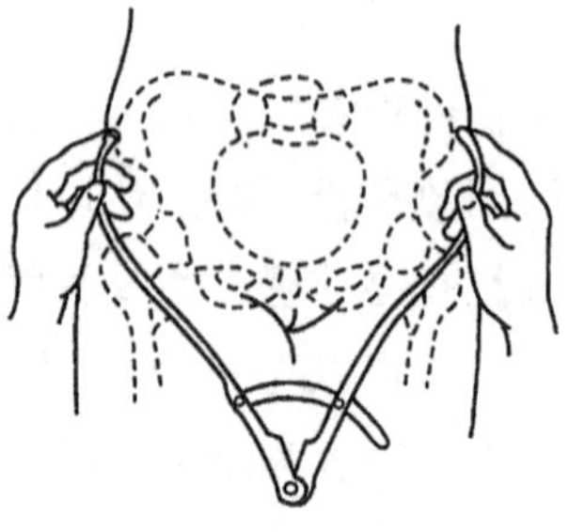

图 3-12 测量髂嵴间径

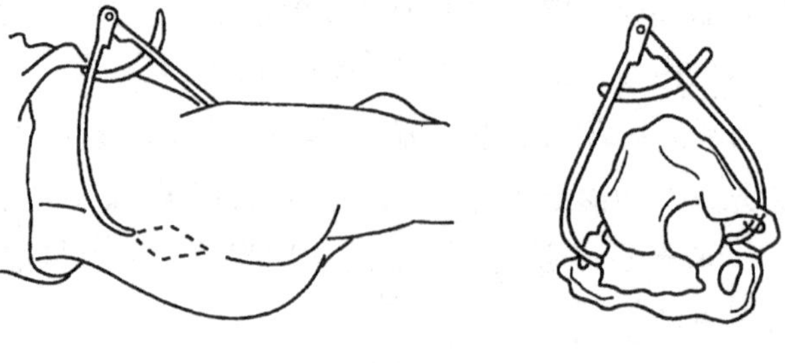

图 3-13 测量骶耻外径

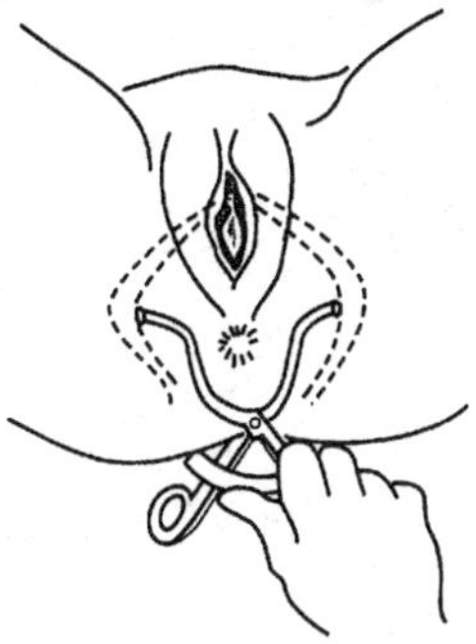

图 3-14　测量坐骨结节间径

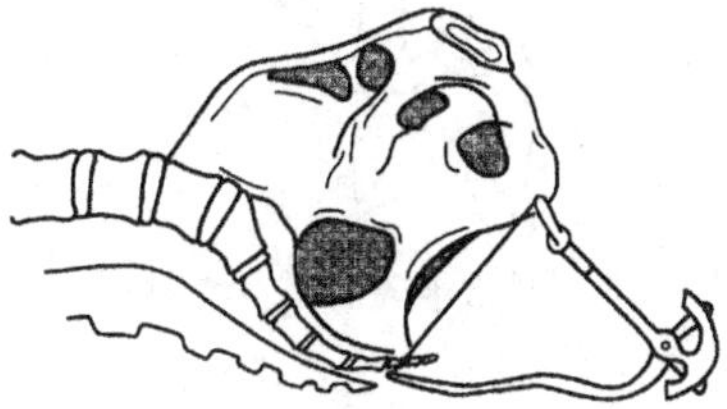

图 3-15　测量骨盆口后矢状径

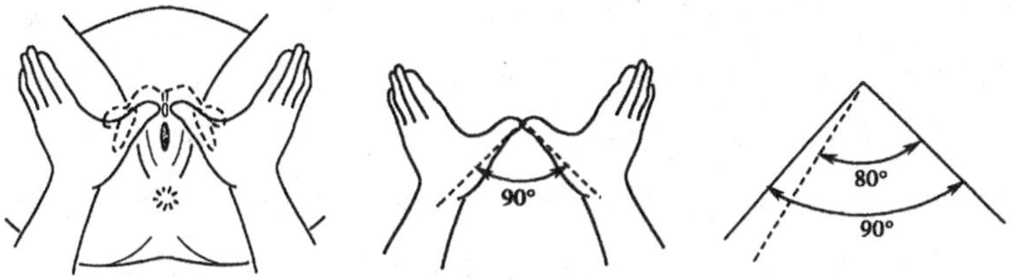

图 3-16　测量耻骨弓角度

（2）骨盆内测量（internal pelvimetry）：①对角径（diagonal conjugate，DC）：耻骨联合下缘至骶岬前缘中点的距离。正常值为 12.5～13cm，减去 1.5～2.0cm 为骨盆入口前后径长度，又称真结合径（conjugate vera）（图 3-17）。②坐骨棘间径（interspinous diameter）：两坐骨棘间的距离，为中骨盆最短径线，正常值约为 10cm（图 3-18）。③坐骨切迹宽度（incisura ischiadica）：代表中骨盆后矢状径，其宽度为坐骨棘与骶骨下部间的距离，即骶棘韧带宽度，若能容纳 3 横指（5.5～6cm）为正常，否则属中骨盆狭窄（图 3-19）。

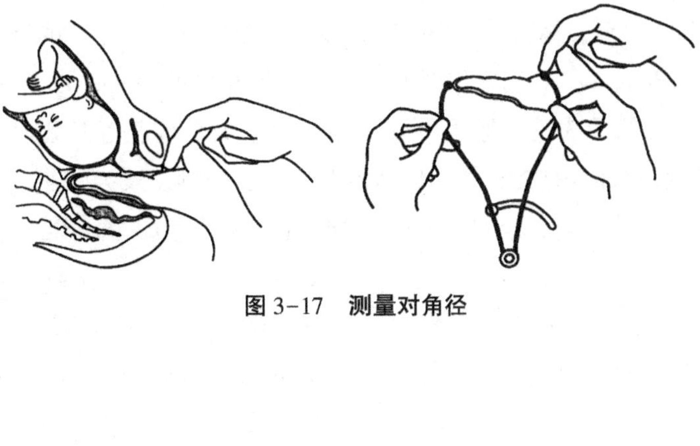

图 3-17　测量对角径

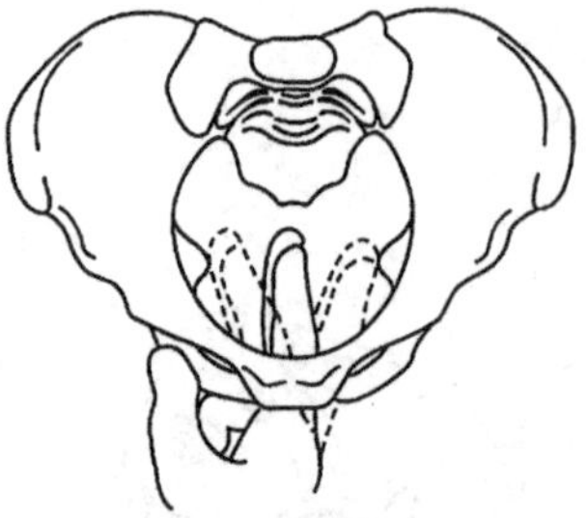

图 3-18　测量坐骨棘间径

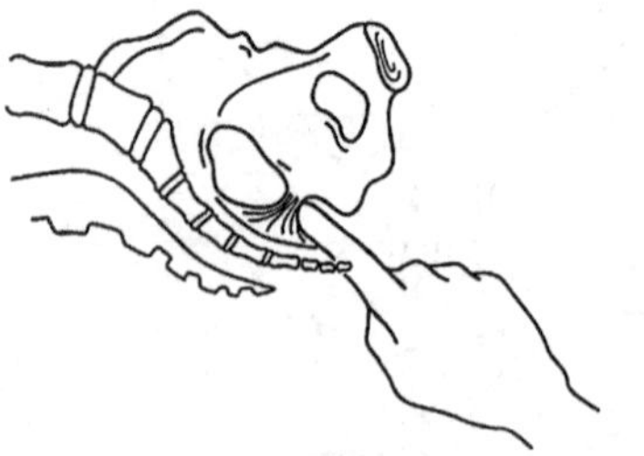

图 3-19　测量坐骨切迹宽度

二、胎儿宫内状况的监护与评估

1. 妊娠早期　行妇科检查确定子宫大小及是否与妊娠周数相符；超声检查最早在妊娠第 6 周即可见妊娠囊及探测到胎心音；有条件者于妊娠 $11 \sim 13^{+6}$ 周测量胎儿颈部透明层（nuchal translucency，NT）及胎儿发育状况。

2. 妊娠中期　测量宫底高度以及腹围，协助判断胎儿大小及是否与妊娠周数相符；超声检查胎儿大小以及各器官有无发育异常；听取胎心率。

3. 妊娠晚期

（1）定期产前检查，测量宫底高度，了解胎儿大小、胎产式、胎方位及胎心率。超声检查不仅能测得胎头双顶径值，且能判定胎位及胎盘位置、胎盘成熟度。

（2）胎动计数：是孕妇自我监测评价胎儿宫内状况的简便、有效方法，胎动减少 50%者提示宫内缺氧可能。

（3）电子胎儿监护（electronic fetal monitoring，EFM）：EFM 能连续观察并记录胎心率（fetal heart rate，FHR）的动态变化（图 3-20），同时描记子宫收缩和胎动记录。受胎动、宫缩、触诊等刺激，胎心率发生暂时性加快或减慢，随后又能恢复到基线水平，称为胎心率一过性变化。是判断胎儿安危的重要指标。

加速（acceleration）：指宫缩时胎心率基线暂时增加 15bpm 以上，持续时间>15 秒，是胎儿良好的表现，原因可能是胎儿躯干局部或脐静脉暂时受压。散发的、短暂的胎心率加速是无害的。但胳静脉持续受压则发展为减速。

减速（deceleration）：指随宫缩时出现的暂时性胎心率减慢：①早期减速（early deceleration，ED）：宫缩开始胎心即变慢，胎心率曲线下降与宫缩曲线上升同时发生，一般发生在第一产程后期，为宫缩时胎头受压引起，不受孕妇体位或吸氧而改变（图 3-21）。②变异减速（variable deceleration，VD）：特点是胎心率减速与宫缩无固定关系，下降迅速，下降幅度大小不等、持续时间长短不一，恢复迅速（图 3-22）。一般认为是脐带受压兴奋迷走神经引起。③晚期减速（late deceleration，LD）：多在宫缩高峰后开始出现，胎心率恢复水平所需时间较长（图 3-23）。晚期减速一般认为是胎盘功能不良、胎儿缺氧的表现。

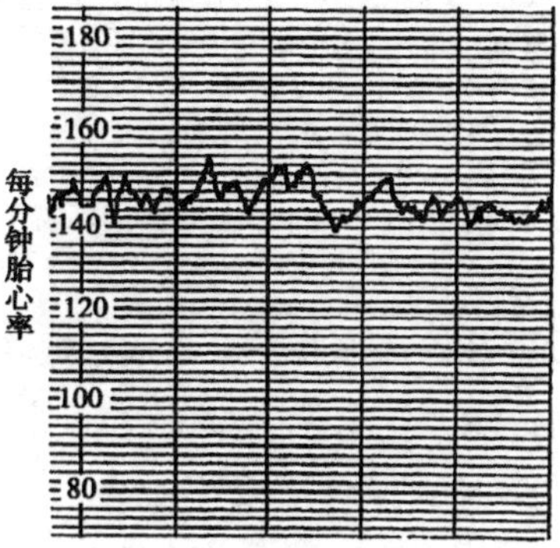

图 3-20　电子胎儿监护记录胎心率基线

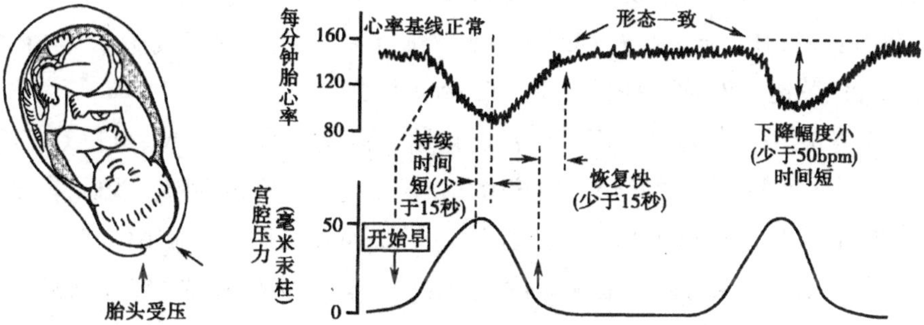

图 3-21　电胎心率早期减速

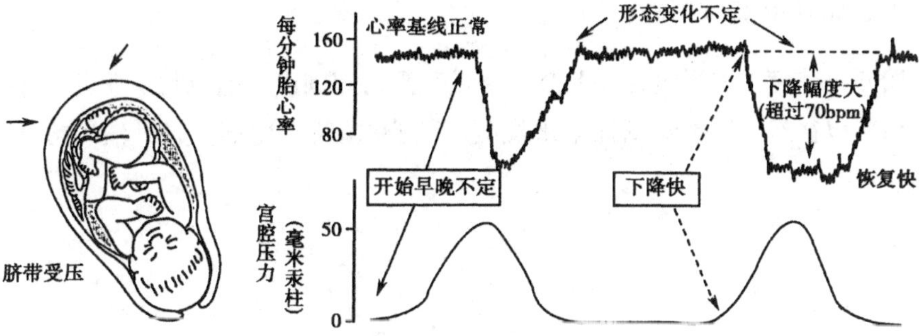

图 3-22　电胎心率变异减速

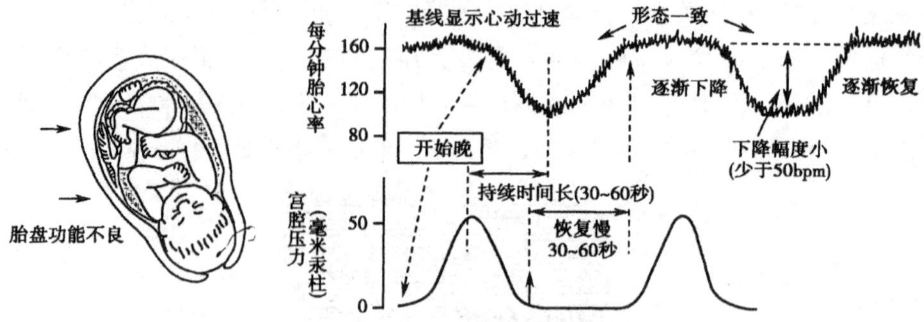

图 3-23　电胎心率晚期减速

正常妊娠 32~34 周后可开始该项监护，高危妊娠者可酌情提前。

（4）预测胎儿宫内储备能力：①无应激试验（none-stress test，NST）：指在无宫缩、无外界负荷刺激下对胎心率与宫缩的监测与记录，用于产前监护。②宫缩应激试验（contmction stress test，CST）包括自然临产后所做的 CST（用于产时监护）和缩宫素激惹试验（oxytocin challenge test，OCT），OCT 的原理为用缩宫素诱导宫缩并用电子胎儿监护仪记录胎心率的变化。OCT 可用于产前监护及引产时胎盘功能的评价。若多次宫缩后连续重复出现晚期减速，胎心率基线变异减少，胎动后无 FHR 增快，为 OCT 阳性。若胎心率基线有变异或胎动后 FHR 加快，无晚期减速，为 OCT 阴性，提示胎盘功能良好。

（5）彩色多普勒超声血流监测：通过胎儿血流动力学监测，可以对子痫前期、胎儿生长受限等高危妊娠孕妇的胎儿宫内状况做出客观判断，为临床选择终止妊娠的适宜时机提供依据。常用指标包括脐动脉和胎儿大脑中动脉的血流，S/D 比值（收缩期与舒张期血流速度）、RI 值（阻力指数）、PI 值（搏动指数）等。应当重视舒张末期脐动脉无血流。

三、胎儿成熟度监测

胎儿成熟度主要通过计算胎龄、测量宫高与腹围以及超声测定胎儿大小来进行评估，以往经羊膜腔穿刺抽羊水检测卵磷脂/鞘磷脂比值、肌酐值等方法现已少用。

第四章　出生缺陷的筛查和预防

出生缺陷（birth defects）是指因遗传、环境或遗传与环境共同作用，使胚胎发育异常引起的个体器官结构、功能代谢和精神行为等方面的先天性异常。因此出生缺陷可能在胎儿出生时即有临床表现，也可能在出生后多年才发病。我国是出生缺陷高发国家，其发生率为4%~6%，它是围生儿、婴幼儿发病与死亡的主要原因，也是成年残疾的重要原因。努力提高出生人口素质，降低出生缺陷的发生率是我们面临的重要任务。

根据出生缺陷干预措施采取的时间不同，可分为三级干预：一级干预指在妊娠前采取干预措施，预防出生缺陷胚胎、胎儿的形成；二级干预指在妊娠期胎儿能够存活前，阻止严重缺陷儿活产分娩；三级干预指在胎儿娩出后，采取措施预防缺陷儿发病。

第一节　受孕前咨询和出生缺陷的一级预防

受孕前咨询包括婚前咨询和婚后孕前咨询。咨询内容不但包括遗传咨询，即由医学遗传学专业人员或咨询医师对咨询者家庭中遗传性疾病的发病原因、遗传方式、诊断、预后、发病风险率、防治等问题予以解答，并对其婚育问题提出建议与指导；而且还包括遗传病以外的健康咨询，即对计划妊娠的夫妇提出健康促进的生活方式，对患疾病的夫妇评估该病对婚育的可能影响，提出处理意见等。其目的是通过受孕前咨询，实现一级干预来减少缺陷胚胎的形成。

（一）婚前咨询

通过询问病史、详细体格检查、必要时进行家系调查和家谱分析，提出对结婚、生育的具体指导意见。这是防止子代出生缺陷的第一站。对影响婚育的先天性畸形、遗传性疾病或感染性疾病，按暂缓结婚、可以结婚但禁止生育、限制生育和不能结婚4种情况处理。

1. 暂缓结婚　性传播性疾病需等治愈后再结婚；急性传染病控制之前暂缓结婚；影响结婚的生殖道畸形在矫正之前，暂缓结婚。

2. 可以结婚但禁止生育　①男女一方患严重常染色体显性遗传病，目前尚无有效治疗方法，而产前正确诊断困难者；②男女双方均患相同的常染色体隐性遗传病，如男女均患白化病，若致病基因相同，其子女发病概率几乎是100%；③男女一方患严重的多基因遗传病，如精神分裂症、躁狂抑郁型精神病、原发性癫痫等，又属于该病的高发家系，后代再现风险率高。

3. 限制生育　对产妇能做出准确诊断或植入前诊断（preimplantation genetic diagnosis，PGD）的遗传病，可在确诊后，选择健康胎儿继续妊娠，或选择正常胚胎移植。对产前不能做出诊断的X连锁隐性遗传病，可进行性别诊断，选择性生育。

4. 不能结婚　①直系血亲和三代以内旁系血亲；②男女双方均患有相同的遗传病，或男女双方家系中患相同的遗传病；③严重智力低下，生活不能自理，男女双方均患病无法承担养育子女的义务，其子女智力低下概率也大，故不能结婚。

（二）婚后孕前咨询

指导计划怀孕的夫妇在双方身心健康、家庭及工作环境良好的状况下妊娠。在详细询问病史及体格检查后，评估夫妇双方健康状况，对病人提出治疗建议，对未发现明显疾病者指导落实健康促进措施。

1. 本人或家族中有不良孕产史，如畸胎史、死胎死产史、习惯性流产或早产史等，应尽可能查明原因。如一对α地中海贫血高发区的夫妇曾怀孕过严重水肿的胎儿，在下次妊娠前，应确定夫妇双方是否为α地中海贫血疾病基因携带者，明确诊断后，在下次妊娠时可进行PGD，避免再次怀孕患儿。

2. 患心脏病、高血压病、慢性肾炎、糖尿病、甲亢、自身免疫性疾病的计划妊娠妇女，应确定疾病类型、疾病的控制情况、评价目前器官功能状况、能否胜任妊娠，以及所用药物对未来妊娠的影响等。

3. 患结核、梅毒、急性病毒性肝炎等传染病的计划妊娠妇女，应积极治疗，康复后再妊娠。一些病毒原发感染时应在获得保护性抗体后再妊娠。对免疫接种可获得终身免疫的某些病原体如风疹病毒，提倡婚前即接种疫苗。

4. 患生殖器官肿瘤，如卵巢肿瘤应先手术明确肿瘤性质，如为良性则剥除肿瘤后再妊娠，以减少妊娠期的并发症。宫颈上皮内瘤样病变应根据其严重程度决定是否需作相应处理后再妊娠。

5. 改变不良的生活方式，如戒烟、控制饮酒。众多研究表明妊娠期吸烟与出生缺陷、低体重儿有关；胎儿及新生儿乙醇综合征对其将来的神经系统发育和精神行为有不良影响。

6. 避免有害有毒物质接触，如从事某种职业长期接触铅、镉、汞等有毒重金属元素者，应注意体内有无蓄积，待这些物质排泄至正常水平后再考虑妊娠。

7. 补充叶酸或含有叶酸的多种维生素，循证医学的证据表明，孕妇在妊娠前以及妊娠早期补充叶酸或含叶酸的多种维生素可明显降低神经管畸形的风险，也可减少脐膨出、先天性心脏病等发病风险。目前我国已在妊娠早期免费推广补充 0.4mg/片的低剂量叶酸至妊娠 8 周。

孕前咨询除详细询问病史、体格检查外，可考虑进行必要的实验室检查，如血常规、尿常规、ABO 及 Rh 血型、肝功能、乙肝病毒标志物、梅毒血清学检测、艾滋病抗体检测、胸片等以帮助评估健康状况。

（三）咨询注意事项

1. 对咨询者应做到“亲切、畅言、守密”，医务人员要有责任心、同情心，要热情，取得咨询者及其家属的信任与合作。

2. 谈话时应避免刺激性语言，避免伤害咨询者的自尊心。实事求是地解答问题。

3. 对遗传性疾病估算再发风险，只能表示下一代发病几率，要依靠产前诊断来回答下一个孩子是否发病。

4. 应建立个案记录，以便查找，以利于再次咨询时参考。

第二节　产前筛查

产前筛查（prenata lscreening）是通过母血清学、影像学等非侵入性方法对普通妊娠妇女进行筛查，从中挑选出可能怀有异常胎儿的高危孕妇进行产前诊断，以提高产前诊断的阳性率，减少不必要的侵入性产前诊断。因此，产前筛查必须满足以下条件：①为疾病而筛查，禁止为选择胎儿性别进行性别筛查；②该疾病在筛查人群中具有较高的发病率且危害严重；③能为筛查阳性者提供进一步的产前诊断及有效干预措施；④筛查方法无创、价廉，易于为被筛查者接受。产前筛查是出生缺陷二级干预的重要内容。

评估筛查试验优劣的主要指标有：敏感性、特异性、阳性预测值、阴性预测值，还有合理的成本/效益比。其中，敏感性和特异性是反映检测方法有效性的指标，敏感性为病人检测结果阳性的概率，特异性为非患病者检测结果阴性的概率；阳性预测值为检测结果阳性者中患病的概率，阴性预测值是检测结果阴性者中非患病的概率，两者均为评价实用性的指标，它们除与筛查方案有关外，还与发病率有关。筛查的综合评价指标是阳性似然比，即患病人群试验呈阳性的概率与非患病人群呈阳性概率的比；阳性试验优势比即已知筛查阳性，根据阳性预测值计算的患病概率与不患病概率之比。因为产前筛查面向普通孕妇群体，其方案必须符合卫生经济学原则（表 4-1）。

表 4-1　评价筛查试验的关键指标

	病人	非病人	
检测指标			
阳性	A	B	A+B
阴性	C	D	C+D
敏感性	A/（A+C）		
特异性	D/（B+D）		
阳性预测值	A/（A+B）		
阴性预测值	D/（C+D）		

阳性似然比 = 敏感性/（1-特异性）；阴性似然比 =（1-敏感性）/特异性

发病率 =（A+C）（A+B+C+D）；优势比 = 发病率/（1-发病率）

目前在临床成熟应用的筛查方法有胎儿非整倍体的早、中孕期母血清学筛查及胎儿结构畸形的超声影像学筛查。

（一）胎儿非整倍体产前筛查

1. 母血清学筛查是最常用方法，早孕期常用指标为游离绒毛膜促性腺激素 β 亚单位（free-βhCG）、妊娠相关血浆蛋白-A（PAPP-A）；中孕期为甲胎蛋白（AFP）、hCG、游离雌三醇（uE3）、抑制素 A（inhibin A）等，根据孕妇血清中上述标志物高低，结合孕妇年龄、孕周、体重等综合计算出胎儿 21 三体和 18 三体的发病风险，中孕期还可筛查出胎儿开放性神经管缺陷的风险。因孕妇上述标志物的血浓度随孕龄而改变，故风险计算一定要参照准确孕龄，常用早孕期胎儿头臀长计算孕周作为参照。

2. 超声测量胎儿颈项后透明层厚度（neuchaltranslucency，NT），通常在妊娠 $11\sim13^{+6}$ 周（胎儿 CRL 为 45～84mm）时进行。非整倍体患儿因颈部皮下积水，NT 增宽，常处于相同孕周胎儿第 95 百分位数以上。该技术质控要求高，如果结合母血清 PAPPA、f-βHCG 检测，可进一步提高检出率、降低假阳性率。

随着母血浆（清）中胎儿游离 DNA 富集技术以及新一代测序技术的飞速发

展与联合应用，孕 12 周后采母血产前检测胎儿 21、18、13 三体及性染色体异常，准确率可达 70%~99%。该技术称无创产前检测（non invasive prenatal test），但目前检测价格昂贵，尚不适合低危孕妇的产前筛查。

（二）胎儿结构畸形筛查

胎儿结构畸形涉及机体所有器官，占出生缺陷的 60%~70%。超声筛查是最常用的方法，多数胎儿畸形超声下可发现：①正常解剖结构的消失；②梗阻后导致的扩张；③结构缺陷形成的疝；④正常结构的位置或轮廓异常；⑤生物测量学异常；⑥胎动消失或异常。

1. 妊娠早期超声影像学筛查　除 $11\sim13^{+6}$ 周胎儿 NT 测量外，部分无脑儿、全前脑、脊柱裂等畸形可在早中期妊娠时被发现。

2. 妊娠中期超声影像学筛查　检测孕周通常为 18~24 周，此时胎动活跃，羊水相对多，胎儿骨骼尚未钙化、脊柱声影影响小，便于多角度观察胎儿结构。胎儿结构筛查在胎儿头面、颈、胸、腹及脊柱、四肢均有规定的检查内容；还包括胎盘、脐带的检查。中孕期结构筛查由经过培训合格的超声师或产科医师进行。不断提升一线检查者技术水平是提高检出率的关键。

第三节　产前诊断

产前诊断（prenatal diagnosis）是指在胎儿期应用各种检测手段，诊断其有无明显畸形、染色体病甚至基因病等遗传综合征。为宫内治疗或选择性终止妊娠提供依据。

（一）产前诊断的对象

1. 夫妇一方为染色体平衡易位者。
2. 生育过染色体异常胎儿的孕妇。
3. 产前筛查确定的高风险人群。
4. 生育过开放性神经管缺陷、唇裂、腭裂、先天性心脏病儿者。
5. X 连锁隐性遗传病基因携带者。
6. 夫妇一方有先天性代谢疾病，或已生育过病儿的孕妇。
7. 在妊娠早期接受较大剂量化学毒物、辐射或严重病毒感染的孕妇。
8. 有遗传病家族史的孕妇。
9. 有反复原因不明的流产、死产、畸胎和有新生儿死亡史的孕妇。

10. 本次妊娠羊水过多、疑有畸胎的孕妇。

11. ≥35 岁的高龄孕妇。近年一些国家已不再对这类孕妇常规侵入性产前诊断，而是先筛查，计算风险后决定是否侵入性产前诊断。

（二）产前诊断常用方法

1. 胎儿结构检查超声影像是最常用的检查方法，包括超声二维、三维、实时三维成像、彩色多普勒、脉冲多普勒等，对筛查怀疑胎儿结构异常者进一步检查，也常需磁共振辅助诊断。

2. 染色体核型分析利用绒毛、羊水或胎儿血细胞培养，检测染色体核型。

3. 基因检测利用胎儿 DNA 分子杂交、限制性内切酶、聚合酶链反应（PCR）、测序技术等检测基因序列有无异常；目前基于芯片的比较基因组杂交技术在产前诊断中广泛应用，二代测序技术在该领域的应用也初见端倪。

4. 基因产物检测利用羊水、绒毛或胎儿血液检测特定的蛋白质、酶和代谢产物，用于确定胎儿某些代谢疾病。

（三）产前诊断的疾病

1. 染色体病包括染色体数目和结构异常。染色体数目异常有多倍体（polyploidy）和非整倍体（aneuploidy）。染色体结构异常以缺失、重复、倒位、易位常见。患染色体病的胎儿可死于宫内，反复流产，或体格/智力发育异常。早期自然流产中染色体异常约占一半。

2. 性连锁遗传病以 X 连锁隐性遗传病居多，如红绿色盲、血友病等。致病基因在 X 染色体上，携带致病基因的男性发病；携带致病基因的女性为携带者，生育的男孩 50%是病人，50%为健康者。因此，在无法诊断疾病基因时，可根据性别考虑是否终止妊娠。性连锁隐性遗传病的男性病人与正常女性婚配，生育的男孩不会患病，生育的女孩均为携带者。

3. 先天性代谢缺陷病多为常染色体隐性遗传病。因基因突变导致某种酶缺失，引起代谢抑制、代谢中间产物累积而出现临床表现。除少数几种疾病在出生早期能通过饮食控制法（如苯丙酮尿症）或药物治疗（如先天性甲状腺功能减退）使其不发病外，多数尚无有效治疗方法，故进行产前诊断极为重要。

4. 先天性胎儿结构畸形包括全身各器官的结构异常，如先天性心脏病、唇腭裂；开放性神经管缺陷及骨骼异常等，胎儿结构畸形染色体核型不一定异常。

（四）染色体病的产前诊断

染色体病的产前诊断主要依靠细胞遗传学方法，即细胞培养、中期染色体显带、核型分析。近年，分子核型分析技术快速发展，基因芯片检测染色体微缺失或扩增等结构异常已成为常用手段。常用的检测样本及合适采样时间如下：

1. 羊水细胞　制备染色体羊水穿刺最佳时间为妊娠17～21周，此时羊水量相对多，活细胞所占比大，培养容易成功。

2. 绒毛制备　染色体绒毛采样最佳时间为妊娠9～12周，培养时间相对短。因约1%绒毛染色体出现嵌合核型，而胎儿核型正常即所谓“自救”，故绒毛核型为嵌合体时，最好在妊娠中期再行羊水培养。

3. 胎儿血细胞培养制备　染色体妊娠晚期常用胎儿血样本，主要用于胎儿血红蛋白病的诊断。

（五）性连锁遗传病的产前诊断

过去对性连锁遗传病因不能诊断疾病基因，需确定胎儿性别，决定是否继续妊娠目前高通量测序技术使疾病基因分析成为可能，使性连锁遗传病产前诊断水平提升。

（六）基因病的产前诊断

如有先证者，明确疾病基因及其产物，利用胎儿细胞扩增目的基因进行DNA序列分析。如高度怀疑但不确定目的基因者可用全基因组测序技术。

（七）胎儿结构畸形

目前主要通过超声、彩色多普勒、磁共振等对胎儿结构畸形进行诊断。然而，这一技术“发现与识别异常”难度较大，加上“发育”因素影响，故常需经验丰富者利用高分辨超声诊断仪动态观察，即使如此，还有一定的误诊、漏诊率。因此检查前应向孕妇及家属说明产前诊断的局限性，在知情同意基础上检查。此外，当前对绝大多数先天畸形还不能进行病因诊断。

第四节　孕期用药

孕妇在妊娠期可能因并发各种疾病而使用药物。由于妊娠期特殊性，孕妇药代动力学有所不同；药物也可能通过胎盘屏障，对胚胎、胎儿产生影响。

（一）妊娠期母、儿药物代谢动力学的特点

孕妇体内孕激素、松弛素大量增加使胃肠蠕动减慢，胃排空时间延长，故口服药物达峰时间延迟，如果早孕期呕吐，则口服药物吸收不完全；妊娠期雌激素水平的增加，胆汁在肝脏淤积，也可使药物在肝脏的廓清速度下降；由于妊娠期血容量增加以及胎儿胎盘循环的建立，使孕妇的药物分布容积增加，如果与非妊娠期相同剂量给药，孕妇血药浓度降低；又由于妊娠期血浆白蛋白有所减少，结合药物能力降低，游离药物浓度增加；妊娠期肾血浆流量、肾小球滤过率明显增加，使药物经肾脏排泄速度加快，药物半衰期缩短，故孕妇用药频率可能需增加。

胎儿吸收药物主要经过胎盘、脐静脉进入体内，一部分药物经羊膜进入羊水，胎儿吞咽羊水后胃肠道吸收药物，而药物经肾脏再排泄到羊水中，可再经胎儿的吞咽重吸收，形成羊水-肠道循环。因胎儿血液循环特点，药物在胎儿体内的分布不均匀，肝、脑分布较多，而肺则很少。由于胎儿的血浆蛋白含量明显低于成人，故未结合游离状态的药物增加，加上胎儿肝脏微粒体酶活性低，代谢药物的能力差；而且药物通过胎盘进入胎体的速度远大于通过胎盘排出的速度，故胎儿体内的药物容易蓄积。

（二）药物对胎儿的影响

孕妇用药可对胎儿产生有利或有害影响。前者，如妊娠期梅毒，青霉素治疗可预防和治疗胎儿先天性梅毒；后者，如早孕妇女口服沙利度胺，造成胎儿短肢畸形。本节主要讨论妊娠期用药对胎儿的安全性问题。

临床评估药物对胚胎、胎儿的安全性需要考虑的几个问题

（1）胚胎、胎儿暴露于药物时所处的发育阶段：排卵后的 17 天内，即使暴露的药物是致畸原，存活胚胎的畸形发生率与未暴露者相似，因此时胚胎细胞为全能细胞，损伤轻者可被其他细胞替代而正常存活，损伤较重者因无法修复损伤而死亡，此时胚胎自救措施倾向于死亡而不是畸形，故致畸风险降低。受精 17 天后至 54 天，是器官形成阶段，细胞增殖、分化、迁移活跃，如胚胎受致畸原作用，易引起结构缺陷。由于各器官分化和发育迟早不一，不同时间暴露受累，畸形的器官有所不同。如人类受精后 21～40 天时，胚胎心脏发育最易受累；受精后 24～46 天四肢和眼睛易受影响；此外，由于各器官致畸敏感期有交叉，常可出现多发性畸形或综合征。受精 8 周后至分娩前，是胎儿宫内生长阶段，器官体积逐步增大，功能不断完善，致畸因子作用于胎儿，较少发生严重结构畸形，但会影响器官功能完善及生长发育受限等。

（2）药物本身的因素：根据药物对胚胎、胎儿危害性的不同，美国食品和药品管理局（FDA）将药物分成 A、B、C、D、X 类，可供妊娠期用药参考：

A 类：经临床对照研究，不能证实药物对胎儿有害，此类药对胎儿安全。但品种很少。

B 类：经动物实验研究未见药物对胎儿的危害。无临床对照试验，是妊娠期使用相对安全的药物。

C 类：动物实验表明药物对胎儿有不良影响，但对孕妇的治疗作用可能超过对胎儿的不良影响，故在充分权衡利弊后，谨慎使用。

D 类：已有足够证据证明药物对胎儿有害，只有在孕妇患严重疾病，而其他药物又无效的情况下考虑使用。

X 类：各种实验证实药物会导致胎儿异常，除对胎儿造成危害外，几乎没有益处，是孕前或妊娠期禁用的药物。

妊娠期推荐使用 A、B 类，慎用 C 类，不用 D 及 X 类。

（3）药物疗程的长度：致畸原在相同致畸剂量下，急性暴露可能很少致畸，而长期慢性暴露能使致畸风险显著增加。故妊娠期用药尽可能短疗程。

（4）药物暴露剂量：通常剂量越大毒性越大。由于胚胎对有害因子较成人敏感，故当致畸因素的强度对母体尚未引起明显毒性作用时，可能已对胚胎产生不良影响。剂量受到母儿两方面多种因素的影响，包括：剂量-效应关系、阈值、药物代谢动力学特征、孕妇本身代谢状态、胎盘转运效率、胎盘上的特受体、母胎基因型、药物在胎儿体内的分布情况等。在如此复杂的情况下，很难确定个体安全剂量。胎盘对药物的转运受药物理化性质影响，分子量小、脂溶性高、血浆蛋白结合率低、非极性的药物容易达到胎儿。胎盘上有多种内源性、外源性受体表达，受体的存在增加了胎盘转运量。胎盘的生物转化作用可使某些药物的中间产物或终产物获得致畸活性，如苯妥英、利福平、抗组胺药、己烯雌酚等。也有药物经胎盘转化失活，对胎儿影响小如皮质醇、泼尼松等，而地塞米松则不经胎盘代谢直接进入胎体。

（5）遗传易感性：常见到人群在相同暴露时产生完全不同的结局，基因多态性会导致某一人群比另一人群更容易产生畸形。母胎的基因型均能影响药物的吸收、转运、代谢、分布、与受体的结合，从而影响化合物的致畸效应。但这方面的知识我们还很缺乏。

药物对胎儿的影响复杂，同一种药物的不同剂量、用药途径、用药孕周等因素的不同，对生长发育影响可以完全不同，妊娠期各种原发疾病的存在也增加了安全性评估的复杂性。暴露后是否发生不良反应，需要流行病学的研究，但可能因研究中的各种偏倚而误解。新药不断上市，其远期效应无法得到及时评价。故产科倾向于用老药。目前临床上评价妊娠期药物安全性最常用的仍然是美国 FDA 药品分类标签，但该分类比较模糊、粗糙，不能对影响程度等重要的临床情况进行评价。

第五章 正常分娩

妊娠满28周（196日）及以后的胎儿及其附属物，从临产开始至全部从母体排出的过程称分娩（labor）。妊娠满28周至不满37足周（196~258日）期间分娩称早产（premature labor）；妊娠满37周至不满42足周（259~293日）期间分娩称足月产（term labor）；妊娠满42周及其后（≥294日）期间分娩称过期产（postterm labor）。

第一节 分娩动因

分娩发动的原因目前仍不清楚。虽然有关分娩启动的一些学说，如炎症反应学说、子宫下段形成及宫颈成熟学说、神经介质理论、免疫学说、机械性理论以及内分泌控制理论等，但都不能很好地解释分娩如何启动。随着对分娩动因的深入研究，目前认为子宫功能性改变和胎儿成熟是分娩发动的必要条件，其包涵了妊娠稳定失衡学说与缩宫素诱导学说的精要。

一、子宫的功能性改变

（一）分娩前及分娩时子宫功能变化

1. 临产前阶段　子宫静息状态结束，子宫肌层与宫颈的形态及结构发生功能性改变。此期特点为：①子宫肌层缩宫素受体剧增；②子宫肌细胞间隙连接增加；③子宫肌细胞内钙离子浓度增加；④宫颈软化成熟及子宫下段形成良好。

2. 分娩阶段　特点为：①子宫平滑肌对缩宫素的敏感性增强。②子宫规律性收缩，宫颈扩张。

（二）子宫功能性改变的生理变化

1. 子宫肌细胞间隙连接增多　妊娠期间，肌细胞间隙连接数量少，分娩过程持续增加，产后急剧下降。细胞间隙连接可使肌细胞兴奋同步化，协调收缩活动，增强子宫收缩力，并可增加肌细胞对缩宫素的敏感性。

2. 子宫肌细胞内钙离子浓度增加　子宫肌细胞收缩需要肌动蛋白（actin）、

磷酸化肌浆球蛋白（myosin）和能量供应。子宫肌细胞内钙离子浓度增加，可激活肌浆球蛋白轻链激酶，并加速了肌浆球蛋白磷酸化与肌动蛋白结合形成调节单位，使 ATP 酶活化，ATP 转化为 ADP，为子宫收缩提供能量。

3. 子宫肌层白细胞募集　分娩发动前外周血白细胞募集至子宫肌层，通过局部产生炎性细胞因子并在子宫肌层局部形成正反馈回路，可能参与子宫收缩的启动和持续。

4. 母体的内分泌调节

（1）前列腺素（PGs）的作用：妊娠期子宫的蜕膜、绒毛膜、羊膜、脐带、胎盘及子宫平滑肌以及胎儿下丘脑-垂体-肾上腺系统均能产生 PGs。PGs 能增加子宫敏感性并能促进宫颈成熟。

（2）雌激素的作用：①增加间隙连接蛋白和缩宫素受体合成，促进子宫功能转变；②刺激蜕膜及羊膜合成与释放前列腺素，并促进宫缩及宫颈软化成熟；③促进钙离子内流和子宫收缩。

（3）孕激素的作用：既往研究认为孕酮可抑制子宫收缩，而给予孕酮拮抗剂（米非司酮）可提高其对缩宫素的敏感性。目前孕激素对人类分娩启动的作用尚未得到公认，但其可能成为未来研究的热点。

（4）缩宫素的作用：①促使蜕膜前列腺素的合成与释放；②促进肌细胞间隙连接蛋白的合成；③使子宫肌层对缩宫素敏感性增强；④促进宫颈成熟及子宫下段形成。

二、胎儿成熟后的内分泌调节

胎儿成熟后，下丘脑-垂体-肾上腺轴逐渐建立，分泌 ACTH 刺激肾上腺皮质合成较多的皮质醇、C_{19} 类固醇转化成硫酸脱氢表雄酮，经过胎盘芳香化酶的作用，转化为 17β-雌二醇进入母体血液循环并发挥作用。

第二节　决定分娩的因素

决定分娩的因素是产力、产道及胎儿。尚不可忽略精神、心理因素，各因素正常并相互适应，胎儿顺利经阴道自然娩出，为正常分娩。

一、产力

将胎儿及其附属物从子宫内逼出的力量称产力，产力包括子宫收缩力（简称宫缩）、腹肌及膈肌收缩力和肛提肌收缩力。

（一）子宫收缩力

是临产后的主要产力，贯穿整个分娩过程。临产后的宫缩能使宫颈管消失、宫口扩张、胎先露部下降、胎儿和胎盘娩出。临产后正常宫缩特点包括：

1. 节律性　宫缩的节律性是临产的标志。每次宫缩都是由弱至强（进行期），维持一定时间（极期）（一般 30~40 秒），随后从强逐渐减弱（退行期），直至消失进入间歇期（图 5-1）。间歇期一般为 5~6 分钟。当宫口开全时，间歇期仅 1~2 分钟，宫缩可持续达 60 秒。如此反复，直至分娩结束。宫缩极期时宫腔压力于第一产程末可达 40~60mmHg，于第二产程期间增至 100~150mmHg，而间歇期仅为 6~12mmHg。宫缩时，子宫血流减少，但间歇期子宫血流增加，对胎儿有利。

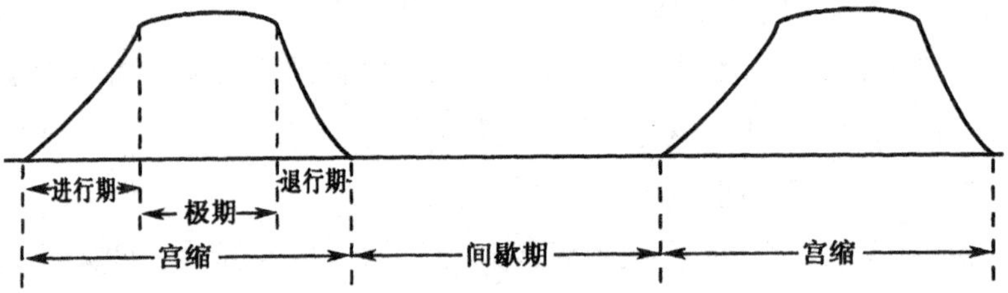

图 5-1　临产后正常宫缩节律性示意图

2. 对称性和极性　正常宫缩起自两侧子宫角部，迅速向子宫底中线集中，左右对称，再以 2cm/s 速度向子宫下段扩散，约 15 秒均匀协调地遍及整个子宫，此为宫缩的对称性。宫缩以子宫底部最强最持久，向下逐渐减弱，此为子宫收缩的极性，子宫底部的收缩力的强度是子宫下段的 2 倍（图 5-2）。

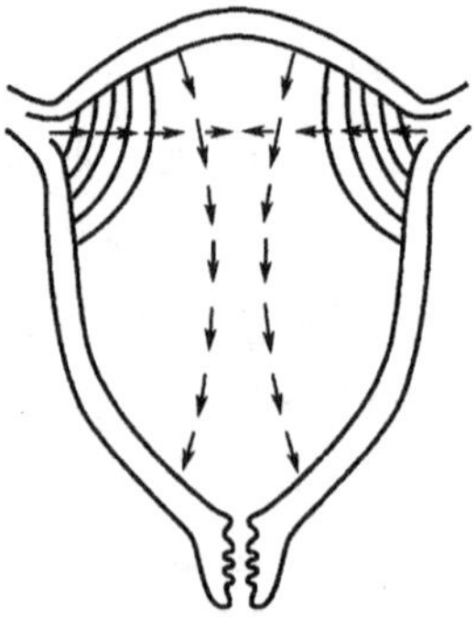

图 5-2　子宫收缩力的对称性与极性

3. 缩复　每当宫缩时，子宫体部肌纤维缩短变宽，间歇期肌纤维虽然松弛变长变窄，但不能恢复到原来的长度，经反复收缩，肌纤维越来越短，这种现象为缩复（retraction）。子宫体肌纤维的缩复作用可使宫腔容积逐渐缩小，迫使胎先露部下降，宫颈管消失及宫口扩张。

（二）腹壁肌及膈肌收缩力

腹壁肌及膈肌收缩力（简称腹压）是第二产程时娩出胎儿的重要辅助力量。宫口开全后，每当宫缩时，前羊水囊或胎先露部压迫骨盆底组织和直肠，反射性引起排便的动作，产妇屏气向下用力，腹壁肌及膈肌强有力的收缩使腹压增高。在第二产程末期配以宫缩时运用最有效，能迫使胎儿娩出，第三产程能迫使已剥离胎盘娩出。过早加腹压易使产妇疲劳和宫颈水肿，致使产程延长。

（三）肛提肌收缩力

肛提肌收缩力有协助胎先露部在骨盆腔进行内旋转的作用。当胎头枕部位于耻骨弓下时，能协助胎头仰伸及娩出。当胎盘娩出至阴道时，肛提肌收缩力有助于胎盘排出。

二、产道

产道是胎儿娩出的通道，分骨产道与软产道两部分。

（一）骨产道

其大小、形态与分娩有密切关系。骨盆腔可分 3 个平面。

1. 骨盆入口平面（plane of pelvic inlet）　呈横椭圆形，其前方为耻骨联合上缘，两侧为髂耻缘，后方为骶岬上缘。有 4 条径线（图 5-3）：

（1）入口前后径：即真结合径。耻骨联合上缘中点至骶岬前缘正中间的距离，平均长约 11cm，其长短与分娩关系密切。

（2）入口横径：两髂耻缘间的最大距离，平均长约 13cm。

（3）入口斜径：左右各一。左侧骶髂关节至右侧髂耻隆突间的距离为左斜径；右骶髂关节至左髂耻隆突间的距离为右斜径，平均长约 12.75cm。

2. 中骨盆平面（plane of pelvic mid）　为骨盆最小平面，在产科临床有重要意义。其前方为耻骨联合下缘，两侧为坐骨棘，后方为骶骨下端。有两条径线（图 5-4）：

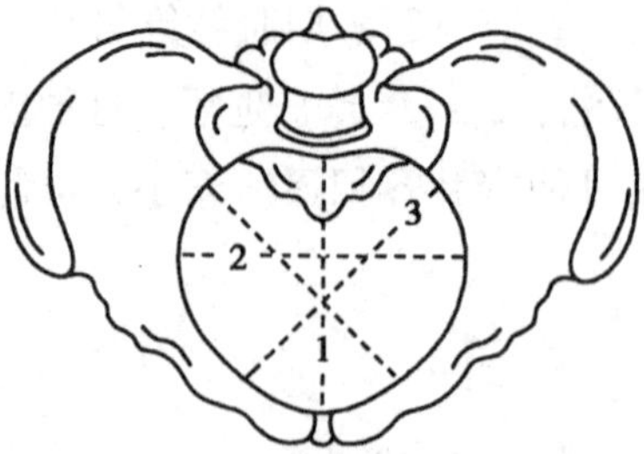

图 5-3　骨盆入口平面各径线

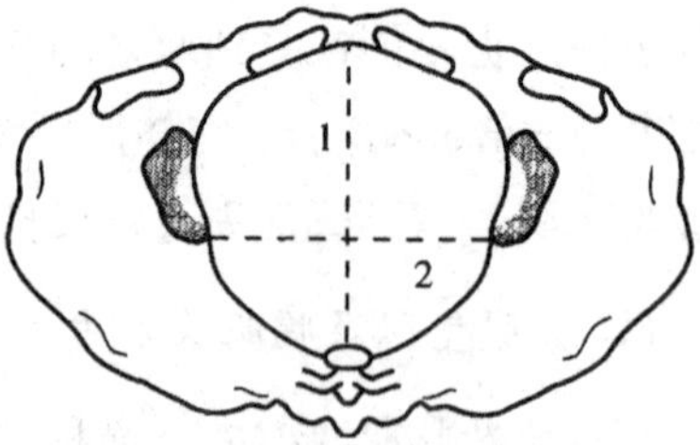

图 5-4　中骨盆平面各径线

（1）中骨盆前后径：耻骨联合下缘中点通过两侧坐骨棘连线中点至骶骨下端间的距离，平均长约 11. 5cm。

（2）中骨盆横径：也称坐骨棘间径。为两坐骨棘间的距离，平均长约 10cm。是胎先露部通过中骨盆的重要径线，此径线与分娩有重要关系。

3. 骨盆出口平面（plane of pelvic outlet）　由两个在不同平面的三角形所组成，前三角平面顶端为耻骨联合下缘，两侧为耻骨降支；后三角平面顶端为骶尾关节，两侧为骶结节韧带。有 3 条径线（图 5-5）：

（1）出口前后径：耻骨联合下缘至骶尾关节间的距离，平均长约 11. 5cm。

（2）出口横径（transverse of outlet）：两坐骨结节间的距离，也称坐骨结节间径，平均长约 9cm。是胎先露部通过骨盆出口的径线，此径线与分娩关系密切。

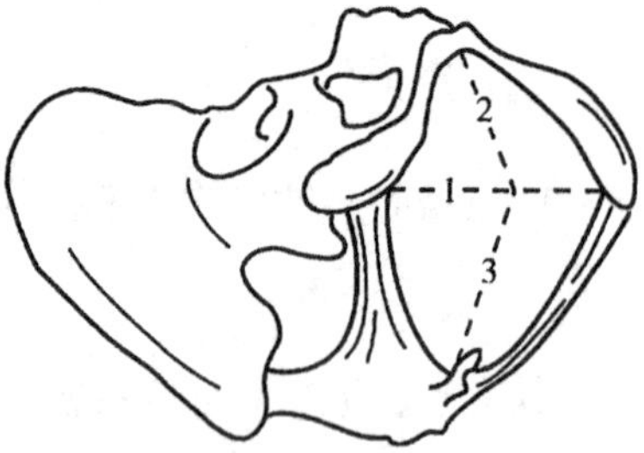

图 5-5　骨盆出口各径线（斜面观）

（3）出口后矢状径（posterior sagittal diameter of outlet）：骶尾关节至坐骨结节间径中点间的距离，平均长约 8. 5cm。当出口横径稍短，而出口横径与后矢状径之和>15cm 时，一般正常大小胎儿可以通过后三角区经阴道娩出。

4. 骨盆轴与骨盆倾斜度

（1）骨盆轴（pelvic axis）：为连接骨盆各平面中点的假想曲线。此轴上段向下向后，中段向下，下段向下向前（图 5-6）。分娩时，胎儿沿此轴娩出。

（2）骨盆倾斜度（inclination of pelvis）：女性直立时，骨盆入口平面与水平面所形成的角度，一般为 60°（图 5-7）。骨盆倾斜度过大时，常影响胎头衔接和娩出。

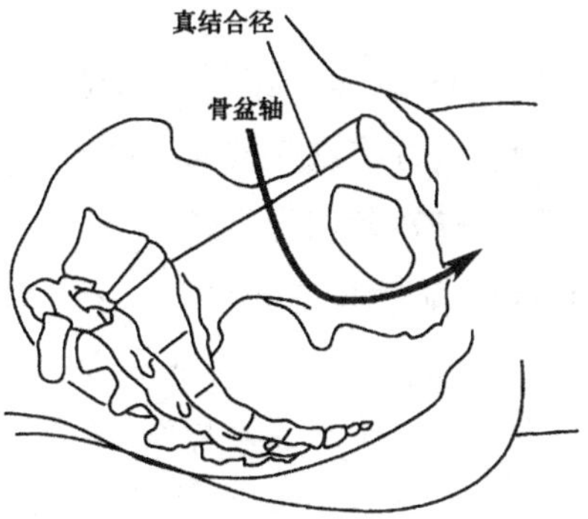

图 5-6　骨盆轴

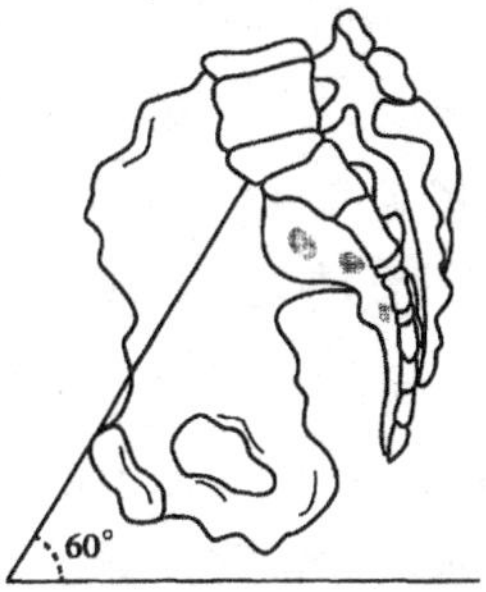

图 5-7　骨盆倾斜度

（二）软产道

软产道是由子宫下段、宫颈、阴道、外阴及骨盆底组织构成的弯曲管道。

1. 子宫下段形成　非孕时由长约 1cm 的子宫峡部形成。子宫峡部于妊娠 12 周后逐渐扩展成为宫腔一部分，至妊娠末期逐渐被拉长形成子宫下段。临产后的规律宫缩进一步拉长子宫下段达 7～10cm，成为软产道的一部分。由于肌纤维的缩复作用，子宫上段肌壁越来越厚，子宫下段肌壁被牵拉越来越薄（图 5-8），在两者间的子宫内面形成一环状隆起，称生理缩复环（physiological retraction ring）（图 5-9）

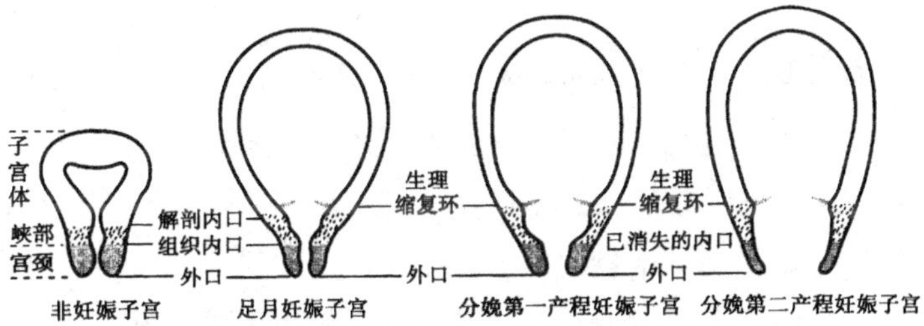

图 5-8　子宫下段形成及宫口张开

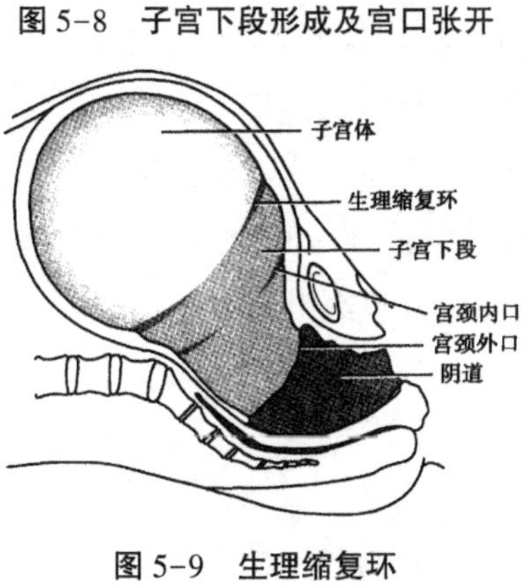

图 5-9　生理缩复环

2. 宫颈的变化

(1) 宫颈的软化成熟：由于雌激素、前列腺素、缩宫素等激素及细胞因子的作用，宫颈间质中胶原蛋白分解、胶原蛋白纤维重新排列，透明质酸量明显增加，含水量增加，同时硫酸表皮素量下降，使宫颈软化成熟。

(2) 宫颈管消失（cervical effacement）：临产前宫颈管长 2～3cm，初产妇较经产妇稍长。临产后规律宫缩及缩复向上牵拉，同时胎先露部衔接使前羊水于宫缩时不能回流，由于子宫下段的蜕膜发育不良，胎膜容易与该处蜕膜分离而向宫颈管突出形成楔状前羊水囊，致使宫颈内口向上向外扩张，宫颈管形成漏斗状。随后颈管逐渐变短直至消失。初产妇多是宫颈管先消失，宫口后扩张；经产妇多是宫颈管消失与宫口扩张同时进行（图 5-10）。

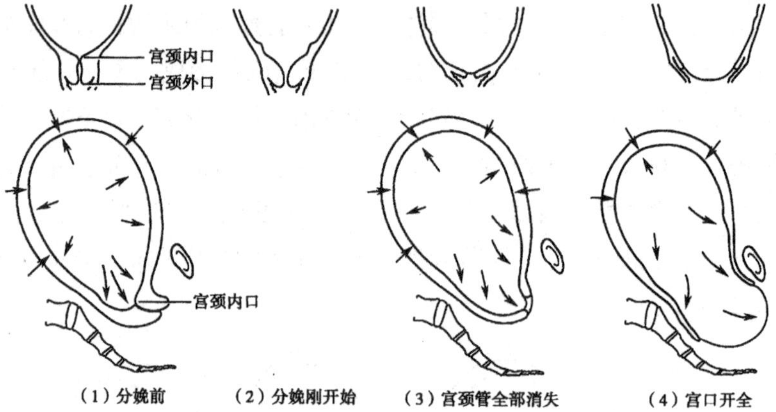

图 5-10　宫颈管消失与宫口扩张步骤

(3) 宫口扩张（cervical dilatation）：临产后宫口扩张主要是子宫收缩及缩复向上牵拉的结果，楔状前羊水囊也协助扩张宫口。胎膜多在宫口近开全时自然破裂。破膜后，胎先露部直接压迫宫颈，扩张宫口的作用更明显。

3. 骨盆底组织、阴道及会阴的变化　前羊水囊及胎先露部先扩张阴道上部，破膜后胎先露部下降直接压迫骨盆底组织，使软产道下段形成一个向前弯的长筒形，前壁短后壁长，阴道外口开向前上方，阴道黏膜皱襞展平，阴道扩张。肛提肌向下及向两侧扩展，肌纤维拉长，使约 5cm 厚的会阴体变成 2～4mm，以利胎儿通过。阴道及骨盆底的结缔组织和肌纤维于妊娠期肥大、血管增粗，血运丰富。

三、胎儿

胎儿能否顺利通过产道，还取决于胎儿大小、胎位。

（一）胎儿大小

分娩时，骨盆大小正常，由于胎儿过大致胎头径线过长，可造成相对性头盆不称，导致难产。

1. 胎头颅骨　由顶骨、额骨、颞骨各两块及枕骨一块构成。颅骨间缝隙称颅缝，两顶骨间为矢状缝，顶骨与额骨间为冠状缝，枕骨与顶骨间为人字缝，颞骨与顶骨间为颞缝，两额骨间为额缝。两颅缝交界空隙较大处称囟门：位于胎头前方菱形称前囟（大囟门），位于胎头后方三角形称后囟（小囟门）（图 5-11）。颅缝与囟门之间均有软组织遮盖使胎头具有一定的可塑性。在分娩过程中颅缝及颅骨轻度重叠使头颅体积缩小，有利胎头娩出。过期儿颅骨较硬，胎头不易变形，有时因此导致难产。

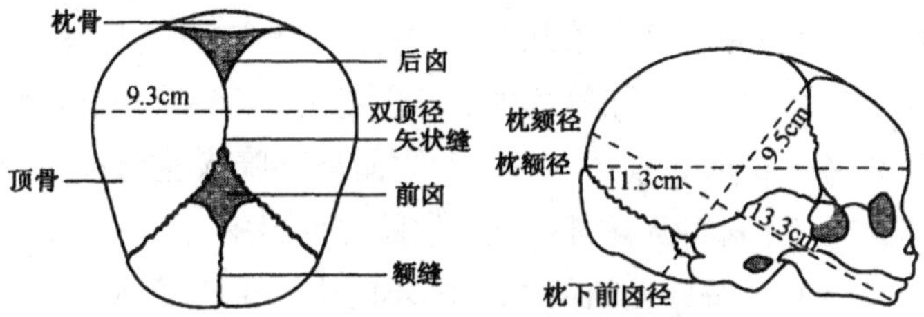

图 5-11　胎头颅骨、颅缝、囟门及径线

2. 胎头径线　主要有四条：①双顶径（biparietal diameter，BPD）：为两顶骨隆突间的距离。孕足月时均值约 9. 3cm。临床以超声测此值判断胎儿大小；②枕额径（occipito-frontal diameter）：为鼻根至枕骨隆突的距离。胎头以此径线衔接，孕足月时均值约为 11. 3cm；③枕下前囟径（suboccipito bregmatic diameter）：又称小斜径，为前囟中央至枕骨隆突下方的距离。胎头俯屈后以此径线通过产道，孕足月时均值约 9. 5cm；④枕颏径（occipito-mental diameter）：又称大斜径，为颏骨下方中央至后囟顶部间的距离，孕足月时均值约 13. 3cm。

（二）胎位

产道为一纵行管道。纵产式时，胎体纵轴与骨盆轴相一致，容易通过产道。头先露时，胎头先通过产道，较臀先露容易娩出。其中枕前位更利于完成分娩机转，易于分娩，其他胎位会不同程度增加分娩的困难。臀先露时，胎臀先娩出，较胎头周径小且软，产道不能充分扩张，后出胎头时无变形机会，使胎头娩出困难。肩先露时，胎体纵轴与骨盆轴垂直，足月活胎不能通过产道，对母儿威胁极大。

除上述三种因素外，产妇精神心理因素可通过影响产力影响分娩的过程。对分娩有顾虑的产妇，在分娩早期容易出现宫缩乏力。应该对产妇进行分娩前的健康教育，让产妇了解各种分娩方式及其特点，树立信心。还应该开展康乐待产，家庭式产房等，以利顺利分娩。

第三节　先兆临产与临产

分娩发动前，往往出现一些预示即将临产的症状，例如胎儿下降感、不规律宫缩以及阴道少量流血（俗称见红）。这些症状称先兆临产（threatened labor）。

1. 不规律宫缩　又称假临产（false labor）。分娩发动前，由于子宫肌层敏感性增强，可出现不规律宫缩。其特点：①宫缩频率不一致，持续时间短且无规律，间歇时间长且无规律；②宫缩强度不增强；③常在夜间出现而于清晨消失；④不伴有宫颈管缩短、宫口扩张等宫颈形态学变化；⑤给予镇静剂能将其抑制。

1. 胎儿下降感（lightening）　由于胎先露部下降入盆衔接使宫底降低。孕妇自觉上腹部舒适，下降的先露部可能压迫膀胱引起尿频。

2. 见红（show）　分娩发动前 24～48 小时内，由于成熟的子宫下段及宫颈不能承受宫腔内压力而被迫扩张，使宫颈内口附着的胎膜与该处的子宫壁分离，毛细血管破裂而少量出血，与宫颈管内的黏液相混合而排出，称见红，是分娩即将开始的比较可靠征象。如果阴道流血较多，超过月经量，应考虑是否有前置胎盘或胎盘早剥等异常情况发生。

【临产的诊断】　临产（labor）的重要标志为有规律且逐渐增强的子宫收缩，持续时间 30 秒及以上，间歇 5～6 分钟，同时伴进行性宫颈管消失、宫口扩张及胎先露下降。用镇静剂不能抑制临产。

确定是否临产需严密观察宫缩的频率，持续时间及强度。同时要在无菌条件下行阴道检查，了解宫颈软硬、长度、位置、扩张情况及先露部的位置。目前多采用 Bishop 评分法判断宫颈成熟度（表 5-1），估计试产的成功率，满分为 13 分，>9 分均成功，7～9 分的成功率为 80%，4～6 分成功率为 50%，≤3 分均失败。

表 5-1　Bishop 宫颈成熟度评分法

指标	评分			
	0	1	2	3
宫口开大/cm	0	1～2	3～4	≥5

续　表

指标	评分			
	0	1	2	3
宫颈管消退/%（未消退为2~3cm）	0~30	40~50	60~70	≥80
先露位置（坐骨棘水平=0）	-3	-2	-1~0	+1~+2
宫颈硬度	硬	中	软	
宫口位置	朝后	居中	朝前	

第四节　枕先露的分娩机制

分娩机制（mechanism of labor）是指胎先露部在通过产道时，为适应骨盆各平面形态被动地进行一系列适应性转动，以其最小径线通过产道的全过程。临床上枕先露左前位最多见，故以枕左前位为例说明其分娩机制（图5-12），包括衔接、下降、俯屈、内旋转、仰伸、复位及外旋转等动作。分娩机制各动作虽然分别介绍，但过程的实质是连续的。

1. 衔接（engagement）　胎头双顶径进入骨盆入口平面，颅骨的最低点接近或达到坐骨棘水平，称为衔接。胎头呈半俯屈状态进入骨盆入口，以枕额径衔接。由于枕额径大于骨盆入口前后径，胎头矢状缝多在骨盆入口右斜径上。部分初产妇可在预产期前1~2周内衔接，经产妇多在分娩开始后衔接。

2. 下降（descent）　胎头沿骨盆轴前进的动作称为下降，是胎儿娩出的首要条件，下降贯穿分娩全程，并与其他动作同时进行。当子宫收缩时胎头下降，间歇时胎头又稍退回，因此胎头与骨盆之间的相互挤压也呈间歇性，这样对母婴均有利。胎头下降主要是因为宫缩时宫底直接压迫胎臀并通过羊水传导的压力，由胎轴传至胎头。初产妇胎头下降速度因宫口扩张缓慢和软组织阻力大较经产妇慢。观察胎头下降的程度是临床判断产程进展的重要标志。

3. 俯屈（flexion）　当胎头继续下降至骨盆底遇到阻力，处于半俯屈状态的胎头进一步俯屈，使胎儿的颏部更加接近胸部，使胎头衔接时的枕额径改变为枕下前囟径，有利于胎头进一步下降。

4. 内旋转（internal rotation）　当胎头下降到骨盆底遇到阻力时，胎头为适应中骨盆前后径长、横径短的特点，枕部向母体中线方向旋转45°达耻骨联合后面，使其矢状缝与骨盆的前后径相一致的动作为内旋转。胎头于第一产程末完成内旋转。枕先露时胎头枕部最低，遇到骨盆底肛提肌阻力，肛提肌收缩将胎儿枕部推向阻力小、部位宽的前方。

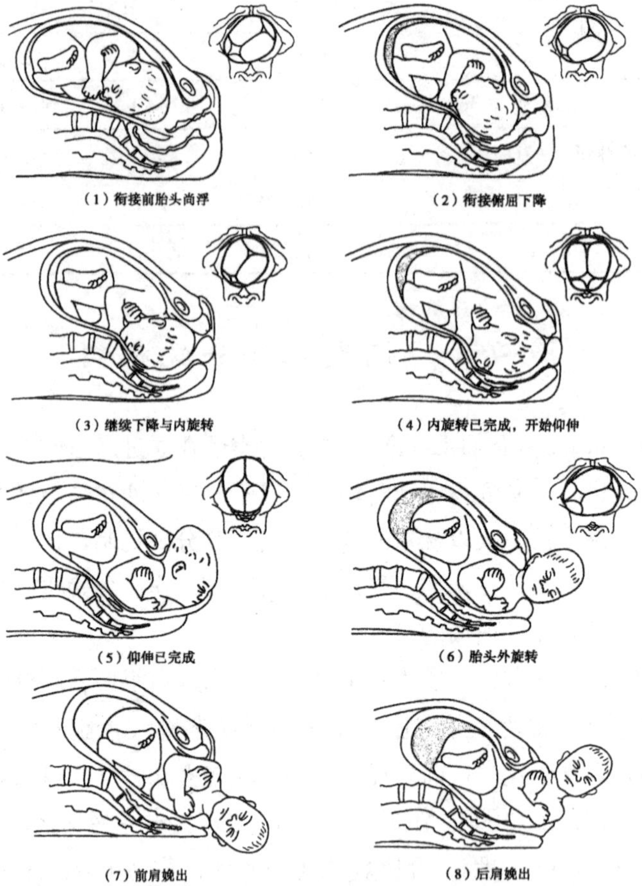

图 5-12　枕左前位分娩机制示意图

5. 仰伸（extention）　当胎头经过内旋转后，俯屈的胎头即达到阴道外口。宫缩、腹压迫使胎头下降，而肛提肌收缩又将胎头向前推进，两者的合力使胎头沿骨盆轴下段向下向前的方向前进。当胎头枕骨下部达耻骨联合下缘时，即以耻骨弓为支点，胎头逐渐仰伸，胎头的顶、额、鼻、口、颏相继娩出。当胎头仰伸时，胎儿双肩径进入骨盆入口左斜径。

6. 复位及外旋转　胎头娩出时，胎儿双肩径沿骨盆入口左斜径下降。胎头娩出后，为使胎头与胎肩恢复正常解剖关系，胎头枕部向母体左外旋转 45°，回到原来方向，称复位（restitution）。胎肩在盆腔内继续下降，前（右）肩向前向母体中线旋转 45°时，胎儿双肩径转成与骨盆出口前后径相一致的方向，胎头枕部需在外继续向母体左外侧旋转 45°，以保持胎头与胎肩的垂直关系，称外旋转（external rotation）。

7. 胎肩及胎儿娩出　外旋转后，胎儿前（右）肩在耻骨弓下先娩出，后（左）肩从会阴体前缘娩出，胎体及下肢随之娩出，完成分娩全部过程。

第五节　正常产程和分娩

分娩全程（total stage of labor）是指规律宫缩开始至胎儿胎盘娩出为止，称为总产程，分 3 个阶段，见表 5-2。

表 5-2　初产妇与经产妇第一产程宫口扩张及第二产程平均时间和第 95 百分位时间/h

类别		初产妇		经产妇	
第一产程	宫口扩张程度/cm	平均时间	第 95 百分位时间	平均时间	第 95 百分位时间
	4~5	1.3	6.4	1.4	7.3
	5~6	0.8	3.2	0.8	3.4
	6~7	0.6	2.2	0.5	1.9
	7~8	0.5	1.6	0.4	1.3
	8~9	0.5	1.4	0.3	1.0
	9~10	0.5	1.8	0.3	0.9
第二产程	分娩镇痛	1.1	3.6	0.4	2.0
	未行分娩镇痛	0.6	2.8	0.2	1.3

（一）第一产程

为宫颈扩张期：从规律宫缩开始，到子宫颈口开全。初产妇不超过 22 小时，经产妇不超过 16 小时，初产妇需 11~22 小时，经产妇需 6~16 小时。

【临床表现】　该过程产科变化为宫缩规律、宫口扩张、胎头下降及胎膜破裂。

1. 宫缩规律　第一产程开始，子宫收缩力弱，间歇期较长为 5~6 分钟，持续 20~30 秒。随着产程进展，宫缩间歇期缩短，持续时间延长，强度增加。当宫口开全时，宫缩持续时间可达 1 分钟以上，间歇仅 1 分钟或稍长。

2. 宫口扩张（cervical dilatation）　表现为宫颈管变软、变短、消失，宫颈展平和逐渐扩大。开始宫口扩张速度较慢，后期速度加快。宫口开全后，与子宫下段及阴道形成软产道。

3. 胎头下降 随着产程进展先露部逐渐下降，并在宫口开大 6cm 后快速下降，直到先露部达到外阴及阴道口。

4. 胎膜破裂（rupture of membranes） 胎儿先露部衔接后，将羊水分隔成前、后两部，在胎先露部前面的羊水，称前羊水。当宫缩时羊膜腔压力增加到一定程度时胎膜自然破裂，前羊水流出。自然分娩多在宫口开全前胎膜破裂。

【产程观察及处理】 正常分娩是一个自然进展的生理过程，亦是分娩各因素动态变化的过程。在整个分娩过程中，既要观察产程的进展，也要观察母儿的安危。尽早发现异常，及时处理。

1. 产程观察及处理

（1）子宫收缩：常用观察子宫收缩方法包括手感及仪器监测。

手感：最简单的方法。助产人员将手掌放于产妇的腹壁上，宫缩时可感到宫体部隆起变硬、间歇期松弛变软。定时连续观察宫缩持续时间、强度、规律性及间歇时间，并及时记录。

仪器监测：电子监测有两种类型。

①外监测（external electronic monitoring）：最常用。将电子监测仪的宫缩压力探头固定在孕妇宫体部腹壁，连续描记 40 分钟，可显示子宫收缩开始、高峰、结束及相对强度。

②内监测（internal electronic monitoring）：将充水塑料导管通过宫口置入胎儿先露部上方的羊膜腔内，外端连接压力感受器；描记宫缩间歇期及宫缩时的压力。所得结果较准确，但有引起宫内感染的缺点，临床较少使用。

（2）宫口扩张及胎头下降：根据宫口扩张变化将第一产程分为潜伏期和活跃期。

①潜伏期（latent phase）：指从临产后规律宫缩开始，至宫口扩张达 6cm。此期初产妇不超过 20 小时，经产妇不超过 14 小时。胎头在潜伏期下降不明显。

②活跃期（active phase）：指从宫颈口扩张 6cm 至宫口开全。此期宫颈扩张速度显著加快，需 1.5~2 小时。

胎头于活跃期下降加快，平均每小时下降 0.86cm。胎头下降情况以胎头颅骨最低点与坐骨棘平面的关系标明。坐骨棘平面是判断胎头高低的标志。胎头颅骨最低点平坐骨棘时，以“0”表示；在坐骨棘平面上 1cm 时，以“-1”表示；在坐骨棘平面下 1cm 时，以“+1”表示，余依此类推。

通过阴道检查或肛门检查可了解宫口扩张及先露下降情况。

阴道检查：严密消毒后进行。通过直接触摸，了解宫颈消退和宫颈口扩张情况进行 Bishop 评分；了解胎儿先露部是头或臀（足）及先露高低，有无脐带先露并根据前、后囟和矢状缝的位置关系确定胎方位；进行骨盆的内测量了解骨产道情况。

肛门检查：应适时在宫缩时进行。检查内容与阴道检查相似，如检查不清楚时可以行阴道检查确认。与阴道检查相比，对骨盆后半部分的检查有一定优越性。目前较少采用。

（3）胎膜破裂：一旦胎膜破裂，应立即听胎心，并观察羊水性状、颜色和流出量，记录破膜时间。如有胎心异常，应立即行阴道检查排除脐带脱垂。如胎头未入盆，需卧床，预防脐带脱垂。

2. 胎心及母体观察及处理

（1）胎心：在宫缩后听胎心，随产程进展适当增加听诊次数。母胎有高危因素或胎心、羊水异常时可连续监测胎心率，同时可观察胎心率变异及其与宫缩、胎动的关系，了解胎儿宫内情况。

（2）母体情况观察

①生命体征：测量产妇生命体征并记录。一般于第一产程期间宫缩时血压升高 5~10mmHg，间歇期复原。应每隔 4~6 小时测量一次。产妇有不适或发现血压升高应增加测量次数，并予相应处理。

②饮食：鼓励产妇少量多次进食高热量易消化食物，摄入足够水分，保证充沛的体力。

③活动与休息：宫缩不强且未破膜，产妇可在室内适当活动，以助产程进展。初产妇宫口近开全或经产妇宫口扩张 6cm 时，应取侧卧位。在宫缩时指导做深呼吸动作，并用双手轻揉下腹部或腰骶部。

④排尿与排便：应鼓励产妇每 2~4 小时排尿一次，以免膀胱充盈影响宫缩及胎头下降，必要时可导尿。

（二）第二产程

为胎儿娩出期：是指从宫口开全到胎儿娩出。初产妇需 40 分钟~3 小时；经产妇一般数分钟即可完成，但也有长达 2 小时者。

【临床表现】　宫口开全后，胎膜多已自然破裂。当胎头下降压迫盆底组织时，产妇有排便感，并不自主地产生向下用力屏气的动作；会阴膨隆和变薄，肛门括约肌松弛。胎头于宫缩时露出于阴道口，在宫缩间歇期胎头又回缩至阴道内，称胎头拨露（head visible on vulval gapping）；当双顶径越过骨盆出口，宫缩间歇期胎头也不再回缩，称胎头着冠（crowning of head）。产程继续进展，胎头娩出，接着出现胎头复位及外转旋，随后前肩和后肩相继娩出，胎体很快娩出，后羊水随之涌出。经产妇第二产程短，有时仅需几次宫缩即可完成胎头娩出。

【产程观察及处理】

1. 密切监测胎心　此期宫缩频而强，应勤听胎心，了解胎儿有无急性缺氧。每 5~10 分钟听一次，最好用胎儿监护仪持续监护。如发现胎心减慢，应立即行阴道检查，并尽快结束分娩。

2. 指导产妇用力　方法是让产妇双足蹬在产床，两手握产床把手，宫缩时深吸气后屏气，然后如排便样向下用力以增加腹压。于宫缩间歇时，产妇自由呼吸并全身肌肉放松。宫缩时再作屏气动作，以加速产程进展。

3. 接产准备　初产妇宫口开全，经产妇宫口扩张 6cm 且宫缩规律有力时，应将产妇送至分娩室，作好接生准备。让产妇仰卧于产床上，两腿屈曲分开露出外阴部，消毒液消毒外阴部 2~3 次，顺序是大阴唇、小阴唇、阴阜、大腿内上 1/3、会阴及肛门周围。准备接产。

4. 接产

（1）接产要领：在会阴后联合紧张时，保护会阴并协助胎头俯屈，使胎头以最小径线（枕下前囟径）在宫缩间歇期缓慢通过阴道口，胎肩娩出时也要注意保护好会阴。

（2）接产步骤：接生者站在产妇右侧，当胎头拨露使阴唇后联合紧张时，应开始保护会阴。在会阴部盖上一块消毒巾，接生者的右肘支在产床上，右手拇指与其余四指分开，利用手掌大鱼际肌顶住会阴部。每当宫缩时应向内上方向托压，同时左手应轻轻下压胎头枕部，协助胎头俯屈［图 5-13（1）］。宫缩间歇期保护会阴的右手稍放松，以免压迫过久引起会阴水肿。当胎头枕部在耻骨弓下露出时，让产妇在宫缩间歇期稍向下屏气，左手协助胎头仰伸［图 5-13（2）］，使胎头缓慢娩出。此时若宫缩强，应嘱产妇张口哈气以解除腹压。

当胎头娩出后，右手仍然注意保护会阴，以左手自鼻根部向下颏挤压，挤出口鼻内的黏液和羊水。待胎头自然复位后，在胎儿下降过程中协助胎头外旋转，使胎儿双肩径与骨盆前后径相一致。接生者的左手将胎儿颈部向下轻压，使前肩自耻骨弓下先娩出［图 5-13（3）］，继之托胎颈向上，使后肩从会阴前缘缓慢娩出［图 5-13（4）］。双肩娩出后，保护会阴的手方可放松，双手协助胎体娩出。

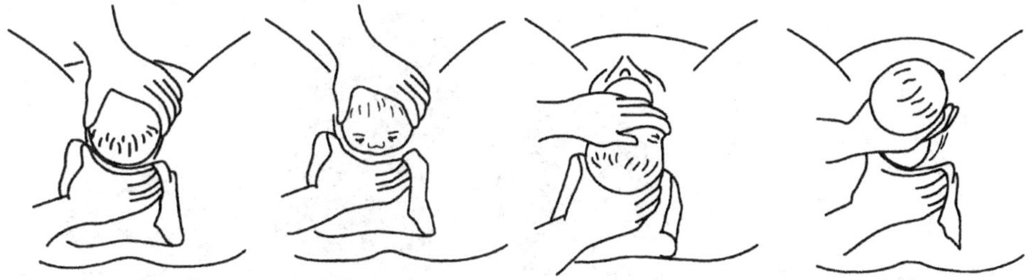

（1）保护会阴，协助胎儿俯屈　（2）协助胎头仰伸　（3）助前肩娩出　（4）助后肩娩出

图 5-13　接产步骤

（3）会阴撕裂的诱因：会阴水肿、过紧，耻骨弓过低，胎儿过大、娩出过快等均易造成会阴撕裂，接产者在接产前应作正确判断。

（4）会阴切开

①指征：会阴过紧或胎儿过大，产钳或吸引器助产，估计分娩时会阴撕裂不可避免者，或母儿有病理情况急需结束分娩者。

②时机：a. 一般在胎头着冠时切开，可以减少出血；b. 决定手术助产时切开。

③会阴切开术和缝合术（episiotomy and suture）：麻醉生效后行会阴切开常用以下两种术式：①会阴后侧切开术（多为左侧）：术者于宫缩时以左手示中两指伸入阴道内撑起左侧阴道壁，右手用剪刀自会阴后联合中线向左侧向后 45°剪开会阴，长 4~5cm；②会阴正中切开术：术者于宫缩时沿会阴后联合正中垂直剪开 2cm。此法优点为剪开组织少，出血少，术后组织肿胀疼痛轻微。但切口有自然延长撕裂肛门括约肌的危险，胎儿大或接产技术不熟练者不宜采用。

胎儿娩出前纱布压迫切口止血。胎儿胎盘娩出后缝合切口。注意彻底止血，恢复解剖结构。

（三）第三产程

胎盘娩出期：从胎儿娩出后到胎盘娩出，需 5~15 分钟，不超过 30 分钟。

【临床表现】　胎儿娩出后，子宫容积突然明显缩小，胎盘与子宫壁发生错位剥离。胎盘剥离面出血形成积血，子宫继续收缩，使胎盘完全剥离而娩出。胎盘剥离征象有：①宫体变硬呈球形，胎盘剥离后降至子宫下段，下段被扩张，宫体呈狭长形被推向上方，宫底升高达脐上（图 5-14）；②阴道口外露的脐带段自行延长；③阴道少量流血；④用手掌侧在产妇耻骨联合上方轻压子宫下段，宫体上升而外露的脐带不再回缩。胎盘剥离后从阴道排出体外。

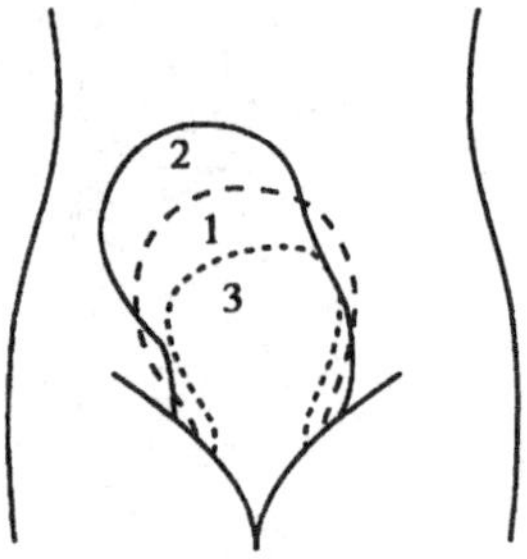

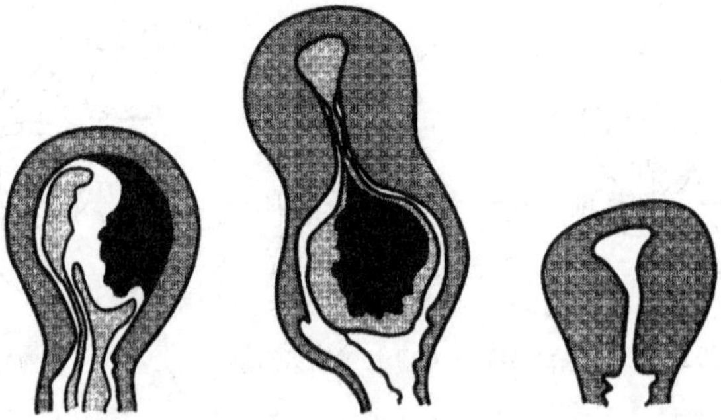

（1）胎盘剥离开始　（2）胎盘下降至子宫下段　（3）胎盘娩出后

图 5-14　胎盘剥离时子宫的形状

【处理】

1. 新生儿处理

（1）一般处理：新生儿出生后置于辐射台上擦干、保暖。

（2）清理呼吸道：用吸球吸去气道黏液及羊水，当确定气道通畅仍未啼哭时，可用手摸新生儿背部或轻拍新生儿足底。待新生儿大声啼哭后，即可处理脐带。

（3）新生儿阿普加评分（Apgar score）及其意义：新生儿阿普加评分用以判断有无新生儿窒息及窒息严重程度，是以出生后一分钟内的心率、呼吸、肌张力、弹足底或导管插鼻反应及皮肤颜色 5 项体征为依据，每项 0～2 分（表 5-3）。满分 10 分。8～10 分属正常新生儿，4～7 分为轻度窒息，需清理呼吸道、人工呼吸、吸氧、用药等救治措施；0～3 分缺氧严重为重度窒息，需紧急抢救，还可能行气管插管给氧。评分较低的新生儿，应在出生后 5 分钟再次评分，10 分钟再次评分，直至连续两次评分≥8 分。一分钟评分是出生时情况，反映宫内情况。5 分钟及以后评分则反映复苏效果，与预后关系密切。阿普加评分以呼吸为基础，皮肤颜色最灵敏，心率是最终消失的指标。目前临床认为阿普加评分是评价新生儿出生时的状况，并指导复苏救治措施，与新生儿出生时缺氧严重程度不完全相关。评分低时脐动脉血气分析 pH<7.0 和低氧血症对预后的评价意义更大，若持续低评分，则新生儿死亡率及以后神经系统后遗症的发生明显增加。

表 5-3　新生儿阿普加评分（Apgarscore）标准

体征	生后 1 分钟内应得的分数		
	0 分	1 分	2 分
每分钟心率	0	<100 次	≥100 次

续　表

体征	生后1分钟内应得的分数		
	0分	1分	2分
呼吸	0	浅慢而不规则	佳
肌张力	松弛	四肢稍屈曲	四肢活动好
对刺激反应（弹足底或导管插鼻）	无反应	有些动作如皱眉	哭、咳嗽、恶心、喷嚏
皮肤颜色	全身苍白	躯干红，四肢青紫	全身红润

（4）处理脐带：在新生儿出生1分钟后可以结扎脐带。剪断脐带后在距脐根上方0.5cm处丝线双重结扎，残端消毒后无菌纱布包扎。也可用脐带夹、弹性橡胶圈等方法取代丝线结扎法。

（5）其他处理：新生儿体格检查，将新生儿足底印及母亲拇指印于新生儿病历上，新生儿手腕带和包被标明性别、体重、出生时间、母亲姓名。让母亲将新生儿抱在怀中早吸吮。

2. 协助娩出胎盘　正确处理胎盘娩出可减少产后出血的发生。可在胎儿前肩娩出时开始静滴缩宫素10U，也可在胎儿娩出后立即肌注缩宫素10U，并控制性牵拉脐带，确认胎盘已完全剥离，以左手握住宫底，拇指置于子宫前壁，其余4指放于子宫后壁并按压，同时右手轻拉脐带，当胎盘娩至阴道口时，接生者双手捧起胎盘，向一个方向旋转并缓慢向外牵引，协助胎盘完整剥离并排出（图5-15）。当胎膜排出过程中，发现胎膜部分断裂，可用血管钳夹住断裂上端的胎膜，再继续向原方向旋转，直至胎膜完全排出。

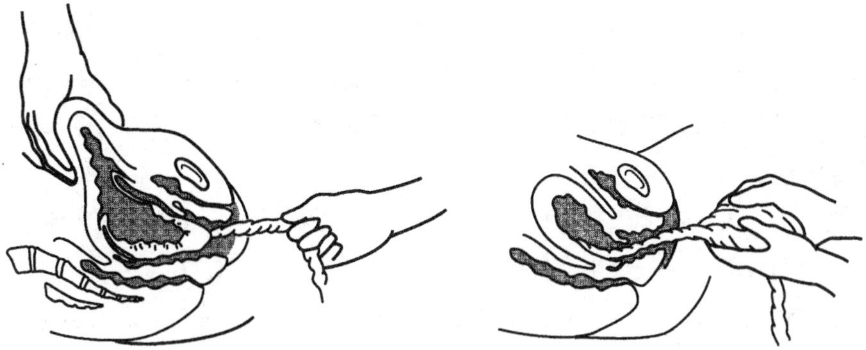

图5-15　协助胎盘胎膜娩出

3. 检查胎盘胎膜　将胎盘铺平，先检查母体面，有无胎盘小叶缺损。然后将胎盘提起，检查胎膜是否完整，再检查胎盘胎儿面边缘有无血管断裂，及时发现副胎盘（succenturiate placenta）。

4. 检查软产道 胎盘娩出后，仔细检查会阴、小阴唇内侧、尿道口周围、阴道、宫颈有无裂伤。若有裂伤，应立即缝合。

5. 加强子宫收缩 为减少产后的出血，可以通过应用缩宫素等宫缩剂结合按摩子宫的方法刺激子宫收缩，注意观察并测量出血量。

6. 观察产后的一般情况 胎盘娩出后2小时是产后出血及母体循环障碍发生的高危期，有时被称为第四产程，一般应在分娩室观察，测量血压及脉搏。注意子宫收缩、宫底高度、膀胱充盈否、阴道流血量、会阴及阴道有无血肿等，发现异常情况及时处理。产后2小时后，将产妇和新生儿送回病房。

【附】分娩镇痛

分娩镇痛的目的是有效缓解产痛，同时分娩镇痛可能有利于增加子宫血流，减少产妇因过度换气而引起的不良影响。

1. 产痛的原因 可能与以下因素有关：①子宫肌缺血缺氧；②子宫肌收缩压迫宫颈及子宫下段神经节；③宫颈扩张时肌肉过度紧张；④宫底部腹膜过度紧张；⑤产妇紧张、焦虑或惧怕可导致害怕-紧张-疼痛综合征。

2. 分娩镇痛的基本原则 ①对产程影响小；②安全对产妇及胎儿不良作用小；③药物起效快，作用可靠，给药方法简便；④有创镇痛由麻醉医师实施。

3. 分娩镇痛种类：

（1）非药物镇痛：产痛很大程度是由精神紧张引起的，因此产前要强调分娩是一个自然的生理过程，给予心理疗法，让产妇主动配合。分娩过程可由丈夫及家属陪伴，增强信心，腰骶部按摩等达到减轻疼痛的目的。

（2）药物镇痛：目前多为产妇自控的连续硬膜外镇痛，有时联用腰麻用药。常用药物为局麻药与阿片类镇痛药相结合，其优点为镇痛平面恒定，较少引起运动阻滞，易于掌握用药剂量，可以长时间保持镇痛效果，被认为最令人满意的产时镇痛方法。

吸入法：氧化亚氮经流量挥发器给予，优点为起效快，苏醒快，对胎儿影响轻，不影响宫缩、产程及生命体征平稳。但不适合长时间使用。

在实施硬膜外分娩镇痛时，初产妇第二产程可以延长到不大于4小时，经产妇可以延长到不大于3小时。

【小结】 正常分娩是母体发生一系列的生理变化以利胎儿及其附属物排出的生理过程。胎儿成熟和子宫功能发生相应改变后，分娩启动。决定分娩进展的因素是产力、产道及胎儿三因素的综合。若各因素正常并能相互适应，胎儿能顺利经阴道自然娩出，为正常分娩。产科医务人员应密切观察产程进展、判断分娩过程中母儿有无异常情况并及时处理。胎儿娩出后，首先要清理新生儿呼吸道，减少新生儿羊水吸入性肺炎。

分娩镇痛的目的是有效缓解产痛，并强调分娩镇痛对产妇和胎儿/新生儿的安全性及不影响产程的进展。

第六章　异常分娩

难产（dystocia）又称异常分娩（abnormal labor），表现为产程进展缓慢或延长。分娩期母儿并发症增加，严重者直接危及母儿生命，应当正确判断处理。

第一节　概　论

分娩是产力、产道、胎儿及产妇精神心理因素相互适应的动态过程，任何一种或多种因素发生异常，均可导致异常分娩。异常分娩处理的关键是及时、准确识别产程中异常情况，适时、恰当地处理，以保障母儿安全。在判断异常分娩时，四项因素彼此适应，应当整体评估，例如，骨盆狭窄可致胎位异常及宫缩乏力，宫缩乏力亦可引起胎位异常。后两种因素异常通过调节，有望转化为正常。

【原因】

1. 产力异常　包括子宫收缩力、腹肌及膈肌收缩力和肛提肌收缩力异常，主要是子宫收缩力异常。子宫收缩力异常又分为子宫收缩乏力（协调性子宫收缩乏力及不协调性子宫收缩乏力）及子宫收缩过强（协调性子宫收缩过强及不协调性子宫收缩过强）。子宫收缩乏力可导致产程延长或停滞；子宫收缩过强可引起急产或严重的并发症。

2. 产道异常　有骨产道及软产道异常，临床上以骨产道狭窄多见。骨产道狭窄可导致产力异常或胎位异常。骨产道过度狭窄，即使正常大小的胎儿也难以通过（头盆不称）。

3. 胎儿异常　包括胎位异常（头先露、臀先露及肩先露等）及胎儿相对过大。

【临床表现及诊断】

1. 母体方面的变化

（1）一般情况：产程延长可使产妇烦躁不安、乏力、进食减少。检查可见口干唇裂、舌苔黄厚，甚至体温升高；严重者可出现肠胀气或尿潴留。

（2）产科情况：产力异常时，子宫收缩乏力或过强、过频；宫颈水肿或宫颈扩张缓慢、停滞；胎先露部下降延缓或胎先露部不下降，严重时，先兆子宫破裂或子宫破裂；胎膜早破。

2. 胎儿方面的变化

（1）胎头水肿或血肿：产程进展缓慢或停滞，胎头先露部位软组织长时间受到产道挤压，出现胎儿头皮水肿（又称产瘤）；或胎头在产道中被挤压、牵拉使骨膜下血管破裂，发生胎头血肿。

（2）胎儿颅骨缝过度重叠：产程延长，活跃期及二产程，胎头下降慢或停止，胎儿颅骨缝过度重叠，胎头下降受阻，骨产道狭窄，表明存在头盆不称。不宜经阴道分娩，应选择剖宫产。

（3）胎儿窘迫：产程延长特别是第二产程延长时可出现胎儿窘迫。

3. 产程时限异常　常见以下 6 种情况，可以单独存在，也可以并存。

（1）潜伏期延长（prolonged latent phase）：从规律宫缩开始至宫颈口扩张 6cm 称为潜伏期。初产妇>20 小时，经产妇>14 小时。

（2）活跃期停滞（arrested active phase）：当破膜后子宫颈口扩张≥6cm 后，如宫缩正常，子宫颈口停止扩张≥4 小时；如宫缩欠佳，子宫颈口停止扩张≥6 小时。

（3）第二产程延长（protracted second stage）：初产妇>3 小时，经产妇>2 小时，（硬膜外麻醉镇痛分娩时初产妇>4 小时，经产妇>3 小时）。产程无进展（胎头下降、旋转）。

（4）胎头下降延缓（protracted descent）：在宫颈扩张减速期及第二产程时，胎头下降最快。此段初产妇<1.0cm/h、经产妇<2.0cm/h。

（5）胎头下降停滞（arrested descent）：减速期后胎头下降停止>1 小时。

（6）滞产（prolonged labor）：总产程超过 24 小时，称为滞产。

临产后应密切观察产程进展，认真绘制产程图。一旦出现上述产程进展异常情况，积极寻找导致原因并作出相应的处理。

【处理】　异常分娩处理原则应以产前预测，产时准确及时诊断，针对原因适时处理。出现产程异常，均需仔细评估子宫收缩力、胎儿大小与胎位、骨盆狭窄程度以及头盆是否相称等，综合分析以判断是否可经阴道试产。

1. 可能经阴道分娩的处理　若无明显的头盆不称、胎位异常及其他产科禁忌证，应给予每个产妇充分试产的机会。

（1）潜伏期延长：不易确定临产的精确时间而使潜伏期的处理较困难。疑有潜伏期延长时，首选镇静治疗性休息，如用哌替啶 100mg 或吗啡 10mg 肌注。使假临产者的宫缩消失。绝大多数潜伏期宫缩乏力产妇经充分休息后自然进入活跃期，仅有不足5%潜伏期宫缩乏力者。破膜后，给予缩宫素静脉滴注12~18小时，产程无进展，可诊断试产失败。无头盆不称及可疑胎儿窘迫，产程有进展但缓慢（包括宫口扩张及先露下降的评估）的第一产程不作为剖宫产指征。

（2）活跃期停滞：无头盆不称，可行人工破膜，配合缩宫素静脉滴注等处理，在试产过程中应保持有效宫缩（如宫缩持续30~50秒，强度适中，间隙期3分钟），严密观察胎心率及产程进展。发现枕后位等胎位异常，可通过指导产妇改变体位促进胎头枕部向前旋转，必要时可手转胎头矫正胎位。当破膜后子宫颈口扩张≥6cm，如宫缩正常，子宫颈口扩张≥4小时；或宫缩欠佳，子宫颈口扩张≥6小时，则可能存在头盆不称，应及时行剖宫产结束分娩。

（3）第二产程延长：第二产程胎头下降延缓或胎头下降停滞时，应高度警惕头盆不称，立即行阴道检查。在及时查清胎方位及有无骨盆狭窄的同时，检查胎头颅骨重叠程度、胎先露部位置，胎头是否衔接，有无产瘤及复合先露等。在充分判定头盆相称程度的基础上，应指导产妇配合宫缩加腹压用力缩短第二产程，也可静脉滴注缩宫素。若为持续性枕横位或枕后位，可徒手转至枕前位，S>+3、胎头双顶径已越过中骨盆横径时，可行胎头吸引器或产钳助产。结合产力、胎位及胎心率等综合因素决定分娩方式，避免第二产程延长。

通过上述处理，有可能纠正因头盆不称导致的继发性宫缩乏力，避免产程延长及停滞，并使胎儿经阴道自然娩出或手术助产娩出，必要时，剖宫产结束分娩。

2. 难以经阴道分娩的处理　产程中一旦发现胎头高直后位、前不均倾位、颏后位及额先露时，均应终止阴道试产，行剖宫产结束分娩。骨盆绝对性狭窄或胎儿过大，明显头盆不称或肩先露及臀先露尤其是足先露时，均应行择期剖宫产术。产力异常出现病理缩复环，无论胎儿是否存活，在抑制宫缩的同时尽早行剖宫产。

【小结】　分娩的过程是产力、产道及胎儿等因素相互适应的动态进展过程，任何一种或两种以上因素发生异常均可导致分娩异常。6种产程异常的表现，可为单独因素，也可并存。应当综合母胎儿两方面的变化，充分试产。异常分娩处理原则以产前预测为主，针对原因适时处理。

第二节　产力异常

子宫收缩力是分娩进程中最重要的产力，贯穿于分娩全过程，具有节律性、对称性、极性及缩复作用等特点。无论何种原因使上述特点发生改变，如失去节律性、极性倒置、收缩过弱或过强，均称为子宫收缩力异常。产力异常（abnormal uterine action）。主要包括：子宫收缩乏力（uterine inertia）及子宫收缩过强（uterine overcontraction）两种（图6-1）。

- 子宫收缩力异常
  - 子宫收缩乏力
    - 协调性低张性
      - 原发性
      - 继发性
    - 不协调性
  - 子宫收缩过强
    - 协调性（急产）
    - 不协调性
      - 子宫痉挛性狭窄环
      - 强直性子宫收缩

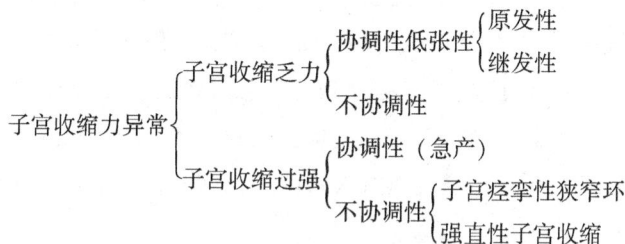

图6-1 子宫收缩力异常的分类

一、子宫收缩乏力

【原因】　子宫收缩功能取决于子宫肌源性、精神源性及激素调节体系中的同步化程度，任何一方异常均可直接导致产力异常。

1. 头盆不称或胎位异常　胎儿先露部不能紧贴子宫下段及宫颈内口，影响内源性缩宫素的释放及反射性子宫收缩。

2. 精神心理因素　产妇对分娩有恐惧、紧张、焦虑等精神心理障碍。

3. 子宫肌源性因素　子宫畸形、子宫肌纤维过度伸展（如巨大胎儿、双胎妊娠、羊水过多等）、高龄产妇、经产妇、有宫内感染、子宫肌瘤等因素，影响子宫收缩的对称性及极性，引起子宫收缩乏力。

4. 内分泌失调　临产后产妇体内缩宫素及前列腺素合成、释放不足，或缩宫素受体量少。胎儿、胎盘合成与分泌硫酸脱氢表雄酮量少，致宫颈成熟度欠佳，亦可引起原发性宫缩乏力。

5. 其他　在产程早期使用大剂量解痉、镇静、镇痛剂，可直接抑制子宫收缩。行硬膜外麻醉镇痛分娩或产妇疲乏时，导致子宫收缩乏力，使产程延长。

【临床表现及诊断】

1. 协调性子宫收缩乏力（低张性子宫收缩乏力 hypotonic uterine inertia）

子宫收缩有正常的节律性、对称性及极性，但收缩力弱。致使产程延长，甚至停滞。根据宫缩乏力发生时期分为：①原发性宫缩乏力：指产程一开始就出现；②继发性宫缩乏力：指产程开始正常，进入活跃期后强度转弱，使产程延长或停滞，多伴有胎位或骨盆等异常。

2. 不协调性子宫收缩乏力（高张性子宫收缩乏力 hypertonic uterine inertia）宫缩失去正常的对称性、节律性，尤其是极性，不能产生向下的合力，无效宫缩，胎先露部不下降，宫口不扩张。产妇出现持续性腹痛及静息宫内压升高。

【对产程及母儿影响】

1. 对产程　宫缩乏力使产程进展缓慢或停滞。原发性宫缩乏力可致潜伏期延长，继发性宫缩乏力可导致第一及第二产程延长、停滞，甚至发生滞产。

2. 对产妇　产程延长直接影响产妇的休息及进食，加上体力消耗和过度换气，可致产妇精神疲惫、全身乏力，严重者引起脱水、酸中毒或低钾血症，手术产率增加。第二产程延长产道受压过久致产后尿潴留，甚至发生尿瘘或粪瘘。亦可导致产后出血和产褥感染率增加。

3. 对胎儿　不协调性宫缩乏力不能使子宫壁完全放松，对子宫胎盘循环影响大，易发生胎儿窘迫；产程延长胎头及脐带等受压机会增加，手术助产机会增高，易发生新生儿产伤，使新生儿窒息、颅内出血及吸入性肺炎等发病率增加。

【处理】

1. 协调性子宫收缩乏力　不论是原发性还是继发性，首先应寻找原因。发现头盆不称或胎位异常预计不能经阴道分娩者，应行剖宫产术。确认无头盆不称和胎位异常、胎儿窘迫征象，能经阴道分娩者，应采取加强宫缩的措施。

（1）第一产程

①一般处理：应预防宫缩乏力，解除产妇对分娩的心理顾虑与紧张情绪，指导休息、饮食及大小便等。对潜伏期出现的宫缩乏力，必要时可用强镇静剂如哌替啶 100mg 或吗啡 10mg 肌注，镇静治疗后绝大多数潜伏期宫缩乏力者经充分休息后自然转入活跃期。

②加强宫缩：a. 物理方法：宫口扩张≥5cm、无头盆不称、胎头已衔接而产程延缓时，可行人工破膜术，使胎头直接紧贴子宫下段及宫颈内口，引起反射性子宫收缩，加速产程进展，同时观察羊水性状。宫颈 Bishop 评分≥7 分者，成功率较高。b. 药物：（i）缩宫素：从小剂量开始静脉滴注，通常用缩宫素 2.5U 加入 0.9%生理盐水 500ml 中，每 1ml 中含有 5mU 缩宫素，开始滴速为 8 滴/分，每分钟滴入的缩宫素应控制在 2.5mU，在确定无过敏后，剂量可逐渐增加，在

15分钟内调整到有效剂量（宫缩间歇2~3分钟，持续40~60秒，宫腔压力不超过60mmHg）。通过调整给药浓度，在不引起子宫过强收缩及胎儿窘迫的情况下使宫口扩张及胎先露部下降；缩宫素的血浆半衰期平均为5分钟，用药后20~40分钟可达血浆稳态浓度，加量间隔以15~30分钟、每次增加浓度以1~3mU/min为宜，最大给药浓度不超过7.5mU/min。用药时密切观察宫缩、胎心监护、血压及产程进展等变化，警惕水中毒。若血压升高，应减慢滴注速度；一旦激惹性宫缩或宫缩持续时间超过1分钟或胎心率明显减速（包括胎心持续减速及晚期减速等），均应立即停用缩宫素。对有明显产道梗阻或伴瘢痕子宫（scarreduterus）者不宜应用。（ii）地西泮：地西泮10mg静脉缓慢推注，2~3分钟注完。间隔4~6小时酌情再用。可选择性地使宫颈肌纤维松弛，而不影响宫体肌收缩，可降低母体交感神经系统兴奋性，使子宫血管张力下降，改善子宫的血液循环。镇静、催眠作用可缓解产妇的紧张情绪及疲惫状态，减少产妇体内儿茶酚胺分泌，有助于恢复子宫收缩。

（2）第二产程：若头盆相称出现宫缩乏力，可静脉滴注缩宫素加强宫缩，指导产妇配合宫缩屏气用力，争取经阴道自然分娩；有胎儿窘迫征象应尽早结束分娩，胎头双顶径已通过坐骨棘平面且无明显颅骨重叠，可行阴道助产；否则应行剖宫产术。

（3）第三产程：胎肩娩出后立即将缩宫素10~20U静脉滴注，预防产后出血。对产程长、破膜时间长及手术产者，给予抗生素防感染。

2. 不协调性子宫收缩乏力　应调节子宫收缩，使其恢复正常节律性及极性。可给予哌替啶100mg或吗啡10mg肌注，产妇充分休息后多能恢复为协调性子宫收缩，若伴胎儿窘迫及头盆不称者禁用强镇静剂，应尽早行剖宫产。在子宫收缩恢复为协调性之前，严禁使用缩宫药物，以免加重病情。

二、子宫收缩过强

【临床表现及诊断】

1. 协调性子宫收缩过强　子宫收缩的节律性、对称性及极性均正常，仅收缩力过强。若无产道梗阻，常以产程短暂为特征，可使总产程<3小时，称为急产（precipitate delivery）。若存在产道梗阻或瘢痕子宫，可发生病理缩复环或子宫破裂。

2. 不协调性子宫收缩过强

（1）子宫痉挛性狭窄环（constriction ring of uterus）：子宫局部平滑肌呈痉挛

性不协调性收缩形成的环形狭窄，持续不放松。狭窄环常见于子宫上下段交界处及胎体狭窄部，如胎儿颈部。产妇出现持续性腹痛，烦躁不安，宫颈扩张缓慢，胎先露部下降停滞，胎心时快时慢，第三产程常造成胎盘嵌顿（placental incarceration），手取胎盘时可在吕颈内口上方直接触到此环（图 6-2）。

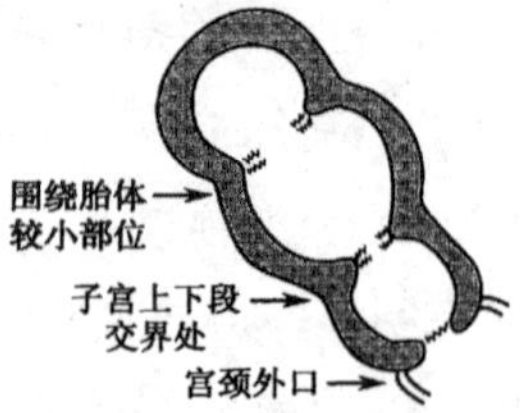

图 6-2　子宫痉挛性狭窄环

（2）强直性子宫收缩（tetanic contraction of uterus）：常见于缩宫药使用不当。子宫收缩失去节律性，呈持续性强直性收缩。产妇因持续性腹痛常有烦躁不安、腹部拒按，不易查清胎位，胎心听不清。若合并产道梗阻，亦可出现病理缩复环、血尿等先兆子宫破裂征象。

【对产程及母儿影响】

1. 对产程　协调性子宫收缩过强可致急产，不协调性子宫收缩过强形成子宫痉挛性狭窄环或强直性子宫收缩时，可导致产程延长及停滞。

2. 对产妇　无论急产还是强直性子宫收缩均易造成软产道裂伤。宫缩过强宫腔内压力增高，有发生羊水栓塞的危险。子宫痉挛性狭窄环可使产程停滞、胎盘嵌顿，增加产后出血、产褥感染及手术产的机会。

3. 对胎儿　急产及强直性子宫收缩使子宫胎盘血流减少，子宫痉挛性狭窄环使产程延长，易发生胎儿窘迫及新生儿窒息，严重者直接导致死胎及死产。

【处理】　以预防为主，有急产史（包括家族有急产史）者应提前入院待产，临产后慎用缩宫药物及其他可促进宫缩的产科处置，如人工破膜等。一旦发生强直性子宫收缩，给予产妇吸氧的同时应用宫缩抑制剂，如 25%硫酸镁 20ml 加入 5%葡萄糖液 20ml 缓慢静注，哌替啶 100mg 肌注（适用于 4 小时内胎儿不会娩出者），在抑制宫缩的同时密切观察胎儿安危。若宫缩缓解、胎心正常，可等待自然分娩或经阴道手术助产；若宫缩不缓解，已出现胎儿窘迫或病理缩复环者，应尽早行剖宫产；若胎死宫内，应先缓解宫缩，处理死胎，以不损害母体为原则。

【小结】　产力异常包括子宫收缩乏力和子宫收缩过强，两者又有协调性及不协调性之分。子宫收缩乏力可由头盆不称、胎位异常、精神因素、子宫因素及内分泌失调等引起，手术产率高，可导致产程延长、产后出血、水电解质紊乱、产褥感染率、胎儿窘迫、新生儿窒息等母儿并发症。子宫收缩过强可导致产程进展过快、病理性缩复环或子宫破裂、子宫痉挛性狭窄环、强直性子宫收缩等，发生急产或产程延长，增加羊水栓塞、产后出血、产褥感染及手术产的机会。

第三节　产道异常

产道异常包括骨产道异常及软产道异常，以骨产道异常多见。

一、骨产道异常

包括骨盆形态异常及骨盆径线过短。骨盆径线过短或骨盆形态异常，使骨盆腔容积小于胎先露部能够通过的限度，称为狭窄骨盆（pelvic contraction）。可以是一个径线过短或多个径线同时过短；也可以是一个平面狭窄或多个平面同时狭窄。造成狭窄骨盆的原因有先天发育异常、出生后营养、疾病及外伤等因素。

【狭窄骨盆的分类】

1. 骨盆入口平面狭窄（contracted pelvic inlet）　扁平型骨盆最常见，骨盆入口平面前后径

狭窄。根据骨盆入口平面狭窄程度，分为3级：Ⅰ级临界性狭窄，骶耻外径18cm，对角径11.5cm，入口前后径10.0cm，多数可经阴道分娩；Ⅱ级相对性狭窄，骶耻外径16.5~17.5cm，对角径10.0~11.0cm，入口前后径8.5~9.5cm，需经试产后才能决定是否可以经阴道分娩；Ⅲ级绝对性狭窄，骶耻外径≤16.0cm，对角径≤9.5cm，入口前后径≤8.0cm，必须以剖宫产结束分娩。根据形态变异分为两种：

（1）单纯扁平骨盆（simple flat pelvis）：入口呈横扁圆形，骶岬向前下突出，入口横径正常前后径缩短，骶凹存在。

（2）佝偻病性扁平骨盆（rachitic flat pelvis）：入口呈横的肾形，骶岬向前突，入口前后径明显缩短，骶凹消失，骶骨下段变直后移，尾骨前翘，坐骨结节外翻使耻骨弓角度及坐骨结节间径增大（图6-3）。

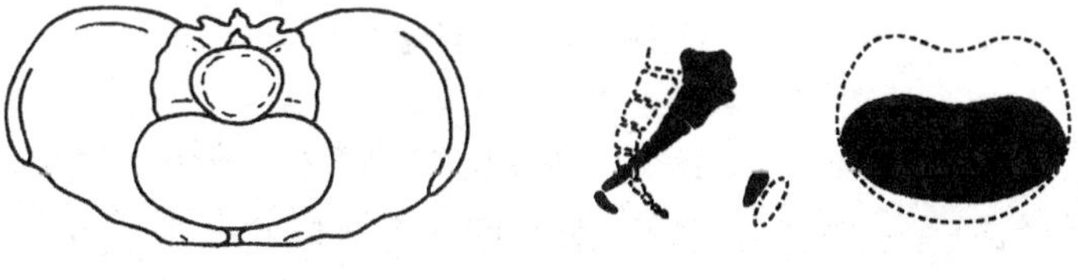

图6-3　佝偻病性扁平骨盆

2. 中骨盆平面狭窄（contracted midpelvis） 主要为男型骨盆及类人猿型骨盆，以坐骨棘间径及中骨盆后矢状径狭窄为主。中骨盆平面狭窄分为 3 级；Ⅰ级临界性，坐骨棘间径 10. 0cm，坐骨棘间径加后矢状径 13. 5cm；Ⅱ级相对性狭窄，坐骨棘间径 8. 5~9. 5cm，坐骨棘间径与后矢状径 12. 0~13. 0cm；Ⅲ级绝对性狭窄，坐骨棘间径≤8. 0cm，坐骨棘间径加后矢状径≤11. 5cm。

3. 骨盆出口平面狭窄（contracted pelvic outlet） 常与中骨盆平面狭窄伴行，多见于男型骨盆。骨盆侧壁内收及骶骨直下使坐骨切迹<2 横指、耻骨弓角度<90°，呈漏斗型骨盆（funnel shaped pelvis）（图 6-4）。将骨盆出口狭窄分 3 级：Ⅰ级临界性，坐骨结节间径 7. 5cm，坐骨结节间径与出口后矢状径之和 15. 0cm；Ⅱ级相对性狭窄，坐骨结节间径 6. 0~7. 0cm，坐骨结节间径与出口后矢状径之和 12. 0~14. 0cm；Ⅲ级绝对性狭窄，坐骨结节间径≤5. 5cm，坐骨结节间径与出口后矢状径之和≤11. 0cm。

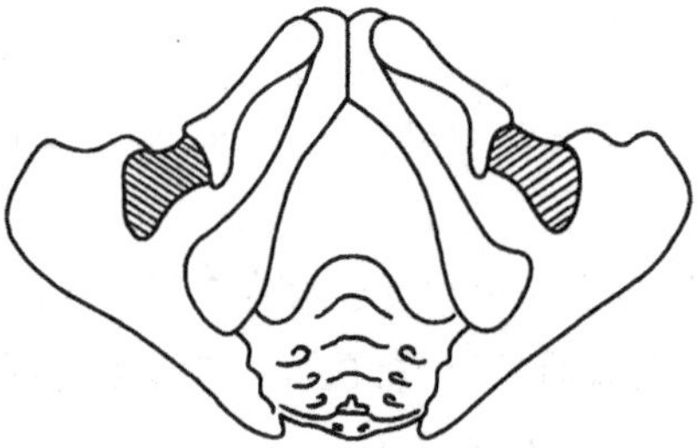

图 6-4 漏斗型骨盆

4. 骨盆三个平面狭窄 外形属女型骨盆，三个平面各径线均比正常值小 2cm 或更多，称为均小骨盆（generallycontractedpelvis）（图 6-5）。

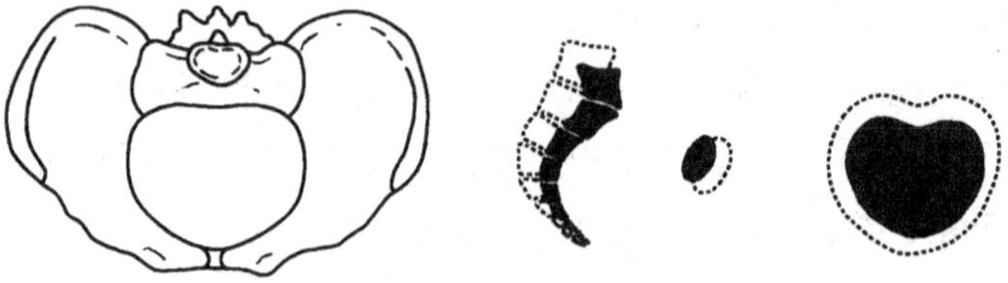

图 6-5 均小骨盆

5. 畸形骨盆 丧失正常形态及对称性所致的狭窄。偏斜骨盆的共性特征是骨盆两侧的侧斜径（一侧髂后上棘与对侧髂前上棘间径）或侧直径（同侧髂后上棘与髂前上棘间径）之差>1cm（图 6-6）。有尾骨骨折史可致尾骨尖前翘或骶尾关节融合使骨盆出口前后径明显变短，导致骨盆出口平面狭窄而影响分娩。

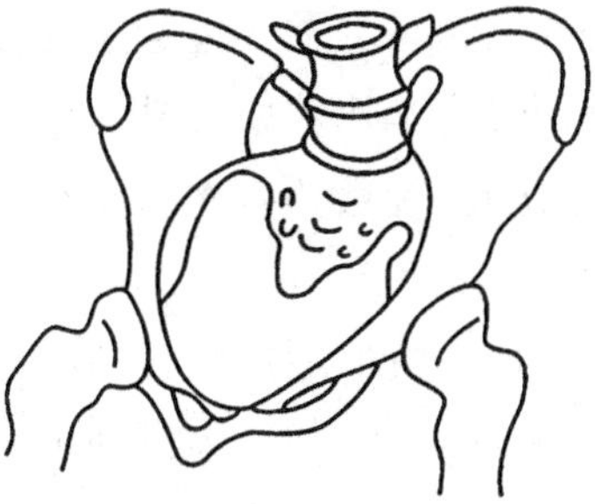

图 6-6　偏斜骨盆

【狭窄骨盆的临床表现】

1. 骨盆入口平面狭窄的临床表现

（1）胎先露及胎方位异常：狭窄骨盆孕产妇，臀先露、肩先露等异常胎位发生率是正常骨盆者的 3 倍以上。头先露初产妇已临产，但胎头迟迟不入盆。检查胎图 6-6 偏斜骨盆头跨耻征阳性；产程早期胎头常呈不均倾位或仰伸位入盆。若为骨盆临界性或相对性入口平面狭窄、胎儿不大且产力好，经充分试产可经阴道分娩；否则，胎头受阻于骨盆入口，衔接失败，属绝对性头盆不称，应行剖宫产。

（2）产程进展异常：因骨盆入口平面狭窄而致相对性头盆不称时，常见潜伏期及活跃期早期产程延长。经充分试产，胎头衔接则后期产程进展相对顺利。绝对性头盆不称时，常导致宫缩乏力及产程停滞。

（3）其他：胎膜早破及脐带脱垂等分娩期发病率增高。头盆不称产妇跻带脱垂风险为正常产妇的 4~6 倍以上。偶有狭窄骨盆伴有宫缩过强者，因产道梗阻使产妇出现腹痛拒按、排尿困难，甚至尿潴留等症状。产妇下腹压痛明显、耻骨联合分离、宫颈水肿，出现病理缩复环、肉眼血尿等先兆子宫破裂征象。若未及时处理则可发生子宫破裂。

2. 中骨盆平面狭窄的临床表现

（1）胎方位异常：当胎头下降至中骨盆平面时，中骨盆横径狭窄致使胎头内旋转受阻，易出现持续性枕后（横）位，经阴道分娩受阻。

（2）产程进展异常：胎头多于宫口近开全时完成内旋转，因此持续性枕后（横）位可使减速期及第二产程延长，胎头下降延缓与停滞。

（3）其他：易致继发性宫缩乏力，胎头强行通过中骨盆以及手术助产矫正胎方位等易发生胎儿颅内出血、头皮血肿等，强行阴道助产则可导致严重的会阴、阴道损伤。中骨盆严重狭窄、宫缩又较强，同样可发生子宫破裂。

3. 骨盆出口平面狭窄的临床表现　常与中骨盆平面狭窄并存。可导致继发性宫缩乏力及第二产程停滞，胎头双顶径不能通过骨盆出口。

【狭窄骨盆的诊断】利用影像学技术如 X 线、CT 和 MRI 检查可精确测量骨盆腔的大小，但临床未广泛应用，X 线检查对母儿双方均不利，现已弃用。主要通过产科检查评估骨盆大小。

1. 病史　询问产妇既往是否患佝偻病、骨结核、脊髓灰质炎及骨外伤等，经产妇更应详细询问既往分娩史，有无难产及其他等。

2. 全身检查　注意身高、脊柱及下肢残疾情况以及米氏菱形窝是否对称等。身高<145cm 者易合并均小骨盆，脊柱侧突或跛行者可伴偏斜骨盆畸形。骨骼粗壮、颈部较短者易伴漏斗型骨盆。米氏菱形窝对称但过扁者易合并扁平骨盆、过窄者易合并中骨盆狭窄，两髂后上棘对称突出且狭窄者往往是类人猿型骨盆特征，米氏菱形窝不对称、一侧髂后上棘突出者则偏斜骨盆可能性大。

3. 腹部检查　初产妇呈尖腹、经产妇呈悬垂腹者，往往可能有骨盆入口狭窄。临产后还应充分评估头盆关系，胎头跨耻征阳性，表示头盆不称（cephalopelvic disproportion，CPD）（图 6-7）。提示有骨盆相对性或绝对性狭窄可能，头盆是否相称还与骨盆倾斜度和胎方位相关。

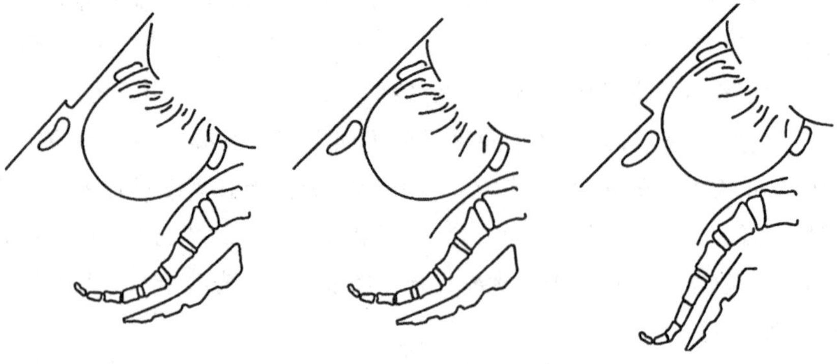

图 6-7　检查头盆相称程度

4. 骨盆评估　除测量骶耻外径和坐骨结节间径外，还应注意检查耻骨弓角度、对角径、坐骨切迹宽度、坐骨棘内突程度、骶凹曲度及骶尾关节活动度等，以便充分预测骨盆各平面的狭窄程度。

5. 胎位及产程动态监测　初产妇临产后胎头尚未衔接或呈臀先露、肩先露等异常胎先露，或头先露呈不均倾位衔接，或胎头内旋转受阻以及产力、胎位正常而产程进展缓慢时，均提示有狭窄骨盆可能，应根据头盆相称程度确定是否可经阴道试产。

【狭窄骨盆对产程及母儿影响】

1. 对产程　使产程延长及停滞。入口狭窄使潜伏期及活跃期均延长或停滞；中骨盆狭窄可使胎头下降延缓、停滞，活跃期及第二产程延长；出口狭窄使第二产程延长及胎头下降停滞。

2. 对产妇　入口狭窄使异常胎先露发生率增加；中骨盆狭窄易致胎方位异常。胎先露部下降受阻多导致继发性宫缩乏力，产程延长，使手术产及产后出血增多；产道受压过久，可形成尿瘘或粪瘘；伴宫缩过强形成病理缩复环，可致子宫破裂；因滞产阴道检查次数增多，产褥感染机会增加。

3. 对胎儿　入口狭窄使胎头高浮或胎膜早破，增加脐带先露及脐带脱垂机会；胎头内旋转及下降受阻，在产道受压过久，强行通过狭窄产道或手术助产，易引起新生儿颅内出血及其他产伤、感染等。

【狭窄骨盆分娩处理】

1. 骨盆入口平面狭窄的处理

（1）骶耻外径16.5~17.5cm、骨盆入口前后径8.5~9.5cm、胎头跨耻征可疑阳性，相对骨盆入口平面狭窄，若产妇一般状况及产力良好，足月胎儿体重<3000g，胎位、胎心正常时，当破膜后子宫颈口扩张≥6cm后，试产时间以4~6小时为宜。产程仍无进展或出现胎儿窘迫征象，应及时行剖宫产术。

（2）骶耻外径≤16.0cm、骨盆入口前后径≤8.0cm、胎头跨耻征阳性，绝对骨盆入口平面狭窄，足月活胎应行剖宫产术。

2. 中骨盆平面狭窄的处理　中骨盆平面狭窄容易导致持续性枕后位或枕横位，多为活跃期停滞及第二产程延长、继发性宫缩乏力。若宫口开全初产妇已2小时，经产妇已1小时以上，胎头双顶径达到坐骨棘水平或更低，可以徒手转胎位，加强产力，可阴道分娩或阴道助产；胎头双顶径仍在坐骨棘水平以上，或伴有胎儿窘迫征象，应行剖宫产术。

3. 骨盆出口平面狭窄的处理　骨盆出口平面狭窄不应阴道试产。

4. 骨盆三个平面均狭窄的处理　在胎儿小、产力好、胎位及胎心正常的情况下可试产。头盆不称，胎儿较大时，应当实施剖宫产。

5. 畸形骨盆的处理　应根据畸形骨盆种类、狭窄程度、胎儿大小及产力等情况具体分析。畸形严重、头盆明显不称者，应及时行剖宫产术。

二、软产道异常

软产道异常同样可致异常分娩，但少见。软产道异常可由先天发育异常及后天疾病因素引起。

【先天发育异常】

1. 阴道横隔　横隔厚直接阻碍胎先露部下降使产程停滞，需剖宫产分娩；若横隔薄随胎先露部下降被进一步撑薄，通过横隔孔查及逐渐开大的宫口，在确认为横隔后，可在直视下以小孔为中心将横隔 X 形切开，待胎盘娩出后用可吸收线间断或连续锁边缝合残端。

2. 阴道纵隔　伴有双宫颈者，纵隔被推向对侧，分娩多无阻碍；发生于单宫颈者，可在分娩时切断挡在胎先露部前方的纵隔，产后用可吸收线间断或连续锁边缝合残端。若在孕前已确诊，可先行矫形术。

【软产道瘢痕】

1. 子宫下段瘢痕　随着初产妇剖宫产率升高，使子宫下段的手术瘢痕者增多。瘢痕子宫再孕分娩时有瘢痕破裂的危险，使重复剖宫产机会相应增加。但并非所有曾行剖宫产的妇女再孕后均须剖宫产，需视前次剖宫产术式、指征、术后有无感染、术后再孕间隔时间、既往剖宫产次数以及本次妊娠临产后产力、产道及胎儿相互适应情况等综合分析决定是否剖宫产后阴道分娩（vaginal birth after caesarean，VBAC）。若前次剖宫产切口为子宫下段横切口，再孕后阴道试产成功率高；但若前次术式为子宫上段纵切口或 T 形切口、术后有感染、前次剖宫产次数≥2 次、巨大子宫肌瘤穿透子宫黏膜剔除术后者不宜试产。

2. 宫颈瘢痕　宫颈慢性炎症经冷冻、高频电刀或手术锥形切除治疗，或宫颈内口松弛经环扎手术治疗，宫颈坚硬、宫颈水肿均可使宫颈局部形成瘢痕、挛缩、狭窄或缺乏弹性，影响宫颈扩张。可静注地西泮 10mg 或宫旁两侧注入 0. 5% 利多卡因 10ml 软化宫颈治疗，如无效应剖宫产分娩。

3. 阴道瘢痕　若瘢痕不严重且位置低时，可行会阴后-侧切开术后阴道分娩；若瘢痕严重，曾行生殖道瘘修补术或瘢痕位置高时，均应行剖宫产术。

【盆腔肿瘤】

1. 子宫肌瘤　不阻碍产道可经阴道分娩。子宫下段及宫颈肌瘤阻碍胎先露部衔接及下降时，应行剖宫产术，同时行肌瘤切除术。若肌瘤位置异常，术前准备不足，产后手术可避免产时手术失血过多等不利因素。

2. 卵巢肿瘤　卵巢肿瘤位于骨盆入口阻碍胎先露部衔接者，应行剖宫产同时切除肿瘤，术后送病理检查。

3. 宫颈癌　癌肿质硬而脆，经阴道分娩易致裂伤出血及癌肿扩散，应行剖宫产术。若为早期浸润癌可先行剖宫产术，随即行宫颈癌根治术或术后放疗。

【其他】　阴道尖锐湿疣：可因阴道分娩感染新生儿患喉乳头状瘤，若为女婴亦可患生殖道湿疣。另外，外阴及阴道的尖锐湿疣在妊娠期生长迅速，病灶易扩散，病变部位组织质脆，阴道分娩易致软产道裂伤及感染，以行剖宫产为宜。

【小结】　产道异常包括骨产道异常及软产道异常，以骨产道异常多见。骨产道异常又称狭窄骨盆，可为入口平面狭窄、中骨盆平面狭窄、出口平面狭窄、均小及畸形骨盆。骨产道异常可导致胎方位异常、产程延长、宫缩乏力、产后出血、胎儿窒息、新生儿产伤或感染等，严重时发生子宫破裂。产前应综合评估判断，选择正确的分娩方式，充分试产。软产道异常可由先天发育异常及后天疾病因素引起，软产道异常在产程中无法解除时，应行剖宫产终止妊娠。

第四节　胎位异常

胎位异常（abnormal fetal position）包括头先露异常、臀先露及肩先露等。头先露异常最常见，以胎头为先露的难产，又称头位难产。

一、持续性枕后位、枕横位

正常分娩时，胎头双顶径抵达中骨盆平面时完成内旋转动作，胎头得以最小径线通过骨盆最窄平面顺利经阴道分娩。临产后凡胎头以枕后位或枕横位衔接，经充分试产，胎头枕部仍位于母体骨盆后方或侧方，不能转向前方致使分娩发生困难者，称为持续性枕后位（persistent occiput posterior position）或持续性枕横位（persistent occiput transverse position），约占分娩总数的5%。

【原因】

1. 骨盆异常　男型骨盆与类人猿型骨盆多有中骨盆狭窄，阻碍胎头内旋转，容易发生持续性枕后位或枕横位。扁平骨盆及均小骨盆容易使胎头以枕横位衔接，俯屈不良影响内旋转，使胎头枕横位嵌顿在中骨盆形成持续性枕横位。

2. 其他　子宫收缩乏力、前置胎盘、胎儿过大或过小以及胎儿发育异常等均可影响胎头俯屈及内旋转，造成持续性枕后位或枕横位。

【诊断】

1. 临床表现　临产后胎头枕后位衔接影响胎头俯屈及下降，进而不能有效扩张宫颈及影响内源性缩宫素释放，易致低张性宫缩乏力。胎儿枕部压迫产道，产妇觉肛门坠胀及排便感，宫口尚未开全时过早屏气，第二产程腹肌收缩乏力使胎头下降延缓或停滞，产程延长。在阴道口见到胎发，多次宫缩时屏气胎头不继续下降，应考虑可能是持续性枕后位。

2. 腹部检查　胎背偏向母体后方或侧方，前腹壁触及胎儿肢体，且在胎儿肢体侧容易听及胎心。

3. 阴道（肛门）检查　枕后位时盆腔后部空虚。持续性枕横位时矢状缝与骨盆横径一致，前后囟分别位于骨盆两侧后方，因胎头俯屈差，前囟常低于后囟(图 6-8)。若宫口开全，因胎头产瘤触不清颅缝及囟门时，可借助胎儿耳廓及耳屏位置判定胎方位。

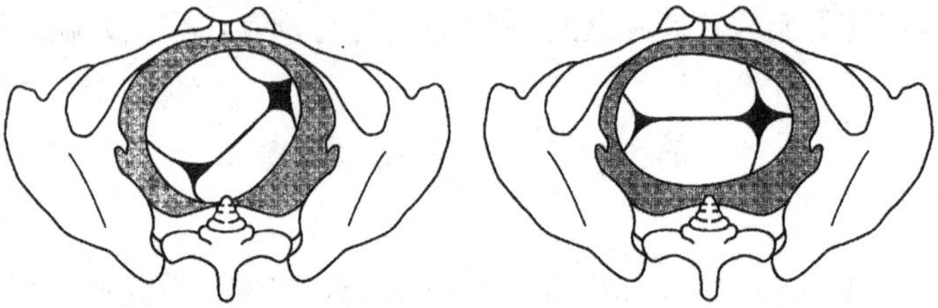

图 6-8　持续性枕后位、枕横位

4. 超声检查　超声探测胎头枕部及眼眶方位即可明确诊断。

【分娩机制】在无头盆不称时，多数枕后位及枕横位在强有力的宫缩作用下，可使胎头枕部向前旋转 90°～135°成为枕前位。在分娩过程中，若不能自然转为枕前位者，其分娩机制为：

1. 枕后位　枕左（右）后位内旋转时向后旋转 45°，使矢状缝与骨盆前后径相一致，胎儿枕部朝向骶骨成正枕后位（occiput directly posterior），其分娩方式：

（1）胎头俯屈较好：继续下降前囟抵达耻骨联合下，以前囟为支点，胎头继续俯屈，自会阴前缘先娩出顶部及枕部，随后胎头仰伸再自耻骨联合下相继娩出额、鼻、口、颏。此种分娩方式为枕后位经阴道助产最常见的方式。

（2）胎头俯屈不良：胎头额部先拨露，当鼻根抵达耻骨联合下时，以鼻根为支点，胎头先俯屈，使前囟、顶部及枕部相继从会阴前缘娩出，随后胎头仰伸自耻骨联合下相继娩出额、鼻、口及颏。因胎头以较大的枕额周径旋转，这种分娩方式较前者困难，除少数产力好、胎儿小能以正枕后位自然娩出外，多数需阴道助娩（图 6-9）。

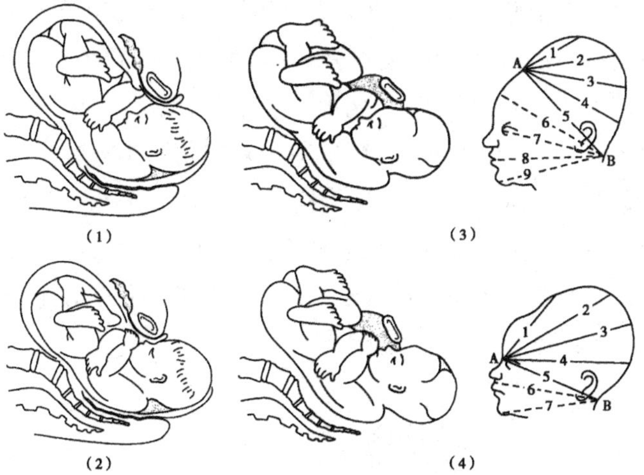

图 6-9　枕后位分娩机制

2. 枕横位　部分枕横位于下降过程中内旋转受阻，或枕后位仅向前旋转 45°成为持续性枕横位时，多需用手或胎头吸引器（或产钳）将胎头转成枕前位经阴道娩出。

【对产程及母儿影响】

1. 对产程　持续性枕后（横）位容易导致胎头下降延缓及停滞。处理不及时导致第二产程延长，甚至滞产。

2. 对母体　容易继发性宫缩乏力及产程延长。若产道受压过久因膀胱麻痹可致尿潴留，甚至发生生殖道瘘。阴道助产增多，产道裂伤、产后出血及产褥感染机会增加。

3. 对胎儿　由于产程延长及手术助产机会增多，易致胎儿窘迫、新生儿窒息及产伤等，使围生儿死亡率增高。

【处理】　若骨盆无异常、胎儿不大，可试产。

1. 第一产程　密切观察产程进展及胎心变化，防止产妇过早屏气用力，防宫颈前唇水肿及体力消耗；产妇取胎背对侧卧位，促进胎头俯屈、下降及向前旋转，充分试产。宫缩乏力时，可静脉滴注缩宫素；宫口开大 6cm 以上，可行人工破膜，观察羊水性状，促进产程进展。若经过上述处理效果不佳，宫口开大 <1cm/h 或无进展或试产过程中出现胎儿窘迫，均应行剖宫产术。

2. 第二产程　发现胎头下降延缓及停滞时，应及时行阴道检查确定胎方位，发现胎头呈枕后位或枕横位时，应指导产妇配合宫缩、屈髋加腹压用力，以此方式减小骨盆倾斜度、增加胎轴压，使胎先露部充分借助肛提肌收缩力转至枕前位。亦可在宫缩时上推胎头前囟侧助其充分俯屈，解除枕额径嵌顿使其以枕下前囟径顺利完成内旋转后通过产道自然分娩。若经上述处置仍无进展或进展缓慢，或第二产程初产妇 2 小时，经产妇 1 小时，应行阴道检查。若 S≥+3（双顶径已达坐骨棘及以下）时，用手转胎头（图 6-10）或用胎头吸引器（或产钳）辅助将胎头转至枕前位后阴道助娩。若转至枕前位困难，亦可转至正枕后位产钳助娩。枕后位时胎头俯屈差，往往以枕额径娩出，宜行较大的会阴后-侧切开术娩出胎儿，以防产道裂伤。若第二产程延长，而胎头双顶径仍在坐骨棘以上，或第二产程 S<+3 伴胎儿窘迫时，均宜剖宫产分娩。

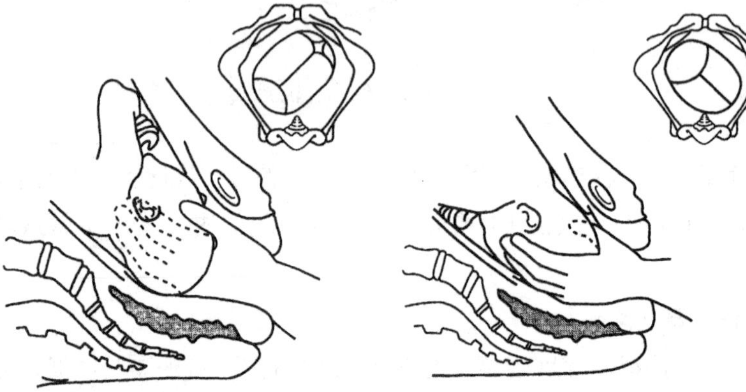

（1）右枕后位　　（2）已转至右枕前位

图 6-10　手转胎头内旋转

3. 第三产程　应做好新生儿复苏抢救准备，防治产后出血。有软产道裂伤者，应及时修补，并给予抗生素预防感染。

二、胎头高直位

胎头以不屈不仰姿势衔接于骨盆入口，其矢状缝与骨盆入口前后径相一致时，称为胎头高直位（sincipital presentation）。胎头高直位包括：①高直前位：指胎头枕骨向前靠近耻骨联合者，又称枕耻位（occipitopubic position）；②高直后位：指胎头枕骨向后靠近骶岬者，又称枕骶位（occipitosacral position）。约占分娩总数的 1.08%。

【诊断】

1. 临床表现　临产后胎头迟迟不下降或下降缓慢，宫口扩张缓慢，产程延长。高直前位时，胎头入盆困难，活跃期早期宫口扩张延缓或停滞。高直后位时，胎头不能通过骨盆入口，不下降，先露部高浮，活跃期早期延缓或停滞，即使宫口开全，胎头高浮易发生滞产、先兆子宫破裂，甚至子宫破裂。

2. 腹部检查　胎头高直前位时，腹前壁被胎背占据，触不到胎儿肢体，胎心位置稍高在近腹中线。高直后位时，腹前壁被胎儿肢体占据，有时可能在耻骨联合上方触及胎儿下颏。

3. 阴道检查　胎头矢状缝在骨盆入口的前后径上，其偏斜度不应超过15°。高直前位时后囟在前、前囟在后，反之则为高直后位（图6-11）。因胎头嵌顿于骨盆入口，宫口很难开全，常停滞在3~5cm。

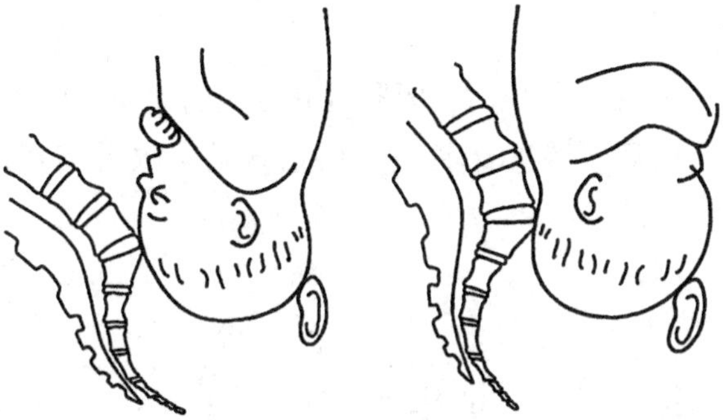

（1）高直前位　（2）高直后位

图6-11　胎头高直位

4. 超声检查　高直后位时可在耻骨联合上方探及眼眶反射；高直前位时在母亲腹壁正中探及胎儿脊柱反射。高直前位及高直后位胎头双顶径均与骨盆入口横径一致。

【分娩机制】　高直前位临产后，胎头极度俯屈，以枕骨下部支撑在耻骨联合处，额、顶、颏转向骶岬。首先是前囟滑过骶岬，然后额沿骶骨下滑入盆，待胎头极度俯屈姿势纠正后，不需内旋转，可按枕前位分娩。相反，高直后位时胎儿脊柱与母体脊柱相贴，胎头枕部嵌顿在骶岬上方，妨碍胎头俯屈及下降，使胎头高浮无法入盆，很难经阴道分娩。

【处理】　高直前位时，应给予阴道试产机会，加强产力同时指导其侧卧或半卧位，促进胎头衔接、下降。若试产失败或伴明显骨盆狭窄，确诊高直后位应行剖宫产术。

三、前不均倾位

枕横位入盆的胎头侧屈以其前顶骨先入盆，称为前不均倾位（anterior asynelitism）。前不均倾位是导致异常分娩的异常胎位，发生率为0.50%~0.81%。

【诊断】

1. 临床表现　因后顶骨不能入盆，使胎头下降停滞，产程延长。若膀胱颈受压于前顶骨与耻骨联合之间，使产妇过早出现排尿困难及尿潴留。

2. 腹部检查　临产早期，于耻骨联合上方可扪及胎头顶部。随前顶骨入盆胎头折叠于胎肩之后，使在耻骨联合上方不易触及胎头，形成胎头已衔接入盆的假象。

3. 阴道检查　胎头矢状缝在骨盆入口横径上，矢状缝向后移靠近骶岬侧，盆腔后半部空虚，前顶骨紧嵌于耻骨联合后方，宫颈前唇受压出现水肿，尿道受压不易插入导尿管。

【分娩机制】　前不均倾位时，因耻骨联合后面直而无凹陷，前顶骨紧紧嵌顿于耻骨联合后，使后顶骨无法越过骶岬而入盆，故需剖宫产结束分娩（图6-12）。

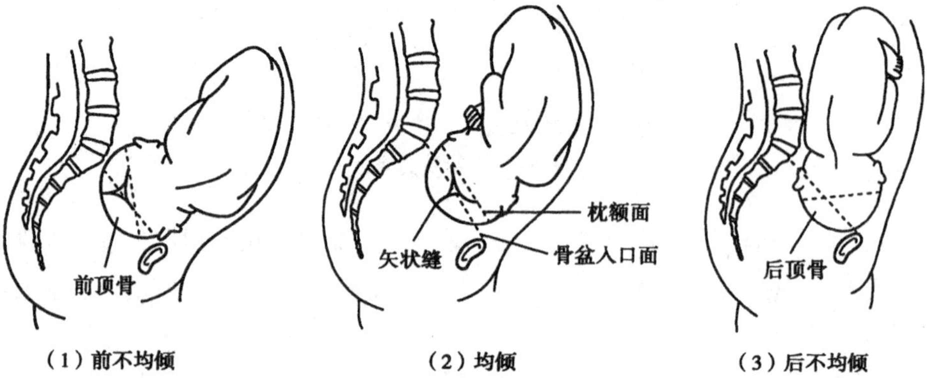

图 6-12　胎头前不均倾位入盆

【处理】　临产后早期，产妇宜取坐位或半卧位，以减小骨盆倾斜度，尽量避免胎头以前不均倾位衔接。一旦确诊为前不均倾位，除个别胎儿小、宫缩强、骨盆宽大给予短时间试产外，均应尽快行剖宫产术。

四、额先露

胎头持续以额部为先露入盆并以枕颏径通过产道时，称为额先露（brow presentation）。胎头呈半仰伸状态，属于暂时性的胎位，也可进一步仰伸为面先露，或俯屈为枕先露。持续性额先露仅占分娩总数的 0.03%~0.1%。

【原因】

1. 子宫因素　双子宫或鞍状子宫以及宫腔内有纵隔时，均易使子宫体斜向一侧，胎背易向枕骨方向后倾使胎头呈仰伸状态。

2. 骨盆因素 骨盆入口狭窄孕妇腹壁松弛（如经产妇）呈悬垂腹，胎背向前或两侧方下垂，易致胎头仰伸。

3. 胎儿因素 巨大胎儿、脐带绕颈及其他少见长颅畸形、无脑儿等，容易发生额先露。

【诊断】

1. 临床表现 持续性额先露时以胎头最大径线（枕颏径）入盆，使胎头衔接受阻，导致继发性宫缩乏力及产程停滞。

2. 腹部检查 额先露时可在耻骨联合上方触及胎儿下颏或胎儿枕骨隆突。偶尔可在耻骨联合上方两侧同时触及胎儿下颏及枕骨隆突（图6-13）。

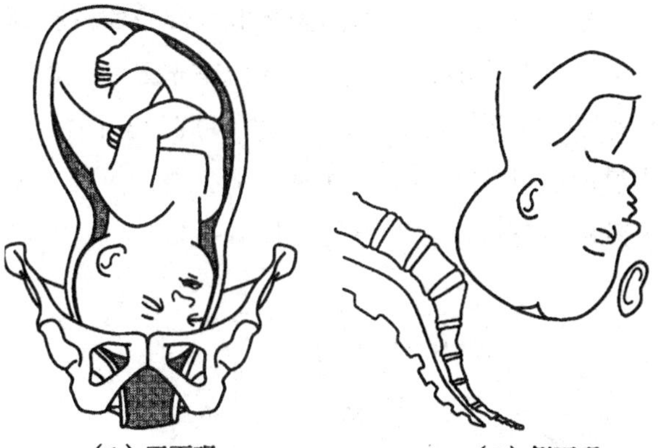

（1）正面观 （2）侧面观

图6-13 额先露

3. 阴道检查 可触及额缝（额缝一端为前囟，另一端为鼻根以及鼻根内侧的眼眶）。

【分娩机制】 一般情况下，持续性额先露因枕颏径受阻于骨盆入口无法衔接而不能经阴道分娩。若胎儿很小骨盆很大，或胎头明显变形使枕颏径明显缩小时，额先露自然转位俯屈为枕先露或仰伸为面先露中的颏前位时，可经阴道分娩。

【处理】 产前检查发现为悬垂腹型或子宫体偏斜一侧疑有子宫畸形时，应警惕额先露可能。在确诊胎方位同时应排除胎儿异常可能。若产前发现为额先露，应建议孕妇取胎背对侧卧位，促进胎头俯屈自然转为枕先露。若临产后额先露未能自然转位且产程停滞，应行剖宫产术。

五、面先露

胎头以颜面为先露时，称面先露（face presentation），发生率为 0.08%～0.27%。常由额先露继续仰伸形成，以颏骨为指示点，面先露有 6 种胎方位。

【诊断】

1. 腹部检查　颏后位（mentoposterior position）时，面先露的特征是在胎背侧触及极度仰伸的枕骨隆突。由于胎头的极度仰伸（hyperextension of fetal head）使其枕骨隆突与胎背间有明显凹陷，并因胎背远离孕妇腹壁而使胎心听诊遥远。相反，颏前位（mentoanterior position）时因胎体伸直使胎儿胸部更贴近孕妇腹前壁，胎儿肢体侧的下腹部胎心听诊更清晰。

2. 阴道（肛门）检查　触不到圆而硬的颅骨，在宫口开大后仅能触及胎儿颜面的一些特征，如眼、鼻及口等。但面先露低垂部位如口唇等出现水肿时不易与臀先露时肛门相区别，有可能将面先露误诊为臀先露。主要鉴别点：面先露时口与两颧骨突出点呈倒三角形排列，而臀先露时肛门与两个坐骨结节呈直线排列。另外，手指入肛门后可有括约感，并可带出胎粪，而口腔无上述特点。通过触诊胎儿口腔及下颏的位置可确诊胎方位（图 6-14）。

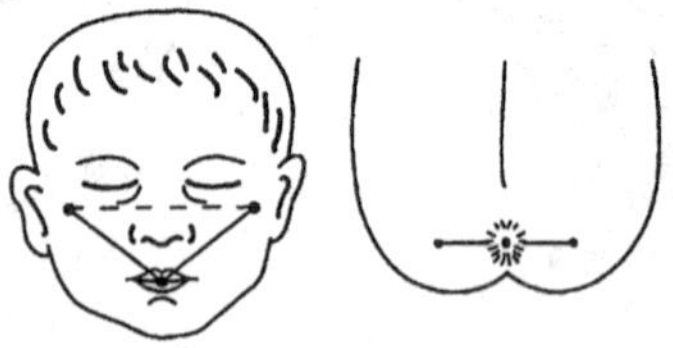

图 6-14　胎儿颜面与臀部触诊的鉴别

3. 超声检查　可明确区分面先露与臀先露，并能探清胎方位。

【分娩机制】　很少发生在骨盆入口上方，往往是额先露下降受阻时胎头极度仰伸通过产道时发生面先露。因此，面先露的分娩机制为胎头仰伸、下降、内旋转、俯屈、复位及外旋转。以颏右前位为例：胎头以前囟颏径，衔接于母体骨盆入口左斜径上，下降至中骨盆平面遇到盆壁阻力，使胎头后仰枕骨进一步贴近胎背，颏部成为下降的先露。当颏部抵达盆底遇到盆底阻力时向左旋转 45°成颏前位，并使前囟颏径与中骨盆及骨盆出口前后径保持一致有利于胎头继续下降；当颏部抵达耻骨弓下时胎头大部在骶凹的缓冲区，借骶凹及骶尾关节能向后移动特点，以颏为支点可将胎头逐渐俯屈自会阴前缘相继娩出胎儿鼻、眼、额、顶、枕，使仰伸的胎头复位娩出阴道外口，随后的胎体娩出同枕先露。颏右横及颏右后的分娩机制基本同颏右前，只是内旋转的角度大，为 90°~135°（图 6-15）。

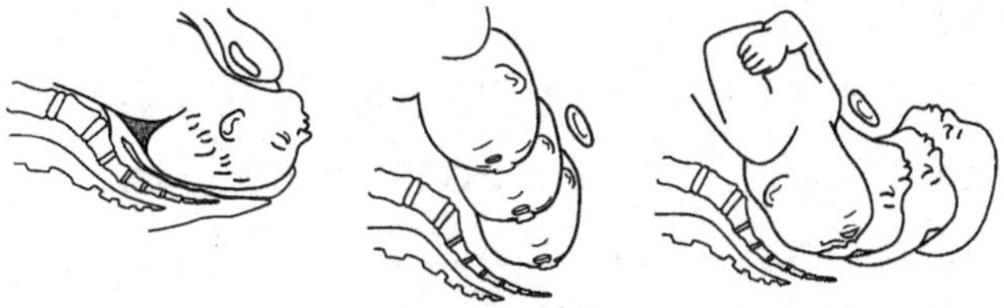

（1）颏前位可以自娩

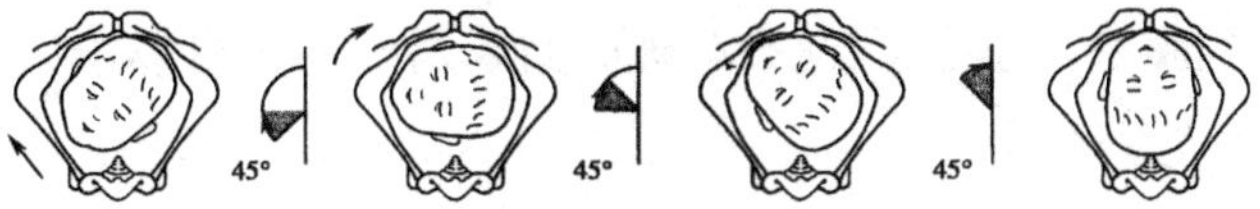

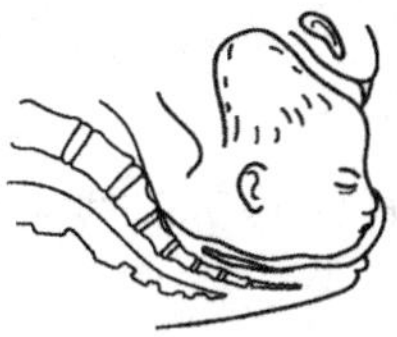

（2）持续性颏后位不能自娩

图 6-15　面先露的分娩机制

因前囟颏径较枕下前囟径大，同时颜面颅骨变形能力不如颅顶骨，使面先露在产道内完成内旋转的阻力较大，不易转成颏前位。沿颏后位继续下降时已极度仰伸的胎头大部嵌顿在耻骨联合后上方不能再继续仰伸适应骨盆轴下降，更不能俯屈，故颏后位不能经阴道分娩。

【处理】　面先露均在临产后发生。如出现产程延长及停滞时，应及时行阴道检查，尽早确诊。颏前位时，如无头盆不称、胎心正常，应给予阴道试产机会。因产程长且常伴宫缩乏力，可静脉滴注缩宫素加强产力。如第二产程延长，可产钳助产分娩，但宜行较长的会阴后-侧切开。颏前位伴头盆不称或出现胎儿窘迫征象，或颏后位，均需剖宫产分娩。个别情况下，如颏后位胎儿过小或胎死宫内，欲阴道分娩时也必须转成颏前位。否则，将危害母儿双方。

六、臀先露

臀先露（breech presentation）是产前最常见且最容易诊断的一种异常胎位，占足月分娩总数的 3%~4%。臀先露以骶骨为指示点，有骶左前、骶左横、骶左后、慨右前、骶右横及骶右后 6 种胎方位。

【原因】

1. 胎儿发育因素　胎龄愈小臀先露发生率愈高，如晚期流产儿及早产儿臀先露高于足月产儿。臀先露于妊娠 28~32 周间转为头先露，并相对固定胎位。

另外，无论早产还是足月产臀先露时先天畸形如无脑儿、脑积水等及低出生体重发生率头先露的2.5倍。

2. 胎儿活动空间因素　胎儿活动空间过大或过小均可导致臀先露。

（1）双胎及多胎妊娠，臀先露发生率远较单胎妊娠时高。

（2）羊水过多及羊水过少，亦因胎儿活动范围过大或过小而使臀先露发生率高。此两种情况也可能与胎儿发育异常有关。

（3）经产妇腹壁过于松弛或子宫畸形如单角子宫、纵隔子宫使胎儿活动受限，均易导致臀先露。

（4）脐带过短尤其合并胎盘附着宫底，或胎盘植入一侧宫角以及前置胎盘时易合并臀先露。

（5）骨盆狭窄、盆腔肿瘤（如子宫下段或宫颈肌瘤等）阻碍产道时，也可导致臀先露。

【分类】　根据胎儿双下肢所取的姿势分为3类：单臀先露、完全臀先露及不完全臀先露。

1. 单臀先露（frank breech presentation）　胎儿双髋关节屈曲、双膝关节伸直，先露为胎儿臀部时，称单臀先露，又称腿直臀先露。最多见。

2. 完全臀先露（complete breech presentation）　胎儿双髋关节及膝关节均屈曲，先露为胎儿臀部及双足时，称为完全臀先露，又称混合臀先露（mixed breech presentation）。较多见。

3. 不完全臀先露（incomplete breech presentation）　指胎儿以一足或双足、一膝或双膝，或一足一膝为先露。膝先露（knee presentation）是暂时的，产程开始后常转为足先露（footling presentation）。较少见。

【诊断】

1. 临床表现　妊娠晚期胎动时孕妇常有季肋部受顶胀痛感，临产后因胎足及胎臀不能充分扩张宫颈及刺激宫旁、盆底神经丛，容易导致宫缩乏力及产程延长。足先露时容易发生胎膜早破及脐带脱垂。

2. 腹部检查　宫底部可触及圆而硬、按压时有浮球感的胎头。在腹部一侧可触及宽而平坦的胎背、腹部对侧可触及小肢体。若未衔接，在耻骨联合上方可触及不规则、宽而软的胎臀；若胎儿粗隆间径已入盆则胎臀相对固定不动。听诊胎心在脐左（或右）上方胎背侧响亮。

3. 阴道检查　宫颈扩张2cm以上且胎膜已破时，可触及胎臀的结构，如肛门、坐骨结节及骶骨等。应与面先露鉴别（详见面先露），准确触诊骶骨对确诊胎方位很重要。在完全臀先露时可触及胎足，通过踇趾的方位可帮助判断是左足还是右足；需与胎手鉴别（图6-16）。进一步下降可触及外生殖器，当不完全臀先露触及胎儿下肢时应注意有无脐带同时脱出。

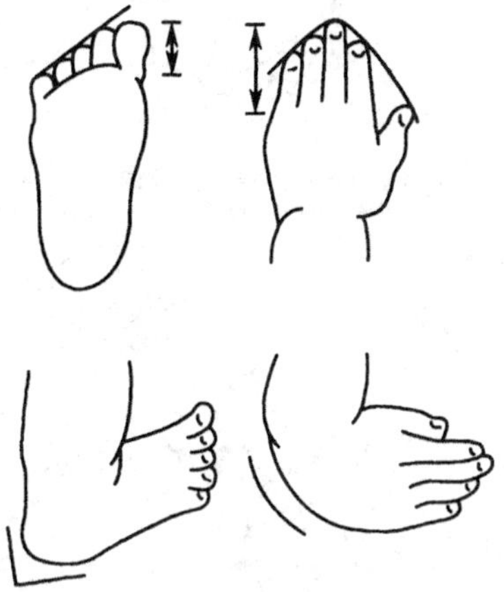

图6-16　胎手与胎足的鉴别

4. 超声检查　可确诊臀先露的种类，如单臀先露时可探及双膝关节呈伸直状态。臀先露时胎儿畸形率高于头先露，应探查胎儿有无异常以及胎盘、子宫等有无异常。

【分娩机制】　以骶右前位为例，分述如下（图6-17）：

1. 胎臀娩出　临产后，胎臀以粗隆间径衔接于骨盆入口右斜径上。前臀下降较快，当其遇到盆底阻力时向母体的右侧前方旋转45°，使前臀转向耻骨联合后方，此时，粗隆间径与母体骨盆出口前后径一致。胎臀继续下降，胎体适应产道侧屈，后臀先自会阴前缘娩出，胎体稍伸直，使前臀在耻骨弓下娩出。胎腿及胎足随胎臀自然娩出或在医生协助下娩出。

2. 胎肩娩出　胎臀娩出后，轻度向左外旋转。随着胎背转向前方胎儿双肩径衔接在骨盆入口右斜径上，胎肩快速下降同时前肩向右旋转45°，使双肩径与骨盆出口前后径相一致、前肩转至耻骨弓下，胎体顺产道侧屈，使后肩及后上肢先自会阴前缘娩出，再侧伸使前肩及前上肢从耻骨弓下娩出。

3. 胎头娩出　当胎肩通过会阴时，胎头矢状缝衔接于骨盆入口的左斜径或横径上。当胎头枕骨达骨盆底时向左前方行内旋转，使枕骨朝向耻骨联合。当枕骨下凹抵达耻骨弓下时，以此处为支点，胎头继续俯屈使颏、面及额部相继自会阴前缘娩出，随后枕骨自耻骨弓下娩出。

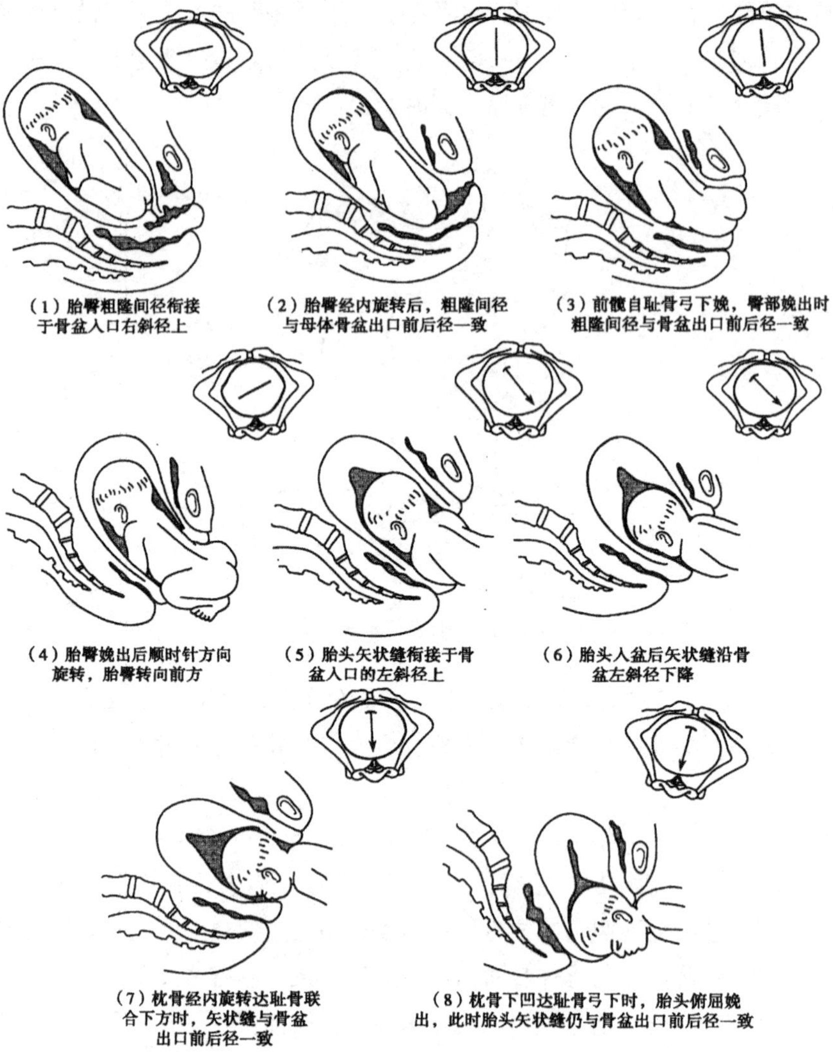

（1）胎臀粗隆间径衔接于骨盆入口右斜径上

（2）胎臀经内旋转后，粗隆间径与母体骨盆出口前后径一致

（3）前髋自耻骨弓下娩，臀部娩出时粗隆间径与骨盆出口前后径一致

（4）胎臀娩出后顺时针方向旋转，胎臀转向前方

（5）胎头矢状缝衔接于骨盆入口的左斜径上

（6）胎头入盆后矢状缝沿骨盆左斜径下降

（7）枕骨经内旋转达耻骨联合下方时，矢状缝与骨盆出口前后径一致

（8）枕骨下凹达耻骨弓下时，胎头俯屈娩出，此时胎头矢状缝仍与骨盆出口前后径一致

图 6-17　臀先露的分娩机制

【对产程及母儿影响】

1. 对产程　因胎臀周径小于胎头，影响宫颈扩张进程，容易发生活跃期延长及停滞。

2. 对母体　臀先露因胎臀形状不规则，对前羊膜囊压力不均匀，易胎膜早破，增加产褥感染机会。臀先露部扩张宫颈及刺激宫旁神经丛的张力不如头先露，易致继发性宫缩乏力及产后出血。宫口未开全时，强行牵拉容易导致软产道损伤。

3. 对胎儿及新生儿　臀先露容易发生胎膜早破，早产儿、低体重儿及低 Ap-

gar 评分儿增多，脐带脱垂围生儿死亡率是头先露的 10 倍。胎头需变形方可通过骨盆，当脐带受压于胎头与宫颈、盆壁间，导致胎儿低氧血症及酸中毒的发生，严重者延续为新生儿窒息。胎体娩出时宫口未必开全，而此时强行娩出胎头易直接损伤胎头及头颈部神经肌肉，导致颅内出血、臂丛神经麻痹、胸锁乳突肌血肿及死产。

【处理】

1. 妊娠期　妊娠 30 周前，臀先露多能自行转为头先露，不需处理。若妊娠 30 周后仍为臀先露应予矫正。矫正方法有：

（1）胸膝卧位：孕妇排空膀胱，松解裤带，胸膝卧位如图 6-18 所示，每日 2~3 次，每次 15 分钟，连做一周后复查。该体位可使胎臀退出盆腔，以利胎儿借助重心改变自然完成头先露的转位。亦可取胎背对侧侧卧，通过促进胎儿俯屈转位，如图 6-18。

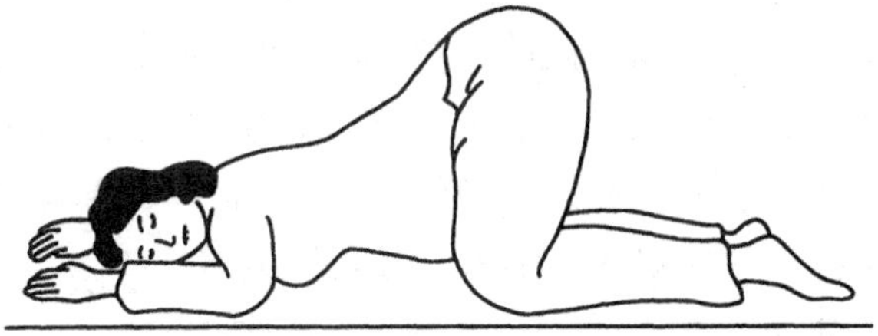

图 6-18　胸膝卧位

（2）激光照射或艾灸至阴穴（足小趾外侧趾甲角旁 0.1 寸），每日 1 次，每次 15~30 分钟，5~7 次为一疗程。

（3）外转胎位术：上述方法无效、腹壁松弛的孕妇，宜在妊娠 32~34 周后进行。外转胎位术有诱发胎膜早破、胎盘早剥及早产等危险，应慎用。主要禁忌证包括：胎儿异常（包括发育异常及胎心异常等）、瘢痕子宫、胎膜已破、产程活跃期、前置胎盘及前壁附着胎盘以及羊水过少或过多等。施术必须在有条件行紧急剖宫产术的条件下进行。行外转胎位术前半小时口服利托君 10mg，施术时最好在超声及胎心电子监测下进行。孕妇平卧，露出腹壁，查清胎位，听胎心率，操作步骤包括松动胎先露部和转胎两步骤，如图 6-19。

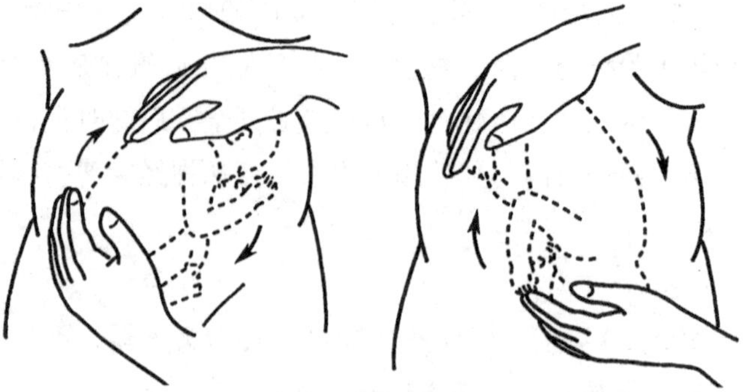

图 6-19　臀先露外转胎位术

2. 分娩期　临产初期应根据产妇年龄、胎产次、骨盆类型、胎儿大小、胎儿是否存活及发育是否正常、臀先露类型以及有无并发症等，对分娩方式做出正确判断与选择。

（1）剖宫产：狭窄骨盆、软产道异常、预测胎儿体重>3500g 或胎头双顶径>9. 5cm、胎头仰伸位、足先露、高龄初产（elderly primipara）、既往有难产史及新生儿产伤史、胎膜早破、胎儿窘迫等，均应行剖宫产。

（2）经阴道分娩：应当注意骨盆正常，孕龄≥36 周，单臀先露，胎儿体重<3500g，无胎头仰伸，一旦决定经阴道分娩者应作如下处理：

①第一产程：防止胎膜过早破裂，产妇取侧卧位，禁止灌肠、少做肛门检查及阴道检查，不用缩宫素引产。一旦破膜，立即听胎心，检查有无脐带脱垂。如发现有脐带脱垂，宫口未开全，胎心好，应立即行剖宫产术；如无脐带脱垂，严密观察胎心及产程进展。当宫缩时在阴道外口见胎足，此时宫颈口往往仅扩张 4~5cm。为使宫颈扩张充分，应消毒外阴后用无菌巾以手掌在宫缩时堵住阴道口，见图 6-20；使胎儿屈膝屈髋促其臀部下降，起到充分扩张宫颈和阴道的作用，有利于胎儿娩出。在“堵”的过程中，应每隔 10~15 分钟听胎心一次，并注意宫颈口是否开全，做好接产准备。

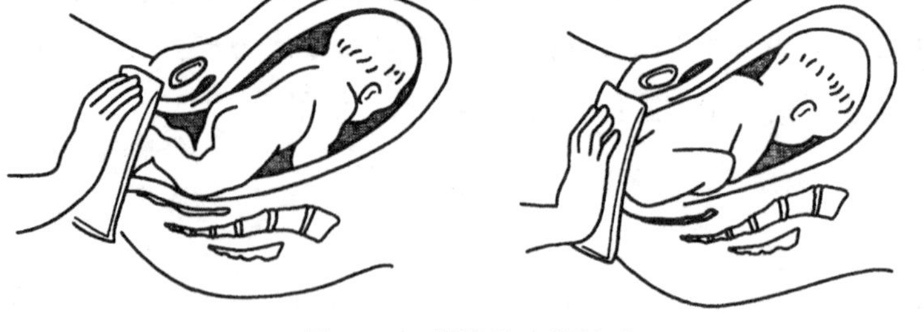

图 6-20　堵臀助宫颈扩张

②第二产程：接产前应导尿，初产妇应行会阴后-侧切开术。有3种分娩方式。a. 自然分娩：胎儿不牵拉自然娩出，极少见，仅见于经产妇、胎儿小、宫缩强、骨产道宽大者。b. 臀助产术：胎臀自然娩出至脐部后，由接产者协助胎肩及胎头娩出（图6-21，22），即术者右手握持上提胎儿双足，使胎体向上侧屈后肩显露于会阴前缘，术者左手示指、中指伸入阴道顺胎儿后肩及上臂滑行屈其肘关节，使上举胎手按洗脸样动作顺胸前滑出阴道。同时后肩娩出，再向下侧伸胎体使前肩自然由耻骨弓下娩出，此为滑脱法助娩胎肩。也可用双手握持胎臀，逆时针方向旋转胎体同时稍向下牵拉，先将前肩娩出于耻骨弓下，再顺时针方向旋转娩出后肩，此为旋转胎体法助娩胎肩。胎肩及上肢全部娩出后，将胎背转向前方，胎体骑跨在术者左前臂上，同时术者左手中指伸入胎儿口中，示指及无名指扶于两侧上颌骨，术者右手中指压低胎头枕骨助其俯屈，示指和无名指置于胎儿两侧锁骨上（避开锁骨上窝），先向下方牵拉至胎儿枕骨结节抵于耻骨弓下时，再将胎体上举，以枕部为支点，使胎儿下颏、口、鼻、眼及额相继娩出。上述方式助娩胎头困难时，可用后出胎头产钳术助产分娩。产钳助娩可避免用手强力牵拉所致的胎儿颈椎脱臼、锁骨骨折及胸锁乳突肌血肿等损伤，但需将产钳头弯扣在枕颏径上，并使胎头充分俯屈后娩出。c. 臀牵引术：胎儿全部由接产者牵拉娩出，一般情况下因胎儿损伤大应禁用。

臀位分娩时应注意：脐部娩出后一般应于8分钟内结束分娩，以免因脐带受压而致死产；胎头娩出时不应猛力牵拉，以防胎儿颈部过度牵拉造成臂丛神经麻痹及颅骨剧烈变形引起大脑镰及小脑幕等硬脑膜撕裂而致颅内出血。

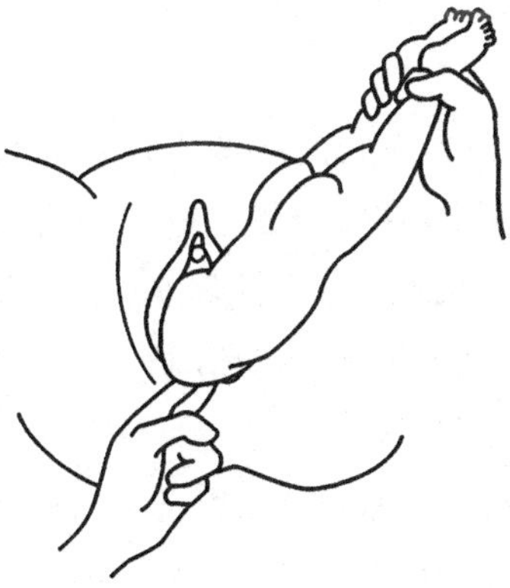

（1）滑脱法

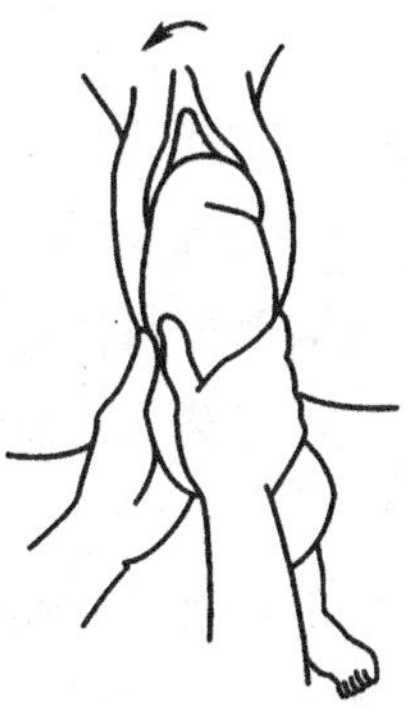

（2）旋转胎体法

图6-21　臀位助产助娩胎肩

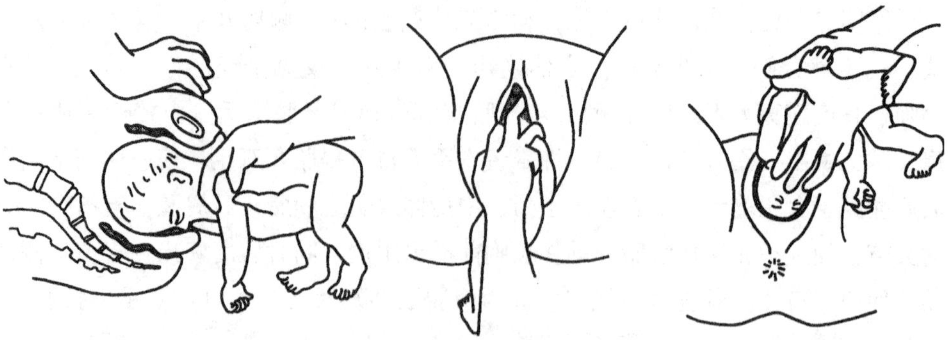

（1）侧面观　（2）正面观　（3）胎头即将娩出

图 6-22　臀位助产助娩胎头

③第三产程：应积极抢救新生儿窒息及预防产后出血。行手术操作及有软产道损伤时，应及时检查并缝合，给予抗生素预防感染。

七、肩先露

胎先露部为肩，称为肩先露（shoulder presentation）。此时胎体纵轴与母体纵轴相垂直，胎体横卧于骨盆入口之上。占妊娠足月分娩总数的 0.25%。以肩胛骨为指示点，有肩左前、肩左后、肩右前、肩右后 4 种胎方位。

【原因】与臀先露相类似，但不完全相同。主要见于：①多产妇腹壁过度松弛，如悬垂腹时子宫前倾使胎体纵轴偏离骨产道，斜向一侧或呈横产式；②未足月胎儿，尚未转至头先露时；③胎盘前置，阻碍胎体纵轴衔接；④子宫畸形或肿瘤，阻碍胎头衔接；⑤羊水过多；⑥骨盆狭窄。

【诊断】

1. 腹部检查　子宫呈横椭圆形，子宫底高度低于妊娠周数，宫底部触不到胎头或胎臀，耻骨联合上方空虚；宫体横径增宽，一侧触到胎头，另侧触到胎臀。肩前位时，胎背朝向母体腹壁，触之平坦；肩后位时，胎儿肢体朝向母体腹壁，触及不规则的小肢体。在脐周两侧胎心听诊最清晰。

2. 阴道（肛门）检查　宫口扩张胎膜已破的情况下行阴道检查方能确诊。阴道检查可触及胎儿肩胛骨、肋骨及腋窝等，腋窝尖端指向胎儿头端，据此可决定胎头在母体左或右侧。肩胛骨朝向后方为肩后位，朝向前方为肩前位。若胎手已脱出于阴道口外，可用握手法鉴别是胎儿左手或右手，并帮助判断胎方位。可运用前反后同原则：如肩左前位时脱出的是右手，只能与检查者的右手相握；肩左后位时脱出的是左手，检查者只能用左手与之相握；肩右前位、肩右后位类推。

3. 超声检查　通过胎头、脊柱、胎心等检测，能准确诊断肩先露，并能确定具体胎方位。

【对产程及母儿的影响】

1. 对产程　肩先露时胎体嵌顿于骨盆上方，使宫颈不能开全，产程常停滞于活跃期早期。若双胎妊娠第一儿娩出后，第二儿发生肩先露时（如未及时处理），可致第二产程延长及胎先露部下降停滞。

2. 对母体　肩先露很难有效扩张子宫下段及宫颈内口，易致宫缩乏力；对前羊膜囊压力不均又易导致胎膜早破，破膜后宫腔容积缩小，胎体易被宫壁包裹、折叠；随着产程进展胎肩被挤入骨盆入口，胎儿颈部进一步侧屈使胎头折向胎体腹侧，嵌顿在一侧髂窝，胎臀则嵌顿在对侧髂窝或折叠在宫腔上部，胎肩先露侧上肢脱垂入阴道，形成嵌顿性（忽略性）肩先露（图6-23），直接阻碍产程进展，导致产程停滞。此时若宫缩过强，可形成病理缩复环，有子宫破裂的危险。嵌顿性肩先露时，妊娠足月无论活胎或死胎均无法经阴道自然娩出，产妇手术产及术中术后出血、感染等机会增加。

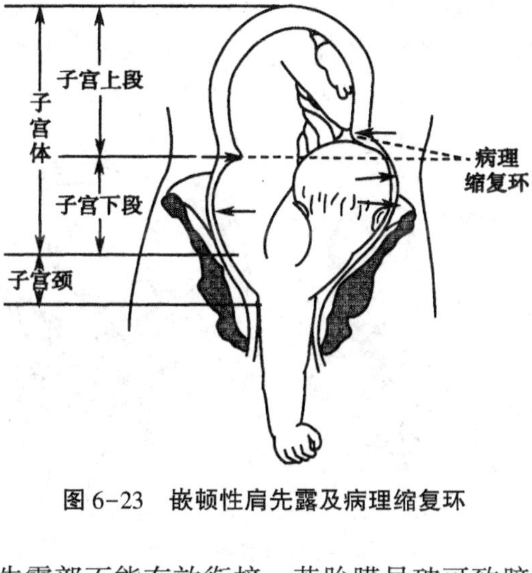

图6-23　嵌顿性肩先露及病理缩复环

3. 对胎儿　胎先露部不能有效衔接，若胎膜早破可致脐带及上肢脱垂，直接增加胎儿窘迫甚至死产机会。妊娠足月活胎均需手术助产，若处理不及时，形成嵌顿性肩先露时，增加手术助产难度，使分娩损伤机会增加。肩先露也是对胎儿最不利的胎位。

【处理】

1. 妊娠期　定期产前检查，发现肩先露应纠正，纠正方法同臀先露。若纠正未遂，应提前住院待产。

2. 分娩期　应根据胎产次、胎儿大小、胎儿是否存活、宫颈扩张程度、胎膜是否破裂以及有无并发症等，综合判断决定分娩方式。

（1）初产妇足月活胎：临产时应行剖宫产术，有产科指征者，应行择期剖宫产术。

（2）经产妇足月活胎：一般情况下首选剖宫产分娩；若胎膜已破，羊水未流尽，宫口开大 5cm 以上，胎儿不大，亦可在全身麻醉下行内转胎位术（图 6-24），以臀先露分娩。

（3）双胎妊娠足月活胎：阴道分娩时，第一胎儿娩出后未及时固定第二胎儿胎位，由于宫腔容积骤减使第二胎儿变成肩先露时，应立即行内转胎位术，使第二胎儿转成臀先露娩出。

（4）出现先兆子宫破裂或子宫破裂征象：不论胎儿死活，为抢救产妇生命，均应行剖宫产术；子宫已破裂若破口小、无感染者可保留子宫行破口修补术，否则应切除子宫。

（5）胎儿已死、无先兆子宫破裂：可在全麻下行断头术或除脏术。术后常规检查宫颈等软产道有无裂伤，损伤应及时给予修补，并预防产后出血及产褥感染。

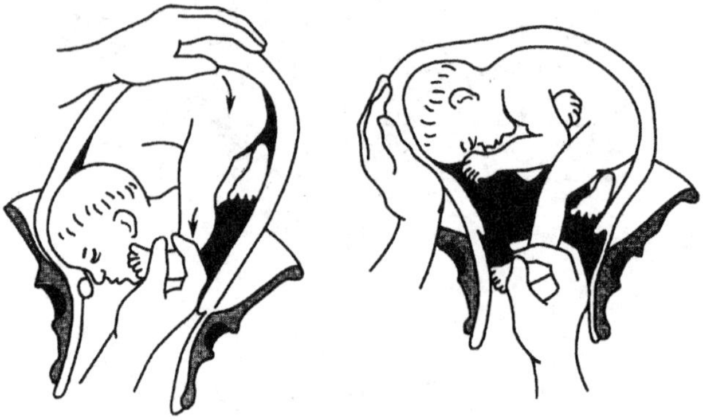

图 6-24　内转胎位术

八、复合先露

胎头或胎臀伴有上肢或下肢作为先露部同时进入骨盆入口，称为复合先露（compound presentation）。以胎头与一手或一前臂的复合先露多见，常发生于早产者。发生率为0.08%~0.1%。

【原因】　胎先露部与骨盆入口未能完全嵌合留有空间时，均可使小肢体滑人骨盆而形成复合先露。常见原因有胎头高浮、骨盆狭窄、胎位异常、早产、羊水过多及双胎妊娠等。

【诊断】　常因产程进展缓慢行阴道检查时发现。以头手复合先露最常见（图6-25），应注意与臀先露及肩先露相鉴别。

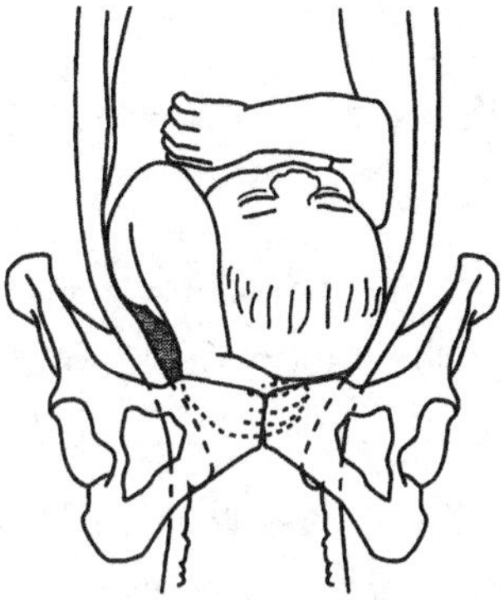

图6-25　胎儿头手复合先露

【处理】　发现复合先露时，首先应排除头盆不称。确认无头盆不称，让产妇向脱出肢体的对侧侧卧，肢体常可自然回缩。若复合先露均已入盆，也可待宫口近开全或开全后，上推还纳脱出肢体，然后经腹部加压宫底助胎头下降经阴道分娩；若还纳失败，阻碍胎头下降时，宜行剖宫产分娩。若胎臀并手复合先露，一般不影响分娩，无需特殊处理。若头盆不称或伴有胎儿窘迫征象，应尽早行剖宫产。

【小结】　胎位异常包括头先露异常、臀先露及肩先露胎位异常、复合先露。头位难产包括持续性枕后位、持续性枕横位、胎头高直位、前不均倾位、额先露、面先露，臀先露分单臀先露、完全臀先露及不完全臀先露三类。胎位异常可致宫缩乏力、产程延长、子宫破裂、胎先露部下降停滞、胎儿窘迫、死产、新生儿产伤、新生儿窒息等母儿严重并发症，发现胎位异常时应及时采取措施纠正胎位，无效时需行剖宫产。

第七章　分娩期并发症

在分娩过程中可出现一些严重威胁母婴生命安全的并发症，如子宫破裂、羊水栓塞、产后出血等，是导致孕产妇死亡的主要原因。

第一节　子宫破裂

子宫破裂（uterine rupture）是指在妊娠晚期或分娩过程中子宫体部或子宫下段发生的破裂，是直接威胁产妇及胎儿生命的产科严重并发症。

【病因】

1. 子宫手术史（瘢痕子宫）　较常见的原因。如剖宫产史、穿过或达到子宫内膜的肌瘤挖出术、输卵管间质部及宫角切除术、子宫成形术。妊娠晚期或者临产后，由于子宫腔内压力增大，可使肌纤维拉长，发生断裂，造成子宫破裂。尤其术后瘢痕愈合不良者，更易发生。

2. 胎先露下降受阻　骨盆狭窄，头盆不称，软产道阻塞（如阴道横隔、宫颈瘢痕等），胎位异常，胎儿异常（如脑积水、联体儿），均可发生胎先露部下降受阻，为克服阻力引起强烈宫缩，可导致子宫破裂。

3. 缩宫素使用不当　缩宫素使用指征及剂量掌握不当，或者子宫对缩宫素过于敏感，均可造成子宫收缩过强，加之子宫瘢痕或者胎先露部下降受阻，可发生子宫破裂。

4. 产科手术损伤　若宫口未开全行产钳术、胎头吸引术、臀牵引术或臀助产术，极可能造成宫颈撕裂，严重时甚至发生子宫下段破裂。内转胎位术操作不慎或植入胎盘强行剥离也可造成子宫破裂。有时行毁胎术或者穿颅术，器械损伤子宫也可造成子宫破裂。

【分类】　根据发生原因分为自发性破裂和损伤性破裂；根据发生部位分为子宫体部破裂和子宫下段破裂；根据破裂程度分为完全性破裂和不完全性破裂。

【临床表现】　子宫破裂多发生在分娩期，也可发生在妊娠中晚期。通常子宫破裂是一个渐进的过程，多数可分为先兆子宫破裂和子宫破裂两个阶段。典型的临床表现为病理性缩复环、子宫压痛及血尿。

1. 先兆子宫破裂　临产后，当胎先露部下降受阻时，强有力的子宫收缩使子宫下段逐渐变薄，而子宫上段更加增厚变短，在子宫体部和子宫下段之间形成明显的环状凹陷，称为病理缩复环（pathologic retraction ring）。随着产程进展，此凹陷可逐渐上升达脐平甚或脐上（图 7-1）。这一特点，有别于子宫痉挛性狭窄环。先兆子宫破裂时子宫下段膨隆、压痛明显，可见病理缩复环。产妇表现为烦躁不安，呼吸、心率加快，下腹剧痛难忍；膀胱受压充血，出现排尿困难、血尿。若不尽快处理，子宫将在病理缩复环处或其下方发生破裂。由于宫缩过频、过强，胎儿供血受阻，胎心率改变或听不清。

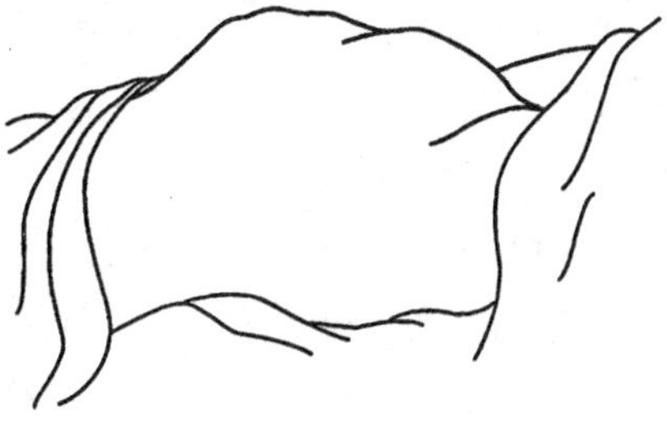

图 7-1　先兆子宫破裂时腹部外观

2. 子宫破裂

（1）完全性子宫破裂：子宫肌壁全层破裂，宫腔与腹腔相通，称完全性子宫破裂。子宫破裂常发生于瞬间，产妇突感腹部撕裂样剧烈疼痛，子宫收缩骤然停止，腹痛可暂时缓解。随着血液、羊水进入腹腔，腹痛又呈持续性加重。同时产妇可出现呼吸急迫、面色苍白、脉搏细数、血压下降等休克征象。体检：全腹有压痛和反跳痛，可在腹壁下清楚地扪及胎体，在胎儿侧方可扪及缩小的宫体，胎动和胎心消失。阴道检查：可能有鲜血流出，原来扩张的宫口较前缩小，胎先露部较前有所上升。若破口位置较低，可自阴道扪及子宫前壁裂口。子宫体部瘢痕破裂，多为完全破裂，其先兆子宫破裂征象不明显。由于瘢痕裂口逐渐扩大，疼痛等症状逐渐加重，但产妇不一定出现典型的撕裂样剧痛。

（2）不完全性子宫破裂：子宫肌层部分或全部断裂，浆膜层尚未穿破，宫腔与腹腔未相通，胎儿及其附属物仍在宫腔内，称为不完全性子宫破裂。多见于子宫下段剖宫产切口瘢痕裂开，这种瘢痕裂开多为不完全性。不完全破裂时腹痛等症状和体征不明显，仅在不全破裂处有明显压痛。不完全破裂累及子宫动脉，可导致急性大出血。破裂发生在子宫侧壁阔韧带两叶间，可形成阔韧带内血肿，此时在宫体一侧扪及逐渐增大且有压痛的肿块，胎心率多不规则。

【诊断和鉴别诊断】

1. 诊断　典型的子宫破裂根据病史，伴有下腹疼痛和压痛，胎儿窘迫，母体低血容量较易诊断。子宫不完全破裂，由于症状、体征不明显，诊断有一定困难。此时行阴道检查发现宫口可较前缩小，已下降的胎先露部又上升，有时甚至可触及子宫下段的破裂口。超声检查可显示胎儿与子宫的关系，确定子宫破裂的部位。

2. 鉴别诊断

（1）重型胎盘早剥：多伴有妊娠期高血压疾病或外伤史，剧烈腹痛，阴道流血量与贫血程度不成正比，子宫有压痛，超声检查可见胎盘后血肿，胎儿在宫腔内。

（2）宫腔内感染：多见于胎膜早破、产程长、多次阴道检查，可出现腹痛和子宫压痛等症状及体征，易与子宫破裂相混淆。腹部检查：胎儿在宫腔内。宫腔内感染多出现体温升高，血液检查，白细胞及中性粒细胞数、C 反应蛋白升高等。

【预后】 随着子宫破裂，胎儿排出至宫腔外，存活率很小，据报道病死率为 50%~70%。如果胎儿在破裂时仍存活，即刻行开腹手术。孕妇易出现低血容量性休克，如未及时治疗，大多数死于出血和继发感染。随着医疗水平的提高，子宫破裂的预后已明显改善。

【处理】

1. 先兆子宫破裂　立即采取措施抑制子宫收缩：可给予吸入或静脉全身麻醉，肌内注射哌替啶 100mg 等缓解宫缩。并给产妇吸氧，立即备血的同时，尽快行剖宫产术，防止子宫破裂。

2. 子宫破裂　一旦确诊，无论胎儿是否存活，均应在积极抢救休克的同时，尽快手术治疗。根据产妇状态、子宫破裂的程度、破裂时间及感染的程度决定手术方式。若破裂边缘整齐，无明显感染征象，可作破裂口修补术。若破裂口大且边缘不整齐或感染明显者，多行子宫次全切除术。若破裂口累及宫颈，应作子宫全切除术。术中应仔细检查宫颈、阴道，在直视下钳夹出血的血管，避免盲目钳夹而损伤邻近的脏器（如输尿管、膀胱），若有损伤应作相应修补手术。也可行双侧髂内动脉结扎法或动脉造影栓塞法来控制出血。手术前后应给予大量广谱抗生素预防感染。

尽可能就地抢救子宫破裂伴休克。若需转院时，应在大量输血、输液、抗休克条件下及腹部包扎后再行转运。

【预防】 子宫破裂是极严重的分娩期并发症。随着孕产期系统保健的三级管理体系的完善，围生期保健预防工作的深入，子宫破裂的发病率已明显降低，表明子宫破裂是可避免和预防的。①建立完善的孕产妇系统保健手册，加强围生期保健。②有子宫破裂高危因素者，应在预产期前 1~2 周入院待产。③提高产科医师及助产士观察产程的能力，及时发现产程异常，尤其出现病理缩复环及血尿等先兆子宫破裂征象时，应及时行剖宫产术。④严格掌握剖宫产及各种阴道手术指征及严格按操作常规进行手术。阴道手术后必须仔细探查宫颈和宫腔，及时发现手术损伤。⑤严格掌握缩宫剂的应用指征，对于有剖宫产史和多产史的妇女，不用缩宫素引产和加速产程，不用前列腺素制剂引产。应用缩宫素引产，需将缩宫素稀释后小剂量静脉缓慢滴注，根据宫缩、产程进展和胎儿情况逐步调整滴速，以免子宫收缩过强，导致子宫破裂。

【小结】　子宫破裂主要发生在妊娠晚期和分娩期，病人出现下腹痛、血尿、面色苍白等休克症状，检查可发现病理性的缩复环、子宫压痛、胎心消失等，超声可以确诊。必要时，可以行腹腔穿刺协助诊断。一旦确诊，需立即在抗休克治疗的同时，进行手术，手术方式视术中具体情况而定。

第二节　羊水栓塞

羊水栓塞（amniotic fluid embolism，AFE）是指在分娩过程中羊水及其内容物进入母体血液循环后引起的过敏样综合征、肺动脉高压、弥散性血管内凝血（DIC）、炎症损伤、休克和肾衰竭等一系列病理生理变化过程。以起病急骤，病情凶险，难以预料，病死率高为临床特点，是极其严重的分娩期并发症。发病率为1.9/10万~7.7/10万，死亡率高达60%~70%以上。

1926年Meyer首次描述了1例年轻产妇在分娩时突然死亡的典型症状，直到1941年，Steiner和Luschbaugh等在死亡孕妇的血液循环中找到羊水有形成分，然后命名此病为羊水栓塞。

近年的研究认为羊水栓塞与一般的栓塞性疾病不同，而与过敏性疾病更相似，故建议将羊水栓塞更名为妊娠过敏样综合征（anaphylactoid syndrome of pregnancy）。

【病因】　病因不明，可能与下列因素有关：

1. 羊膜腔内压力过高　临产后，特别是第二产程子宫收缩时羊膜腔内压力升高可达100~175mmHg，或者羊膜腔内压力明显超过静脉压，羊水有可能被挤入破损的微血管而进入母体血液循环。

2. 血窦开放　分娩过程中各种原因引起的宫颈或宫体损伤均可使羊水通过损伤的血管进入母体血液循环。前置胎盘、胎盘早剥、胎盘边缘血窦破裂时羊水也可通过破损血管或胎盘后血窦进入母体血液循环。剖宫产或钳刮术时，羊水也可从胎盘附着处血窦进入母体血液循环，发生羊水栓塞。

3. 胎膜破裂　大部分羊水栓塞发生在胎膜破裂以后，羊水可从子宫蜕膜或宫颈管破损的小血管进入母体血液循环中。剖宫产或羊膜腔穿刺时，羊水可从手术切口或穿刺处进入母体血液循环。

综上所述，高龄初产、经产妇、子宫收缩过强、急产、胎膜早破、前置胎盘、子宫破裂、剖宫产和钳刮术等均是羊水栓塞的诱发因素。

【病理生理】

1. 过敏样综合征　羊水中的抗原成分可引起Ⅰ型变态反应。在此反应中肥大细胞脱颗粒、异常的花生四烯酸代谢产物产生，包括白三烯、前列腺素、血栓素等进入母体血液循环，出现过敏样反应，同时使支气管黏膜分泌亢进，导致肺的交换功能降低，反射性地引起肺血管痉挛。

2. 肺动脉高压　羊水中的有形物质形成小栓子，经母体肺动脉进入肺循环，直接造成肺小血管机械性阻塞，引起肺动脉高压。这些有形物质又刺激肺组织产生和释放 $PGF2\alpha$、5-羟色胺、白三烯等血管活性物质，使肺血管反射性痉挛，加重肺动脉高压。同时血小板凝集、破坏后游离血清素被释放，又可引起肺动脉痉挛。肺动脉高压直接使右心负荷加重，导致急性右心扩张，并出现充血性右心衰竭。肺动脉高压又使左心房回心血量减少，则左心排出量明显减少，引起周围血液循环衰竭，使血压下降产生一系列休克症状，产妇可因重要脏器缺血而突然死亡。

3. 弥散性血管内凝血　羊水栓塞另外一个显著的临床特点是凝血功能障碍，甚至有些病人没有心肺等其他系统的症状，唯一表现就是凝血功能障碍，也常常是羊水栓塞最终死亡的主要原因。羊水中含多量促凝物质类似于组织凝血活酶，进入母血后易在血管内产生大量的微血栓，消耗大量凝血因子及纤维蛋白原而发生 DIC。DIC 时，由于大量凝血物质消耗和纤溶系统激活，产妇血液系统由高凝状态迅速转为纤溶亢进，血液不凝，极易发生严重产后出血及失血性休克。

4. 炎症损伤　羊水栓塞和肺动脉阻塞的血流动力学改变明显不同，并且更加复杂。可能涉及炎性介质系统的突然激活，引起类似于系统炎症反应综合征（systemic inflammatory response syndrome，SIRS），从而导致多器官损伤（图 7-2）。

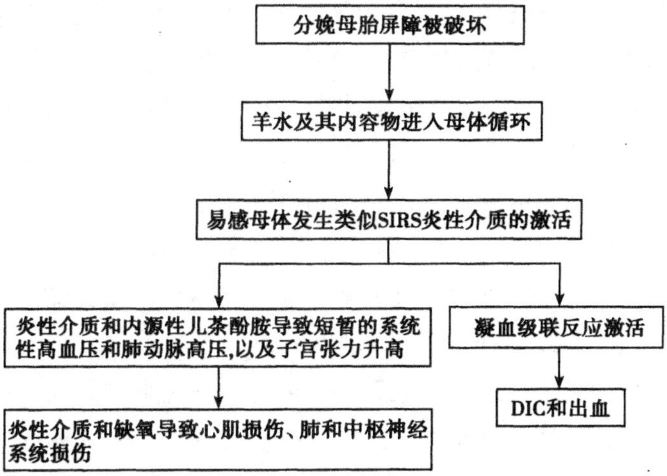

图 7-2　羊水栓塞的发生机制

【临床表现】　羊水栓塞发病特点是起病急骤、来势凶险，多发生在分娩过程中，尤其是胎儿娩出前后的短时间内，但也有极少数病例发生于羊膜腔穿刺术中、外伤时或羊膜腔灌注等情况下。在极短时间内病人可因心肺功能衰竭、休克而死亡。

1. 典型羊水栓塞　的临床表现骤然的低氧血症、低血压（血压与失血量不符合）和凝血功能障碍（也称羊水栓塞三联症）为特征的急性综合征。一般经过三个阶段：

（1）心肺功能衰竭和休克：在分娩过程中，尤其是刚破膜不久，产妇突感寒战，出现呛咳、气急、烦躁不安、恶心、呕吐等前驱症状，继而出现呼吸困难、发绀、抽搐、昏迷；脉搏细数、血压急剧下降；心率加快、肺底部湿啰音。病情严重者，产妇仅惊叫一声或打一个哈欠或抽搐一下后呼吸心脏停搏，于数分钟内死亡。

（2）出血：病人度过心肺功能衰竭和休克后，进入凝血功能障碍阶段，表现以子宫出血为主的全身出血倾向，如切口渗血、全身皮肤黏膜出血、针眼渗血、血尿、消化道大出血等。

（3）急性肾衰竭：本病全身脏器均受损害，除心脏外，肾脏是最常受损器官。因全身循环衰竭，肾脏血流量减少，出现肾脏微血管栓塞、肾脏缺血缺氧导致肾脏器质性损害，表现为少尿（或无尿）和尿毒症表现。

羊水栓塞临床表现的三阶段通常按顺序出现，有时也可不完全出现。各症状发生率分别为：低血压（60%）；肺水肿（45%）；心肺衰竭（65%）；发绀

（90%）；凝血功能障碍（50%）；呼吸困难（75%）；胎儿窘迫（90%）。

2. 不典型羊水栓塞　有些病情发展缓慢，症状隐匿。缺乏急性呼吸循环系统症状或症状较轻；有些病人羊水破裂时突然一阵呛咳，之后缓解，未在意；也有些仅表现为分娩或剖宫产时的一次寒战，几小时后才出现大量阴道出血，无血凝块，伤口渗血、酱油色血尿等，并出现休克症状。

【诊断】

1. 临床表现及病史　在诱发子宫收缩、子宫颈扩张或分娩、剖宫产过程中或产后短时间内，出现下列不能用其他原因解释的情况：①血压骤降或心脏骤停；②急性缺氧如呼吸困难、发绀或呼吸停止；③凝血机制障碍，或无法解释的严重出血。若有这些情况应首先诊断为羊水栓塞，并立即按羊水栓塞抢救。

2. 辅助检查

（1）血涂片查找羊水有形物质：采集下腔静脉血，镜检见到羊水有形成分支持诊断。

（2）床旁胸部 X 线平片：双肺弥散性点片状浸润影，沿肺门周围分布，伴右心扩大。

（3）床旁心电图或心脏彩色多普勒超声检查：提示右心房、右心室扩大，而左心室缩小，ST 段下降。

（3）与 DIC 有关的实验室检查示凝血功能障碍。

（4）若尸检，可见肺水肿、肺泡出血，主要脏器如肺、胃、心、脑等血管及组织中或心内血液离心后镜检找到羊水有形物质。

羊水栓塞的诊断需要注意以下三点：①羊水栓塞是临床诊断，应基于诱发因素、临床症状和体征来诊断羊水栓塞；②尽管血涂片或器官找到羊水有形物质曾被作为羊水栓塞的诊断标准，但是由于缺乏特异性，即使血液或器官组织找到羊水有形物质，如果临床表现不支持，也不能诊断羊水栓塞；③血液或器官组织没有找到羊水有形物质，但是临床表现支持，也应诊断羊水栓塞。

【处理】　一旦怀疑羊水栓塞，立刻抢救。主要原则为：抗过敏、纠正呼吸循环功能衰竭和改善低氧血症、抗休克、防止 DIC 和肾衰竭发生。

1. 抗过敏，解除肺动脉高压，改善低氧血症

（1）供氧：保持呼吸道通畅，面罩给氧或气管插管正压给氧，必要时气管切开；保证供氧以改善肺泡毛细血管缺氧状况，预防及减轻肺水肿；缓解心、脑、肾等重要脏器的缺氧状况。

（2）抗过敏：分娩前后突然出现羊水栓塞的前驱症状，在改善缺氧同时，

应立即给予大剂量肾上腺糖皮质激素抗过敏、解痉，稳定溶酶体，保护细胞。氢化可的松 100～200mg 加于 5%～10%葡萄糖液 50～100ml 快速静脉滴注，再用 300～800mg 加于 5%葡萄糖液 250～500ml 静脉滴注，日量可达 500～1000mg。

（3）解除肺动脉高压：①前列地尔（1μg/ml）静脉泵入，10ml/小时。②盐酸罂粟碱 30～90mg 加于 10%～25%葡萄糖液 20ml 缓慢静脉推注，日量不超过 300mg。③阿托品 1mg 加于 10%～25%葡萄糖液 10ml，每 15～30 分钟静脉推注 1 次，直至面色潮红、症状缓解为止。阿托品能阻断迷走神经反射所致的肺血管和支气管痉挛。④氨茶碱 250mg 加于 25%葡萄糖液 20ml 缓慢推注。可松弛支气管平滑肌，解除肺血管痉挛。

2. 抗休克　羊水栓塞引起的休克比较复杂，与过敏、肺源性、心源性及 DIC 等多种因素有关，应综合考虑。

（1）补充血容量：不管任何原因引起的休克都存在有效血容量不足问题，尽快补充新鲜血和血浆。抢救过程中应测定中心静脉压（central venous pressure，CVP），了解心脏负荷状况、指导输液量及速度，并可抽取血液检查羊水有形成分。

（2）升压药物：休克症状急剧而严重，或血容量已补足而血压仍不稳定者。多巴胺 20～40mg 加于 10%葡萄糖液 250ml 静脉滴注；间羟胺 20～80mg 加于 5%葡萄糖液静脉滴注，根据血压调整速度。

（3）纠正酸中毒；应及时行动脉血气分析血清电解质测定。如有酸中毒时，用 5%碳酸氢钠液 250ml 静脉滴注，并及时纠正电解质紊乱。

（3）纠正心衰：常用毛花苷丙 0.2～0.4mg 加于 10%葡萄糖液 20ml 静脉缓注；或毒毛花苷 K0.125～0.25mg 同法静脉缓注，必要时 4、6 小时重复用药。

3. 防治 DIC

（1）肝素钠：用于治疗羊水栓塞早期的高凝状态，尤其在发病后 10 分钟内使用效果更佳。在应用肝素时以试管法测定凝血时间控制在 15 分钟左右。肝素过量有出血倾向时，可用鱼精蛋白对抗，1mg 鱼精蛋白对抗肝素 100U。

（2）补充凝血因子：应及时输新鲜血、血浆、冷沉淀、纤维蛋白原等。

（3）抗纤溶药物：纤溶亢进时，用氨甲环酸（0.5～1.0g）或氨甲苯酸（0.1～0.3g）加于 0.9%氯化钠注射液或 5%葡萄糖液 100ml 静脉滴注，抑制纤溶激活酶，使纤溶酶原不被激活，从而抑制纤维蛋白的溶解。补充纤维蛋白原 2～4g/次，使血纤维蛋白原浓度达 1.5g/L。

4. 预防肾衰竭　羊水栓塞发生的第三阶段为肾衰竭阶段，注意尿量。当血容量补足后，若仍少尿应选用呋塞米 20～40mg 静脉注射，或 20% 甘露醇 250ml 快速静脉滴注（10ml/min），扩张肾小球动脉（有心衰时慎用）预防肾衰，无效者提示急性肾衰竭，应尽早采取血液透析等急救处理。

5. 预防感染　应选用肾毒性小的广谱抗生素预防感染。

6. 产科处理　若发生于胎儿娩出前，应积极改善呼吸循环功能，防止 DIC，抢救休克，病情稳定后迅速结束分娩。在第一产程发病者剖宫产终止妊娠；第二产程发病者可考虑阴道助产，并密切观察子宫出血情况。若发生产后出血，应及时行子宫切除术，以去除病因并减少胎盘剥离面开放的血窦出血，赢得抢救时机。

【预防】　人工破膜时不兼行剥膜，以减少子宫颈管的小血管破损；不在宫缩时行人工破膜；掌握剖宫产指征，术中刺破羊膜前保护好子宫切口上的开放性血管；掌握缩宫素应用指征；对死胎、胎盘早期剥离等情况，严密观察出凝血等情况；避免产伤、子宫破裂、子宫颈裂伤等。

【小结】　羊水栓塞是指分娩过程中羊水及其内容物进入母体血液循环后引起的过敏样综合征、肺动脉高压、弥散性血管内凝血（DIC）、炎症损伤、休克和肾衰竭等一系列病理生理变化过程。典型表现是骤然的低氧血症、低血压和凝血功能障碍。诊断羊水栓塞应基于诱因和临床表现，尽管找到羊水有形物质而临床表现不支持，不能诊断羊水栓塞。一旦考虑羊水栓塞，应尽早抗过敏、纠正呼吸循环衰竭、抗休克、防治 DIC 及肾衰竭，预防感染。羊水栓塞的核心问题是过敏样综合征，及早干预可阻断其病情进展。

第三节　产后出血

产后出血（postpartum hemorrhage，PPH）指阴道分娩胎儿娩出后 24 小时内失血量超过 500ml，剖宫产时超过 1000ml，是分娩期严重并发症，居我国产妇死亡原因首位。国内外文献报道发病率为 5%～10%，由于临床上估计的产后出血量比实际出血量低 30%～50%，因此产后出血的实际发病率更高。

【病因】产后出血的原因依次为子宫收缩乏力（uterine atony）、胎盘因素、软产道裂伤及凝血功能障碍。

1. 子宫收缩　乏力子宫收缩乏力是引起产后出血最常见的原因，常见因素有：

（1）全身因素：产妇精神过度紧张、恐惧分娩、过度疲劳、体质虚弱、合并急慢性疾病史、高龄产妇、肥胖及尿潴留等。

（2）子宫因素：子宫肌纤维过度伸展（羊水过多、巨大胎儿及多胎妊娠等）、子宫壁损伤（子宫瘢痕、多次妊娠分娩或流产等）、子宫发育不良、子宫畸形、子宫肌瘤等。

（3）产科因素；产程延长、产妇体力消耗过多或产程过快，可引起子宫收缩乏力。前置胎盘附着在子宫下段，子宫下段收缩力较弱，血窦不易关闭。胎盘早剥、妊娠期高血压疾病、严重贫血、宫腔感染等产科并发症及合并症可使子宫肌层水肿或渗血引起子宫收缩乏力。

（4）药物因素：临产后过度应用麻醉剂、镇静剂、子宫收缩抑制剂（如硫酸镁、沙丁胺醇）以及缩宫素使用不当等，均可造成产后子宫收缩乏力。

2. 胎盘因素

（1）胎盘滞留（retained placenta）：胎盘多在胎儿娩出后 15 分钟内娩出，若 30 分钟后胎盘仍不排出，将导致出血。常见原因有：①膀胱充盈：使已剥离胎盘滞留宫腔；②胎盘嵌顿：子宫收缩药物应用不当，宫颈内口附近子宫肌出现环形收缩，使已剥离的胎盘嵌顿于宫腔；③胎盘剥离不全：第三产程过早牵拉脐带或按压子宫，影响胎盘正常剥离，胎盘已剥离部位血窦开放而出血。

（2）胎盘植入（placenta increta）：是指胎盘绒毛在其附着部位与子宫肌层紧密连接。胎盘植入主要引起产时出血、产后出血、子宫破裂和感染等并发症，穿透性胎盘植入也可导致膀胱或直肠损伤。

（3）胎盘部分残留（retained placenta fragment）：指部分胎盘小叶、副胎盘或部分胎膜残留于宫腔，影响子宫收缩而出血。

3. 软产道裂伤　分娩过程中可能出现软产道裂伤，包括会阴、阴道和宫颈，严重者裂伤可达阴道穹窿、子宫下段，甚至盆壁，导致腹膜后血肿或阔韧带内血肿、子宫破裂。

软产道裂伤常见原因有：①巨大儿、胎先露异常、头盆不称、急产、宫缩过强；②接生时未保护好会阴或阴道助产术操作不规范；③会阴及阴道因水肿、炎症、静脉曲张等致弹性降低；④会阴切开缝合时，止血不彻底，宫颈或阴道穹窿的裂伤未能及时发现并修补。

4. 凝血功能障碍　任何原发或继发的凝血功能异常，均能发生产后出血。见于：①妊娠期或分娩期并发症，如羊水栓塞、妊娠急性脂肪肝、重度子痫前期、子痫、胎盘早剥、死胎、严重感染以及不恰当的抗凝治疗等均可并发 DIC；②产妇合并凝血功能障碍性疾病，如原发性血小板减少、再生障碍性贫血、血友病、重症肝炎等。

【临床表现】　胎儿娩出后阴道流血及出现失血性休克、严重贫血等相应症状，是产后出血的王要临床表现。

1. 阴道流血　胎儿娩出后立即发生阴道流血，色鲜红，应考虑软产道裂伤；胎儿娩出后数分钟出现阴道流血，色暗红，应考虑胎盘因素；胎盘娩出后阴道流血较多，应考虑子宫收缩乏力或胎盘、胎膜残留；胎儿娩出后阴道持续流血，且血液不凝，应考虑凝血功能障碍；失血表现明显，伴阴道疼痛而阴道流血不多，应考虑隐匿性软产道损伤，如阴道血肿。

剖宫产时主要表现为胎儿胎盘娩出后胎盘剥离面的广泛出血，宫腔不断被血充满或切口裂伤处持续出血。

2. 低血压症状　当出现头晕、面色苍白，出现烦躁、皮肤湿冷、脉搏细数、脉压缩小时，产妇已处于休克早期。

【诊断】　诊断产后出血的关键在于对出血量有正确的测量和估计，错误低估将会丧失抢救时机。突发大量的产后出血易得到重视和早期诊断，而缓慢、持续的少量出血和血肿容易被忽视。同时，需要注意的是估测的出血量往往低于实际失血量。

1. 估测出血量有以下几种方法

（1）称重法：失血量/ml＝胎儿娩出后接血敷料湿重 g－接血前敷料干重 g/1.05（血液比重 g/ml）。

（2）容积法：用产后接血容器收集血液后，放入量杯测量失血量。

（3）面积法：可按接血纱布血湿面积粗略估计失血量。

（3）休克指数（shock index，SI）：用于未作失血量收集或外院转诊产妇的失血量估计，为粗略计算。休克指数（SI）＝脉率/收缩压。当 SI＝0.5，血容量正常；SI＝1.0，失血量为 10%～30%（500～1500ml）；SI＝1.5，失血量为 30%～50%（1500～2500ml）；SI＝2.0，失血量为 50%～70%（2500～3500ml）。

（4）血红蛋白测定：血红蛋白每下降 10g/L，失血 400～500ml。但是在产后出血早期，由于血液浓缩，血红蛋白值常不能准确反映实际出血量。

2. 出血原因的诊断　根据阴道流血发生时间、出血量与胎儿、胎盘娩出之间的关系，能初步判断引起产后出血的原因。有时产后出血原因互为因果。

（1）子宫收缩乏力：正常情况下胎盘娩出后，宫底平脐或脐下一横指，子宫收缩呈球状、质硬。子宫收缩乏力时，宫底升高，子宫质软、轮廓不清，阴道流血多。按摩子宫及应用缩宫剂后，子宫变硬，阴道流血减少或停止，可确诊为子宫收缩乏力。

（2）胎盘因素：胎儿娩出后10分钟内胎盘未娩出，阴道大量流血，应考虑胎盘因素，如胎盘部分剥离、嵌顿、胎盘部分粘连或植入、胎盘残留等是引起产后出血的常见原因。胎盘娩出后应常规检查胎盘及胎膜是否完整，确定有无残留。胎盘胎儿面如有断裂血管，应想到副胎盘残留的可能。徒手剥离胎盘时如发现胎盘与宫壁关系紧密，难以剥离，牵拉脐带时子宫壁与胎盘一起内陷，可能为胎盘植入，应立即停止剥离。

（3）软产道裂伤：疑有软产道裂伤时，应立即仔细检查宫颈、阴道及会阴处是否有裂伤。①宫颈裂伤（laceration of cervix）：巨大儿、手术助产、臀牵引等分娩后，常规检查宫颈。裂伤常发生在宫颈3点与9点处，有时可上延至子宫下段、阴道穹窿。如宫颈裂口不超过1cm，通常无活动性出血。②阴道裂伤（vaginal lacerations）：检查者用中指、示指压迫会阴切口两侧，仔细查看会阴切口顶端及两侧有无损伤及损伤程度，有无活动性出血。如有严重的会阴疼痛及突然出现张力大、有波动感、可触及不同大小的肿物，表面皮肤颜色有改变为阴道壁血肿。③会阴裂伤（perineal lacerations）：按损伤程度分为4度，Ⅰ度裂伤指会阴部皮肤及阴道入口黏膜撕裂，出血不多；Ⅱ度裂伤指裂伤已达会阴体筋膜及肌层，累及阴道后壁黏膜，向阴道后壁两侧沟延伸并向上撕裂，解剖结构不易辨认，出血较多；Ⅲ度裂伤指裂伤向会阴深部扩展，肛门外括约肌已断裂，直肠黏膜尚完整；Ⅳ度裂伤指肛门、直肠和阴道完全贯通，直肠肠腔外露，组织损伤严重，出血量可不多。

（3）凝血功能障碍：主要因为失血过多引起继发性凝血功能障碍，表现为持续阴道流血，血液不凝；全身多部位出血、身体瘀斑。根据临床表现及血小板计数、纤维蛋白原、凝血酶原时间等凝血功能检测可做出诊断。

【处理】　处理原则：针对出血原因，迅速止血；补充血容量，纠正失血性休克；防止感染。

1. 一般处理　求助有经验的助产士、上级产科医师、重症医学科医师、麻醉医师等，通知血库和检验科做好准备；建立双静脉通道，积极补充血容量；进行呼吸管理，保持气道通畅，必要时给氧；监测出血量和生命体征，留置尿管，记录尿量；交叉配血；进行基础的实验室检查（血常规、凝血功能、肝肾功能等）并行动态监测。

2. 针对产后出血原因的处理

（1）子宫收缩乏力：加强宫缩能迅速止血。导尿排空膀胱后可采用以下方法：

①按压子宫（uterine massage）：简单有效。a. 腹部子宫按压：可一手置于宫底部，拇指在前壁，其余4指在后壁，均匀有节律地按摩宫底。b. 腹部-阴道子宫按压：可采用双合诊按压子宫，一手于阴道前穹窿，顶住子宫前壁，另有一手在腹部按压子宫后壁（图7-3）。

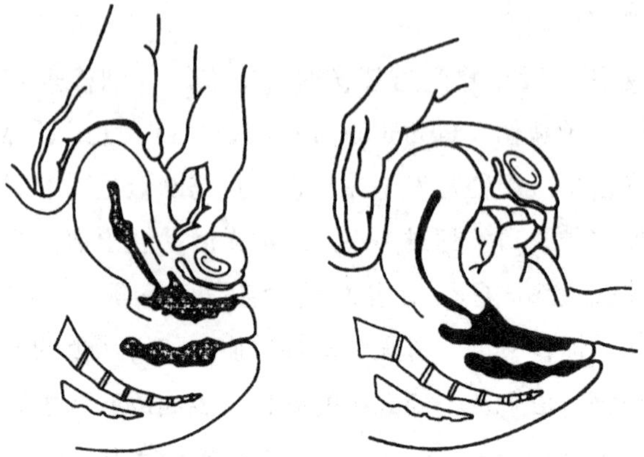

图7-3　腹部子宫按压法及腹部-阴道子宫按压法

剖宫产时直接用腹部子宫按压法进行按压。注意：按摩子宫一定要有效，评价有效的标准是子宫轮廓清楚、收缩有皱褶、阴道或子宫切口出血减少。按压时间以子宫恢复正常收缩并能保持收缩状态为止，有时可长达数小时，按压时配合使用宫缩剂。

②应用宫缩剂：a. 缩宫素（oxytocin）：20U加入0.9%生理盐水或乳酸钠林格氏500ml中，快速静脉滴注，速度为5~10ml/min；也可肌内注射或宫体注射缩宫素10U。立即起效，半衰期1~6分。因缩宫素有受体饱和现象，无限制加大用量反而效果不佳，并可出现副作用，故24小时总量应控制在60U内。b. 卡贝缩宫素（carbetocin）：长效缩宫素九肽类似物，100μg缓慢静脉推注或肌内注射，2分钟起效，半衰期60分钟。c. 米索前列醇（misoprostol）：前列腺素E1的类似物。200~600μ%舌下含服或直肠给药。支气管哮喘、高血压、青光眼、严重肝、肾疾病者应慎用。d. 卡前列甲酯（carboprost methylate）：1mg置于阴道后穹窿或直肠给药。e. 卡前列素氨丁三醇（carboprost trometamol）：250μg深部肌内注射或宫体肌内注射，如无效可重复注射250μg，总剂量不超过2mg。使用时应注意过敏反应。

③宫腔填塞（uterine packing）：根据填塞的材料不同，分为宫腔纱条填塞和

宫腔球囊填塞。a. 宫腔纱条填塞：剖宫产术中遇到子宫收缩乏力，经按摩子宫和应用宫缩剂加强宫缩效果不佳时；前置胎盘或胎盘粘连导致剥离面出血不止时，直视下填塞宫腔纱条可起到良好的止血效果。采用特制的长2m，宽7~8cm的4~6层无菌脱脂纱布条，每根纱条之间用粗丝线缝合连接。术者左手固定子宫底部，右手或用卵圆钳将纱条沿子宫腔底部自左向右，来回折叠填塞宫腔，留足填塞子宫下段的纱条后，将最尾端沿宫颈放入阴道内少许，其后填满子宫下段，然后缝合子宫切口，注意勿将纱条缝入（图7-4）。24~48小时自阴道取出纱布条，取出前应先静脉滴注宫缩剂。宫腔填塞纱布条后应密切观察生命体征及宫底高度和大小，防止因填塞不紧，宫腔内继续出血而阴道不出血的止血假象，同时应注意有无感染征象，如明显的宫体压痛、发热、血象居高不下等。经阴道宫腔纱条填塞法，因操作闲难，常填塞不紧反而影响子宫收缩，一般不采用。b. 宫腔球囊填塞：宫腔球囊填塞可用于阴道分娩或剖宫产术中。经阴道放置时，将导管的球囊部分插入子宫，确保整个球囊通过了宫颈内口。剖宫产术中放置时，经剖宫产切口将填塞球囊放入宫腔，末端放入宫颈，通过阴道牵拉末端使球囊底部压迫于宫颈内口，常规关闭子宫切口，注意不要刺破球囊（图7-5）。一般注入生理盐水250~300ml。

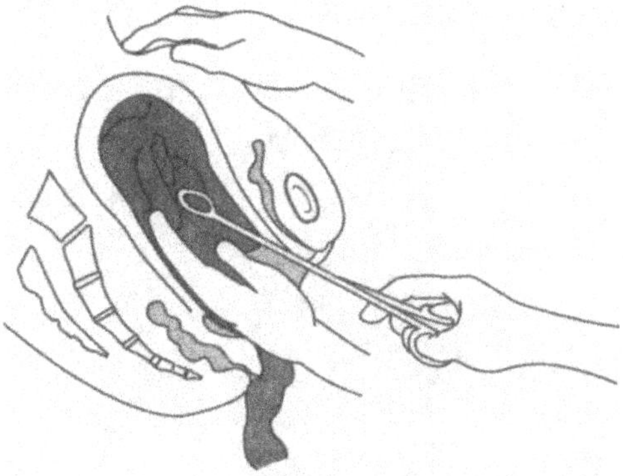

图7-4　宫腔纱条填塞

④子宫压迫缝合术（uterine compression sutures）：剖宫产术中子宫收缩乏力、胎盘因素或凝血功能障碍引起的产后出血，经按压子宫和宫缩剂治疗无效，应考虑使用子宫压迫缝合术，最为经典的是B-Lynch缝合术。实施前将子宫从腹壁切口托出，用两手托住并挤压子宫体，观察出血情况，判断缝合成功的几率。加压后出血明显减少或停止，成功可能性大。具体缝合方法为：距子宫切口右侧顶点下缘3cm处进针，缝线穿过宫腔至切口上缘4cm处出针，将缝线拉至宫底，在距右侧宫角3~4cm处垂直绕向后壁，在与前壁相同的部位进针至宫腔内；然后再横向拉至左侧，在左侧宫体后壁（与右侧进针点相同部位）出针，将缝线垂直绕过宫底至子宫前壁，分别缝合左侧子宫切口的上、下缘（进出针的部位与右侧相同）（图7-6）。近年出现了多种改良的子宫压迫缝合术如Hayman缝合术（图7-7）、Cho缝合术（图7-8）、Pereira缝合术（图7-9）等。可根据不同情

况选择不同的缝合术。

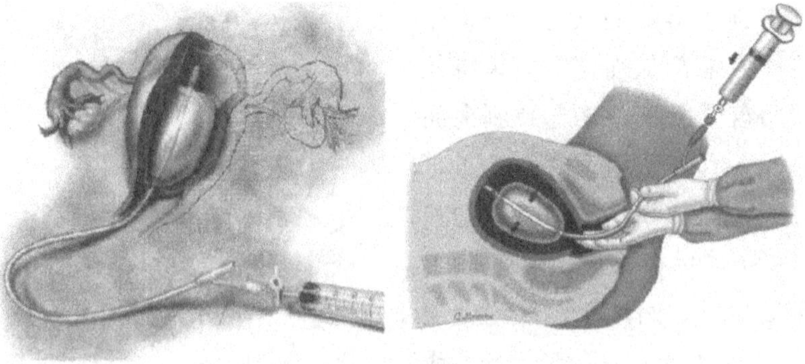

图 7-5　宫腔球囊填塞

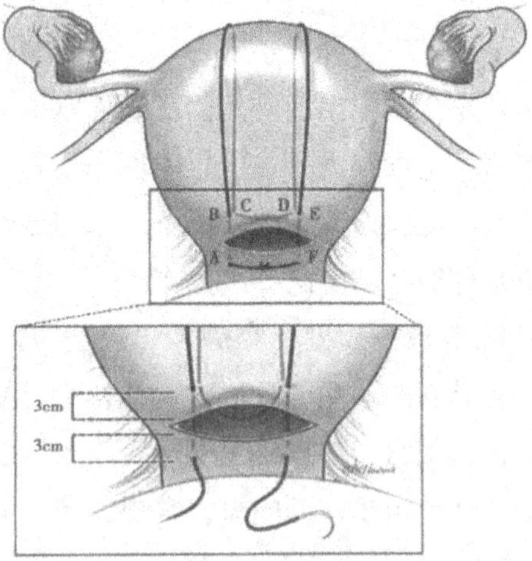

图 7-6　B-Lynch 缝合术

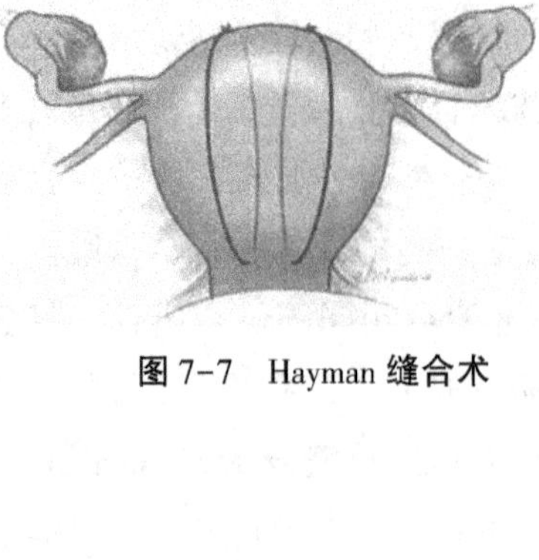

图 7-7　Hayman 缝合术

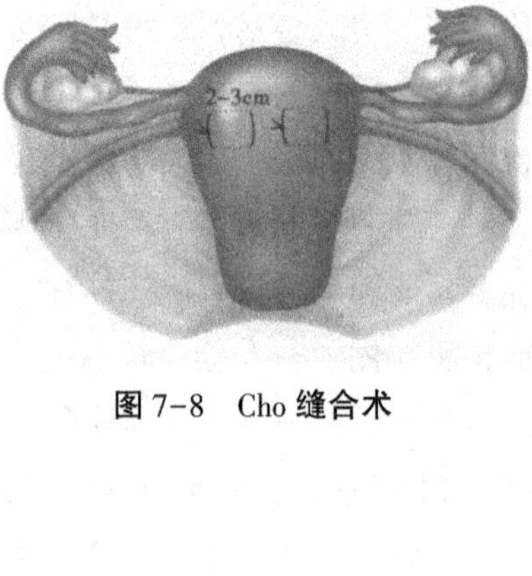

图 7-8　Cho 缝合术

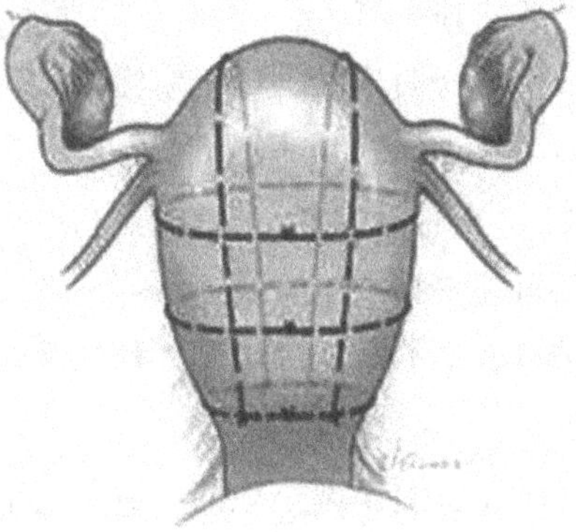

图 7-9　Pereira 缝合术

⑤结扎盆腔血管：以上治疗无效时，可行子宫动脉上行支结扎，必要时行髂内动脉结扎及卵巢动脉结扎术。

⑥髂内动脉或子宫动脉栓塞：行股动脉穿刺插入导管至髂内动脉前干或子宫动脉，注入吸收性明胶海绵颗粒栓塞动脉。栓塞剂可于 2~3 周后吸收，血管复通。适用于产妇生命体征稳定时进行。

⑦切除子宫：经积极抢救无效、危及产妇生命时，应果断行子宫次全切除或子宫全切除术，以挽救产妇生命。

（2）胎盘因素：胎儿娩出后，疑有胎盘滞留时，立即作宫腔检查。若胎盘已剥离则应立即取出胎盘。胎盘和胎膜残留可行钳刮术或刮宫术。若胎盘粘连，可试行徒手剥离胎盘后取出。若剥离困难疑有胎盘植入，停止剥离，根据病人出血情况及胎盘剥离面积行非手术治疗或子宫切除术。

①非手术治疗：适用于孕产妇一般情况良好，无活动性出血；胎盘植入面积小、子宫壁厚、子宫收缩好、出血量少者。可采用局部切除、宫腔纱条填塞、髂内动脉或子宫动脉栓塞术等治疗。非手术治疗过程中应用彩色多普勒超声密切监测胎盘大小及周围血流变化、观察阴道出血情况以及是否有感染，如出血增多或感染，应用抗生素同时行清宫或子宫切除术。

②切除子宫：如有活动性出血、病情加重或恶化、穿透性胎盘植入时应切除子宫。需要注意的是，胎盘全部植入时可无活动性出血或出血较少，此时忌强行剥离胎盘而造成大量出血，最安全的处理是切除子宫。如瘢痕子宫合并前置胎盘时，尤其是胎盘附着于子宫瘢痕处（凶险性前置胎盘）时，应做好充分的术前准备或转诊至有条件的医院。

（3）软产道损伤：应彻底止血，按解剖层次逐层缝合裂伤。软产道血肿应切开血肿、清除积血，彻底止血、缝合。

①穹颈裂伤：疑为宫颈裂伤时应在消毒下暴露宫颈，用两把卵圆钳并排钳夹宫颈前唇并向阴道口方向牵拉，沿宫颈一周逐步移动卵圆钳，直视下观察宫颈情况，裂伤浅且无明显出血，可不予缝合，裂伤深且出血多，应用可吸收缝线缝合。缝合时第一针应从裂口顶端稍上方开始，最后一针应距宫颈外侧端 0.5cm 处止，以减少日后发生宫颈口狭窄的可能性。若裂伤累及子宫下段经阴道难以修补时，可开腹行裂伤修补术。

②阴道裂伤：缝合时应注意缝至裂伤顶部，避免遗留并，也要避免缝线穿过直肠，缝合要达到组织对合好及止血的效果。

③会阴裂伤：按解剖层次缝合肌层及黏膜下层，最后缝合阴道黏膜及会阴皮肤。

（4）凝血功能障碍：首先应排除子宫收缩乏力、胎盘因素、软产道损伤等原因引起的出血。尽快输血、血浆、血小板、冷沉淀、纤维蛋白原或凝血酶原复合物、凝血因子等。若并发 DIC 应按 DIC 处理，也应注意，并发内科疾病的对症处理。

3. 失血性休克处理　根据出血量判断休克程度；在积极止血同时行抗休克治疗，包括建立多条静脉通道，快速补充血容量；监测生命体征，吸氧，纠正酸中毒，必要时使用升压药物以保障重要脏器的功能；并注意预防感染，使用抗生素。

【预防】

1. 产前预防　做好系统围生保健，对有可能发生产后出血的高危人群进行一般转诊和紧急转诊，防止产后出血的发生，并做好抢救措施。

2. 产时预防　消除孕妇分娩时的紧张情绪，密切观察产程进展，防止产程延长。正确处理第二、第三产程，尽早使用缩宫素。

3. 产后预防　积极处理第三产程，包括：①在胎儿娩出后即注射缩宫素或其他宫缩剂；②可控性牵拉脐带（controlledcord traction，CCT）：具体方法为：新生儿娩出后 1~3 分钟或脐带停止搏动后一手牵拉脐带；另一只手置于耻骨联合上固定子宫，并在牵拉脐带时，使用反作用力；使脐带保持一定张力，待出现强的宫缩时，嘱产妇用力，轻柔向下牵拉脐带，同时宫底部采用持续的反作用力。如果 CCT 30~40 秒胎盘仍未娩出，则停止牵拉脐带，等待下一次强宫缩来临时，重复牵拉动作；③胎盘娩出后有效按压子宫。

因产后出血多发生在产后 2 小时内，故胎盘娩出后，应分别在第 15 分钟、

30 分钟、60 分钟、90 分钟、120 分钟监测生命体征，按压子宫，监测阴道出血量，子宫高度，膀胱充盈情况。及早发现出血和休克。鼓励产妇排空膀胱，与新生儿早接触、早吸吮，以便能反射性引起子宫收缩，减少出血量。

【小结】　产后出血是我国目前孕产妇死亡的首要原因，病因包括子宫收缩乏力、胎盘因素、软产道损伤和凝血功能障碍等，四大原因可合并存在，互为因果。诊断产后出血的关键在于对失血量有正确的测量和估计，错误低估将丧失抢救时机。处理原则包括针对病因，迅速止血；补充血容量，纠正休克；预防感染。预防产后出血的关键是第三产程积极干预，加强产后管理。

第八章　产褥期及产褥期疾病

产褥期为产妇各系统恢复时期，一些潜在的病变可在产褥期出现（如抑郁症或感染等）。同时，也可由产妇及其家人的习俗处理引起病变（如中暑）。

第一节　正常产褥

从胎盘娩出至产妇全身各器官除乳腺外恢复至妊娠前状态，包括形态和功能，这一阶段称为产褥期（puerperium），一般规定为6周。

【产褥期母体的生理变化】

1. 生殖系统　产褥期变化最大的是生殖系统，其中又以子宫的变化为最大。

（1）子宫复旧：子宫在胎盘娩出后逐渐恢复至未孕前状态的过程，称为子宫复旧（involution of uterine）。需时6~8周。

①宫体变化：肌细胞数量无明显变化，但肌细胞长度和体积却明显缩小，其多余的细胞质变性自溶。因此，随着肌纤维的不断缩复，子宫体积逐渐缩小。胎盘娩出后子宫大小一般为17cm×12cm×8cm，重量约1000g，产后1周时降为500g，产后2周时降为300g，产后6周一般恢复至孕前大小（约50g）。胎盘娩出时，胎盘附着部蜕膜海绵层随胎盘娩出。胎盘附着表面粗糙，分娩后2~3日，蜕膜浅层细胞发生退行性变，坏死脱落，形成恶露的一部分；深层保留的腺体和间质细胞迅速增殖，成为新的子宫内膜。产后第3周除胎盘附着部位以外的子宫内膜基本修复，胎盘附着部位的内膜修复约需至产后6周。子宫肌层间的血管由于肌层收缩而被压缩变长，随后闭塞形成血栓，最终被机化吸收。

②子宫下段变化：产后几周内，被动扩张、拉长的子宫下段缩复，恢复至非孕时的子宫峡部。

③宫颈变化：胎儿娩出后，宫颈外口如袖口状，产后2~3日宫口可容2指，产后1周宫口关闭，宫颈管复原，产后4周左右宫颈恢复至孕前形态。常因产时宫颈左右两侧（3点及9点处）撕裂，愈合后宫颈外口呈一字形裂（已产型）。

（2）阴道、外阴的变化：阴道受胎先露部压迫，在产后最初几日内可出现水肿，阴道壁松软、平坦，弹性较差。阴道黏膜皱褶消失，产后阴道壁水肿逐渐消失，弹性恢复。阴道黏膜上皮恢复到正常孕前状态需等到排卵恢复。

阴道分娩后外阴出现水肿，产后数日内消退。处女膜因分娩时撕裂而成为残缺不全的痕迹；阴唇后联合可有轻度裂伤，缝合后3~5日能愈合。

（3）盆底组织：分娩可造成盆底组织（肌肉及筋膜）扩张过度，弹性减弱，一般产褥期内可恢复。但分娩次数过多，间隔时间过短，盆底组织松弛，较难完全恢复正常，这也是导致子宫脱垂、阴道壁膨出的重要原因。

2. 乳房　乳房的主要变化为泌乳。由于分娩后雌、孕激素水平急剧下降，抑制了催乳素抑制因子的释放，在催乳素的作用下，乳房腺细胞开始分泌乳汁。婴儿每次吸吮刺激乳头时，催乳素呈脉冲式释放，促进乳汁分泌。吸吮乳头还可反射性地引起神经垂体释放缩宫素，进而促进乳汁排出，此过程又称为喷乳反射。乳汁产生的数量和产妇足够睡眠，充足营养，愉悦情绪和健康状况密切相关。产后7日内分泌的乳汁，称为初乳，初乳色偏黄是由于含有较多β-胡萝卜素的缘故。

母乳中含有丰富的营养物质，尤其是初乳中含有大量抗体，有助于新生儿抵抗疾病的侵袭。母乳中还含有丰富的蛋白和脂肪，多种免疫物质、矿物质、维生素和酶，对新生儿的生长发育有重要的作用，是新生儿的最佳天然食物。

3. 循环系统　子宫胎盘循环结束后，大量血液从子宫进入产妇的体循环，加之妊娠期潴留在组织中的液体亦进入母体血液循环中。产后72小时内，产妇血液循环量增加15%~25%，尤其是最初24小时，因此产后72小时内心脏负担明显加重，应注意预防心衰的发生。一般产后2~3周，血液循环量恢复到孕前水平。

4. 血液系统　产褥早期仍处于高凝状态，有利于子宫创面恢复、预防产后出血，此时需注意防止深静脉血栓、肺栓塞及化脓性盆腔血栓性静脉炎。白细胞总数于产褥早期仍较高，一般1~2周内恢复正常。血小板亦逐渐上升恢复正常。产褥早期可继续贫血，一般产后10日血红蛋白上升，红细胞沉降率于分娩后逐渐恢复至正常。

5. 泌尿系统　产后第1周，一般为多尿期，因孕期潴留在体内的大量液体在产褥早期主要通过肾排出。由于分娩过程中膀胱受压，黏膜充血水肿对尿液刺激敏感性下降以及外阴疼痛使产妇不愿用力排尿，可出现一过性尿潴留，尤其在产后最初12小时内。

6. 消化系统　产后1~2周内消化功能逐渐恢复正常。产褥早期胃肠肌张力仍较低，产妇食欲欠佳，喜进汤食，加之产妇活动少，肠蠕动减弱，容易发生便秘。

7. 内分泌系统 产后1周，产妇血清中雌、孕激素水平恢复到孕前水平。产后2周内血中hCG已测不出。胎盘分泌的胎盘生乳素，一般在产后6小时内消失，血中不再能测出。产后6周FSH、LH逐渐恢复，但哺乳产妇其高PRL值会抑制FSH和LH的分泌，不哺乳产妇一般产后6~10周左右恢复排卵。甲状腺功能在产后1周恢复正常。肾上腺皮质功能分娩后逐渐下降，约产后4日恢复正常。排卵的恢复与是否哺乳及哺乳时间长短有关，哺乳产妇一般在哺乳阶段无月经来潮，但可以有排卵。

8. 免疫系统 在产褥期，机体免疫功能逐渐恢复，NK细胞和LAK细胞活性增加，有利于对疾病的防御。但需注意在产褥早期，免疫力仍较低，应预防感染。

【产褥期临床表现】

1. 生命体征 正常产妇，产后生命体征在正常范围。产后24小时内，体温略升高但不超过38℃，可能与产程较长致过度疲劳有关。产后3~4日可能会出现“泌乳热”，乳房充血影响血液和淋巴回流，乳汁不能排出，一般不超过38℃。产后心率在正常范围内。血压于产褥期恢复正常水平，妊娠期高血压疾病病人产后仍应监测血压，预防产后子痫的发生。产后呼吸恢复为胸腹式呼吸。

2. 子宫复旧和宫缩痛 胎盘娩出后，子宫收缩呈圆形，宫底即刻降至脐下一横指，产后1日略上升至脐平，以后每日下降1~2cm，产后10日降至盆腔内。剖宫产产妇术后子宫复旧速度慢于自然分娩者。产后哺乳吸吮乳头反射性地引起缩宫素分泌增加，故子宫下降速度较不哺乳者为快。产后子宫收缩引起的疼痛，称为宫缩痛。经产妇宫缩痛较初产妇明显，哺乳者较不哺乳者明显。宫缩痛一般不需特殊用药，必要时可酌情给予镇痛剂。

3. 褥汗 产后一周内，孕期潴留的水分通过皮肤排泄，在睡眠时明显，产妇醒来满头大汗，习称“褥汗”，不属病态。

4. 恶露 产后随子宫蜕膜脱落，含有血液及坏死蜕膜等组织经阴道排出，称为恶露（lochia）。根据其颜色及内容物分为血性恶露、浆液性恶露、白色恶露。正常恶露有血腥味，但无臭味，一般持续4~6周，总量可达500ml。若有胎盘、胎膜残留或感染，可使恶露时间延长，并有臭味。

【产褥期处理】 产褥期母体各系统发生许多变化，如果不能正确处理产褥期的这些变化，则可能由生理变化转为病理状态。

1. 产后一周 重点仍是血压、心率、体温、呼吸，有内科合并症应注意对相应疾病的观察和处理，同时应预防晚期产后出血，鼓励产妇尽早下床适当活动防止血栓发生。

2. 营养与饮食　产妇胃肠功能恢复需要一定时间，产后建议少量多餐，以清淡、高蛋白质饮食为宜，同时注意补充水分。

3. 排尿与排便　产后应鼓励产妇尽早自行排尿，产后4小时即应让产妇自行排尿。若排尿困难，可采用以下方法：①温开水冲洗会阴，热敷下腹部刺激膀胱肌收缩；②针刺两侧气海、关元、阴陵泉、三阴交等穴位；③肌注新斯的明1mg兴奋膀胱逼尿肌，促进排尿。上述处理无效时，可留置导尿管2~3日。产妇活动少，肠蠕动减弱，易发生便秘，应多吃富含纤维素的食物。对便秘者可口服适量缓泻剂，如乳果糖。

4. 观察子宫复旧及恶露　产后1周内应每日大致相同时间手测宫底高度，以了解子宫复旧情况。测量前应嘱产妇排尿。每日观察恶露颜色、数量及气味。若子宫复旧不全，恶露增多，红色恶露持续时间较长时，应及早给予子宫收缩剂。若合并感染，恶露有臭味且有子宫压痛，应给予广谱抗生素控制感染。

5. 会阴处理　保持外阴清洁，会阴缝线一般于产后3日拆线。若会阴伤口感染，应提前拆线、充分引流或行扩创处理，并定时换药。

6. 乳房护理　WHO提倡母乳喂养，母婴同室，早接触，早吸吮，于产后30分钟内开始哺乳，尽早刺激乳房，建立泌乳反射。母乳喂养的原则是“按需哺乳”。在产褥期如出现乳房胀痛，可用热毛巾敷乳房并按摩，促使乳液畅流，必要时可用吸乳器将乳汁吸出。初产妇若出现乳头皲裂，可用少量乳汁涂抹在乳头和乳晕上，短时间暴露和干燥乳头，因乳汁既具抑菌作用，又具有促进表皮修复的作用。

如果由于医源性因素不能哺乳，应尽早退奶。最简单的退奶方式是停止哺乳，不排空乳房，少食汤汁，但有半数产妇会感到乳房胀痛。常用退奶方式有：①生麦芽60~90g，煎服，每日一剂，连用3~5日；②芒硝250g，分装两纱布袋内，敷于两乳房，湿硬时更换；③维生素$B_6$200mg，每日三次，连服3天。目前一般不推荐用雌激素或溴隐亭退奶。

7. 产褥中暑　为产褥期间产妇在高温、高湿和通风不良的环境中体内余热不能及时散发，引起以中枢性体温调节功能障碍为特征的急性热病。表现为高热、水电解质代谢紊乱、循环衰竭和神经系统功能损害等。处理关键为降低病人的体温，及时纠正脱水、电解质紊乱及酸中毒，积极防治休克。

【产后随访】　包括产后随访和产后健康检查。

1. 产后随访　产妇出院后 3 日、产后 14 日及 28 日由社区医疗保健人员进行家庭访视。医务人员应做到：①了解产妇的饮食起居、睡眠等情况，同时了解产妇的心理状态，对有合并症的产妇要了解原发病及治疗情况；②检查两侧乳房并了解哺乳情况；③检查子宫复旧及观察恶露；④观察会阴伤口或腹部伤口愈合情况；⑤了解新生儿生长、喂养、预防接种情况，指导哺乳。

2. 产后健康检查　产后 42 日应去分娩医院进行产后健康检查，包括：①全身检查：血压、心率、血常规、尿常规；②若有内科合并症或产科并发症，需作相应检查；③妇科检查了解子宫复旧，观察恶露并检查乳房；④婴儿全身体格检查；⑤计划生育指导。

【计划生育指导】　产褥期内不宜性生活，产后 42 日可以有排卵，哺乳者应以器具避孕为首选，也可选择皮下埋植避孕。不哺乳者，避孕方法的选择同普通育龄期妇女。

【小结】　产褥期指从胎盘娩出至产妇全身各器官除乳腺恢复至妊娠前状态，包括形态和功能，一般为 6 周。产后 42 天应至分娩医院行产后检查。子宫复旧需时 6~8 周。宫颈于产后 4 周左右恢复至孕前形态。产后 72 小时内心脏负担明显加重，应注意预防心衰的发生。一般产后 2~3 周，血液循环量恢复到孕前水平。哺乳妇女一般在哺乳阶段闭经，但可以有排卵，应注意避孕。

第二节　产褥感染

产褥感染（puerperal infection）是指产褥期内生殖道受病原体侵袭而引起局部或全身的感染。产褥病率（puerperal morbidity）是指分娩结束 24 小时以后的 10 日内，每日用口表测 4 次体温，每次间隔 4 小时，其中有 2 次体温达到或超过 38℃。产褥病率多由产褥感染所引起，亦可由泌尿系统感染、呼吸系统感染及乳腺炎等引起。

【病因】　女性生殖道对细菌的侵入有一定的防御功能，其对入侵病原体的反应与病原体的种类、数量、毒力及机体的免疫力有关。妇女阴道有自净作用，羊水中含有抗菌物质。妊娠和正常分娩通常不会增加感染机会。只有在机体免疫力、细菌毒力和细菌数量三者之间的平衡失调时，才会增加产褥感染的机会，导致感染发生。诱因有：胎膜早破、产程延长、孕期生殖道感染、严重贫血、产科手术操作、产后出血等因素。

【病原体】　正常妇女阴道寄生大量细菌，包括需氧菌、厌氧菌、真菌及衣原体、支原体。细菌可分为致病菌和非致病菌。有些非致病菌在一定条件下可以致病称为条件致病菌，但即使是致病菌也需达到一定数量或机体免疫力下降时才会致病。

1. 需氧菌

（1）链球菌：以β-溶血性链球菌致病性最强，可引起严重感染。近年来B族链球菌（group B streptococcus，GBS）感染有明显上升趋势。

（2）杆菌：以大肠埃希菌、克雷伯氏菌属、变形杆菌属多见，可产生内毒素，引起菌血症或感染性休克。因此，产褥感染若出现菌血症或感染性休克，则多考虑杆菌感染。

（3）葡萄球菌：主要为金黄色葡萄球菌和表皮葡萄球菌，多为外源性感染。金黄色葡萄球菌引起的感染一般较严重。

2. 厌氧菌　厌氧菌感染通常为内源性，来源于宿主全身的菌群，厌氧菌感染的主要特征为化脓，有明显的脓肿形成及组织破坏。

（1）球菌：以消化球菌和消化链球菌最常见。当有产道损伤、局部组织坏死时，可迅速繁殖而致病。

（2）杆菌属：常见的厌氧性杆菌为脆弱类杆菌。常形成局部脓肿，产生大量脓液，有恶臭味。感染还可引起化脓性血栓静脉炎。

（3）梭状芽孢杆菌：主要是产气荚膜杆菌，引起的感染轻者为子宫内膜炎、腹膜炎、败血症，重者可引起溶血、黄疸、血红蛋白尿、急性肾衰竭、循环衰竭、气性坏疽而死亡。

3. 支原体与衣原体　支原体和衣原体均可在女性生殖道内寄生，可引起生殖道的感染，多无明显症状。

此外，通过性传播疾病引起的淋病奈瑟菌感染，也可导致产褥感染。

【感染途径】

1. 内源性感染　寄生于产妇阴道和直肠内的细菌，在一定的条件下，如细菌繁殖能力增加或机体抵抗力下降、细菌进入宫腔、产道裂伤、胎膜早破等，可转化为致病菌引起感染。

2. 外源性感染　外界的病原菌进入产道所引起的感染，其细菌可以通过医务人员、消毒不严或被污染的医疗器械及产妇临产前性生活等途径侵入机体。

【临床表现及病理】

1. 急性外阴、阴道、宫颈炎　会阴裂伤及后-斜切开部位是会阴感染的最常见部位，会阴部可出现疼痛，局部伤口充血、水肿，并有触痛及波动感，严重者伤口边缘可裂开，产妇活动受限。阴道若有感染，可出现阴道部疼痛，严重者可有畏寒、发热，阴道黏膜充血、水肿，甚至出现溃疡坏死。宫颈裂伤引起的炎症，症状多不明显，若深度达穹窿部及阔韧带底部，又未及时缝合，则病原体可直接上行或通过淋巴播散引起盆腔结缔组织炎。

2. 子宫感染　产后子宫感染包括急性子宫内膜炎、子宫肌炎。细菌经胎盘剥离面侵入，先扩散到子宫蜕膜层引起急性子宫内膜炎。炎症可继续侵犯浅肌层、深肌层乃至浆膜层，导致子宫肌炎。由于子宫内膜充血、坏死，阴道内有大量脓性分泌物且有臭味。若为子宫肌炎，则子宫复旧不良。体检腹部有压痛，尤其是宫底部，可伴发高热、头痛、白细胞增多等感染征象。

3. 急性盆腔结缔组织炎和急性附件炎　感染沿淋巴管播散引起盆腔结缔组织炎和腹膜炎，可波及输卵管、卵巢，形成附件炎。如未能有效地控制炎症，炎症可继续沿阔韧带扩散，直达侧盆壁、髂窝、直肠阴道隔。可出现持续高热、寒战、腹痛、腹胀，检查下腹部有明显压痛、反跳痛及腹肌紧张，宫旁组织增厚，有时可触及肿块，肠鸣音减弱甚至消失；白细胞持续升高，中性粒细胞明显增加。

4. 急性盆腔腹膜炎及弥漫性腹膜炎　炎症扩散至子宫浆膜，形成急性盆腔腹膜炎，继而发展为弥漫性腹膜炎，出现全身中毒症状，病情危重。

5. 血栓静脉炎　多由厌氧性链球菌引起。炎症向上蔓延可引起盆腔内血栓静脉炎，可累及子宫静脉、卵巢静脉、髂内静脉、髂总静脉，盆腔静脉炎向下扩散可形成下肢深静脉炎。早期表现为下腹痛，尔后向腹股沟放射。当下肢血栓静脉炎影响静脉回流时，可出现肢体疼痛、肿胀，局部皮肤温度上升，皮肤发白，习称“股白肿”。若小腿深静脉有栓塞，可有腓肠肌和足底部压痛。小腿浅静脉炎症时，可出现水肿和压痛。若患侧踝部、腓肠肌部和大腿中部的周径大于健侧2cm时，则可做出诊断。血栓静脉炎可表现为反复高热、寒战、下肢持续性疼痛。

6. 脓毒血症和败血症　感染血栓脱落进入血液循环，可引起脓毒血症。若细菌大量进入血液循环并繁殖形成败血症，表现为持续高热、寒战、全身中毒症状明显，甚至休克危及生命。

【诊断与鉴别诊断】

1. 病史　详细询问病史及分娩经过，对产后发热者，合并有贫血、营养不良、胎膜早破、产程延长、频繁阴道检查史、产伤、胎盘残留的产妇，应首先考虑为产褥感染。

2. 全身及局部检查　仔细检查腹部、盆腔及会阴伤口，可基本确定感染的部位和严重程度。辅助检查如超声、CT、磁共振成像等检测手段，能够了解由感染形成的炎性肿块、脓肿的位置及性状。

3. 实验室检查　C-反应蛋白、降钙素原等异常有助于早期诊断。宫腔分泌物、脓肿穿刺物、后穹窿穿刺物作细菌培养和药敏试验，确定病原体。必要时需作血尿培养和厌氧菌培养。

4. 鉴别诊断　主要应和上呼吸道感染、急性乳腺炎、泌尿系统感染相鉴别。

【治疗】

1. 一般治疗　加强营养，给予足够的维生素，补液纠正水、电解质失衡。若有严重贫血可输血治疗。产妇宜取半卧位，有利于恶露引流和使炎症局限于盆腔内。

2. 抗生素治疗　未能明确病原体时，应根据临床表现及临床经验选用广谱抗生素，待细菌培养和药敏试验结果再作调整。抗生素使用原则：应选用广谱抗生素，同时能作用于革兰阳性菌、革兰阴性菌、需氧菌和厌氧菌的抗生素。青霉素及甲硝唑联合应用为首选，头孢菌素类抗生素抗菌谱广，抗菌作用强，肾毒性小，也属首选之列。应用抗生素 72 小时，体温无持续下降，应及时重新评估，酌情更换抗生素。中毒症状严重者，同时短期给予肾上腺皮质激素，提高机体应激能力。

3. 中医治疗　根据情况辨证选择活血化瘀中药治疗。

4. 引流通畅　若经抗生素治疗 48～72 小时，体温仍持续不退，腹部症状、体征无改善，应考虑感染扩散或脓肿形成。如疑盆腔脓肿，可经腹或后穹窿切开引流。会阴伤口或腹部切口感染，应行切开引流术。

5. 血栓静脉炎的治疗　可使用肝素、尿激酶等药物治疗，用药期间监测凝血功能。

6. 手术治疗　如有胎盘残留，在有效抗感染同时，清除宫腔内残留物。如子宫严重感染，炎症继续扩展，出现不能控制的败血症、DIC，应及时行全子宫切除术。

【预防】

1. 加强孕期保健及卫生宣传教育工作，临产前 2 个月内避免盆浴和性生活，积极治疗贫血等内科合并症。

2. 待产室、产房及各种器械均应定期消毒。严格无菌操作，减少不必要的阴道检查及手术操作，认真观察并处理好产程，避免产程过长及产后出血。产褥期应保持会阴清洁，每日擦洗 2 次。加强对孕产妇的管理，避免交叉感染。

3. 预防性应用抗生素。对于阴道助产及剖宫产者，产时或产后预防性应用抗生素，对于产程长、阴道操作次数多及胎膜早破、有贫血者，也应预防性应用抗生素。

4. 降低剖宫产率，尽量减少指征不明确的剖宫产及社会因素而行的剖宫产术。

【小结】　产褥感染是指产褥期内生殖道受病原体侵袭而引起局部或全身的感染。产褥病率是指分娩结束 24 小时以后的 10 日内，每日用口表测 4 次体温，每次间隔 4 小时，其中有 2 次体温达到或超过 38℃。该疾病重在预防。如发生产褥感染应根据细菌培养合理应用抗生素，同时给予对症支持治疗。

第三节　晚期产后出血

晚期产后出血（late postpartum hemorrhage）是指分娩结束 24 小时后，在产褥期内发生的子宫大量出血。多见于产后 1～2 周，亦可迟至产后 2 月左右发病。临床表现为持续或间断阴道流血，亦可表现为突然阴道大量流血，可引起失血性休克。晚期产后出血多伴有寒战、低热。

【病因】

1. 胎盘、胎膜残留　最常见的病因，多发生于产后 10 日左右。黏附在子宫腔内的小块胎盘组织发生变性、坏死、机化，可形成胎盘息肉。当坏死组织脱落时，基底部血管开放，引起大量出血。

2. 蜕膜残留　产后一周内正常蜕膜脱落并随恶露排出，若蜕膜剥离不全或剥离后长时间残留在宫腔内诱发子宫内膜炎症，影响子宫复旧，可引起晚期产后出血。

3. 子宫胎盘附着部位复旧不全　胎盘娩出后，子宫胎盘附着部位即刻缩小，可有血栓形成，随着血栓机化至内膜逐渐修复，此过程需 6～8 周。如果胎盘附着面复旧不全，可使血栓脱落，血窦重新开放，导致子宫大量出血。

4. 感染　以子宫内膜炎为多见，炎症可引起胎盘附着面复旧不全及子宫收缩不佳，导致子宫大量出血。

5. 剖宫产术后子宫切口裂开　多见于子宫下段剖宫产横切口两侧端，其主要原因有感染与伤口愈合不良。

（1）子宫切口感染的原因：①子宫下段切口离阴道口较近，增加感染机会，细菌易感染宫腔；②手术操作过多，尤其是阴道检查频繁，增加感染机会；③产程过长；④无菌操作不严格。

（2）切口选择过低或过高：①过低，宫颈侧以结缔组织为主，血液供应较差，组织愈合能力差；②过高，切口上缘宫体肌组织与切口下缘子宫下段肌组织厚薄相差大，缝合时不易对齐，影响愈合。

（3）缝合技术不当：出血血管结扎松弛，尤其是切口两侧角血管回缩，形成血肿；有时缝扎组织过多过密，切口血液循环供应不良，均影响切口愈合。

6. 肿瘤　产后滋养细胞肿瘤或子宫黏膜下肌瘤等均可引起晚期产后出血。

【诊断】

1. 病史　产后恶露不净，有臭味，色由暗红变鲜红，反复或突然阴道流血。若为剖宫产术后，应注意剖宫产前或术中特殊情况及术后恢复情况，尤其应注意术后有无发热等情况，同时应排除全身出血性疾病。

2. 症状和体征　除阴道流血外，一般可有腹痛、发热和贫血。双合诊检查应在严密消毒、输液、备血等且有抢救条件下进行。检查可发现子宫增大、软，宫口松弛，可以示指轻触剖宫产者子宫下段切口部位，了解切口愈合情况。

3. 辅助检查　血、尿常规，了解感染与贫血情况，宫腔分泌物培养或涂片检查，超声检查子宫大小，宫腔内有无残留物，剖宫产切口愈合情况，查血 hCG 排除胎盘残留和滋养细胞肿瘤。

【治疗】

1. 少量或中等量阴道流血，应给予足量广谱抗生素及子宫收缩剂。

2. 疑有胎盘、胎膜、蜕膜残留或胎盘附着部位复旧不全者，应行刮宫术。手术前做好备血、建立静脉通路及开腹手术准备，刮出物送病理检查，以明确诊断。刮宫后应继续给予抗生素及子宫收缩剂。

3. 疑有剖宫产后子宫切口裂开，仅少量阴道流血可先住院给予广谱抗生素及支持疗法，密切观察病情变化；若阴道流血量多，可作剖腹探查。若切口周围组织坏死范围小，炎症反应轻微，可作清创缝合及髂内动脉、子宫动脉结扎止血或行髂内动脉栓塞术；若组织坏死范围大，酌情作子宫次全切除术或子宫全切术。

4. 若因肿瘤引起的阴道流血，应作相应处理。

【预防】

1. 产后应仔细检查胎盘、胎膜，注意是否完整，若有残缺应及时取出。在不能排除胎盘残留时，应行宫腔探查。

2. 剖宫产时子宫下段横切口应注意切口位置的选择及缝合，避免子宫下段横切口两侧角部撕裂。

3. 严格按无菌操作要求做好每项操作，术后应用抗生素预防感染。

【小结】 晚期产后出血是指分娩结束24小时后，在产褥期内发生的子宫大量出血。多见于产后1~2周，亦可迟至产后2月左右发病。最常见的病因是胎盘、胎膜残留。根据病因对症处理，胎盘、胎膜残留以清宫术为主，清宫后给予抗生素及子宫收缩剂；如怀疑剖宫产子宫切口裂开，必要时需剖腹探查。

第四节 产褥期抑郁症

产褥期妇女精神疾病的发病率明显高于其他时期，尤其以产后抑郁症较常见。1968年Pitt首次将产妇在产褥期内出现抑郁症状称为产褥期抑郁症（postpartum depression，PPD）。据报道，PPD的发病率国外报道约为30%，国内为3.8%~16.7%。需要重视的是临床中仍有较多PPD病人未被发现。

【病因及高危因素】 病因不明。有不良生育史、多产、不易怀孕、青少年产妇、早产孕妇、有妊娠合并症、婴儿住院中的产妇、家庭关系不和睦、新生儿性别与期望不符等情况更易发生产褥期产后抑郁症。

【临床表现】 产褥期抑郁症的主要表现是抑郁，多在产后2周内发病，产后4~6周症状明显。产妇多表现为：心情压抑、沮丧、感情淡漠、不愿与人交流，甚至与丈夫也会产生隔阂。有的产妇还可表现为对生活、对家庭缺乏信心，主动性下降，流露出对生活的厌倦，平时对事物反应迟钝、注意力不易集中，食欲、性欲均明显减退。产褥期抑郁症病人亦可伴有头晕、头痛、胃部不适、心率加快、呼吸增加、便秘等症状，有的产妇有思维障碍、迫害妄想，甚至出现伤婴或自杀行为。

【诊断】 本病至今尚无统一的诊断标准。以下三种方法可供参考。

1. 产褥期抑郁症的诊断标准 内容见美国《精神疾病的诊断与统计手册》（1994版）。产后抑郁还包括的其他症状：婴儿入睡的同时产妇难以入睡、对孩子冷漠、担心孩子受伤害、对不能成为一个好母亲而有罪恶感。该诊断标准中许多指标具有一定的主观性，可能影响正确诊断。

2. Edinburgh产褥期抑郁量表（Edinburgh postnatal depression scale，EPDS）为目前多采用的诊断标准。该表包括10项内容，于产后6周进行调查。每项内容分4级评分（0~3分），总分相加≥13分者可诊断为产褥期抑郁症。

3. 产褥期抑郁筛查量表（postpartum depression screening scale，PDSS）　PDSS 是目前较新的诊断标准，对产后抑郁的诊断更倾向于产妇这一特定人群。PPD 不同于典型的抑郁症，抑郁并不一定是 PPD 病人最初或者最重要的症状。焦虑、失眠、激动、易激惹以及意识错乱是病人最早期的主要症状，而抑郁则位居其后。PDSS 是这 3 种量表中唯一将这 5 项症状全部包括在内的。

PDSS 是一种自评量表，共有 7 个因素，每个因素由 5 个条目组成，共有 35 个条目。这 7 个因素包括：睡眠/饮食失调、焦虑/担心、情绪不稳定、精神错乱、丢失自我、内疚/羞耻和自杀的想法。产妇们选择对每个条目不同意或同意的强烈程度分为 5 级，评分范围从 35～175 分。PDSS 是专门用于产后抑郁筛查的一种量表，其测量要求是通过对产妇过去两周的感受来填写各条目。一般以总分≥60 分作为筛查 PPD 病人的临界值，总分≥80 分作为筛查严重 PPD 病人的临界值。

【治疗】　通常需要治疗，包括心理治疗和药物治疗。

1. 心理治疗　心理治疗对产褥期抑郁症非常重要。心理治疗的关键是：①增强病人的自信心，提高病人的自我价值意识；②根据病人的个性特征、心理状态、发病原因给予个体化的心理辅导，解除致病的心理因素。

2. 药物治疗　选用抗抑郁症的药物以不进入乳汁为佳。目前常用的药物有氟西汀、舍曲林、阿米替林等。

【预防】　产褥期抑郁症的发生，受到许多社会因素、心理因素及妊娠因素的影响。因此，加强对孕妇的精神关怀，了解孕妇的生理特点和性格特点，运用医学心理学、社会学知识，及时接触致病的心理因素、社会因素，在孕期和分娩过程中，多给一点关心、爱护，对于预防产褥期抑郁症具有积极意义。

1. 加强围生期保健，利用孕妇学校等多种渠道普及有关妊娠、分娩常识，减轻孕妇对妊娠、分娩的紧张、恐惧心情，完善自我保健。

2. 对有精神疾患家族史的孕妇，应定期密切观察，避免一切不良刺激，给予更多的关爱、指导。

3. 在分娩过程中，医护人员要充满爱心和耐心，尤其对产程长、精神压力大的产妇，更需要耐心解释分娩过程。

4. 尽量减少无指征的剖宫产术，从而降低产后抑郁症的发生。

5. 对于有不良分娩史、死胎、畸形胎儿的产妇，应向她们说明产生的原因，用友善、亲切、温和的语言，给予她们更多的关心，鼓励她们增加自信心。

【预后】　本病预后良好，约 70%病人于 1 年内治愈，但再次妊娠有 50%复发率。其下一代的认知能力可能受到一定影响。

【小结】 产褥期抑郁症为产妇在产褥期内出现的抑郁症状。多表现为心情压抑、沮丧、感情淡漠、不愿与人交流，甚至与丈夫也会产生隔阂。多在产后2周内发病，产后4~6周症状明显。本病以预防为主，强调家人与社会的关怀与照顾。

第九章　妊娠期并发症妇女的护理

孕妇在妊娠期随妊娠进展会带来身体的不适，有的甚至会发生妊娠期并发症，严重者危及母儿的生命。因此，积极预防妊娠期并发症是保证母子平安的重要手段，也是医护人员的重要职责。

第一节　自然流产

妊娠不足 28 周，胎儿体重不足 1000g 而终止者，称流产（abortion）。流产可分为自然流产和人工流产，流产的定义本节主要叙述自然流产。自然流产的发病率占全部妊娠的 10%～15%，发生在 12 周前的流产称早期流产，占大多数；发生在 12 周或之后者的流产称晚期流产。

【护理评估】

（一）生理评估

1. 病因

（1）胚胎因素　染色体异常是导致早期流产最常见的原因，占 50%～60%。染色体异常包括数目异常，如三倍体、多倍体等；其次为结构异常，如染色体的断裂、倒置、缺失、易位等。除遗传因素外，感染、药物等因素也可导致胚胎染色体异常。

（2）母体因素

①全身性疾病　孕妇患全身性疾病，如高热，严重感染、严重贫血、心力衰竭等，可导致流产。

②生殖器官异常　子宫畸形（如子宫发育不良、双子宫）、子宫肌瘤等均可影响胚胎着床发育导致流产。宫颈重度裂伤、宫颈内口松弛等，易引起胎膜早破导致晚期自然流产。

③内分泌异常　内分泌功能异常，如黄体功能不全、甲状腺功能减退、糖尿病血糖控制不良等，均可导致流产。

④强烈应激与不良习惯　严重的躯体创伤（手术、腹部直接撞击）或心理不良刺激（精神创伤、过度恐惧、紧张）、孕妇过量吸烟、酗酒、吸毒等均可导

致流产。

⑤免疫功能异常　包括自身免疫功能异常和同种免疫功能异常。前者在临床上可表现为自然流产，甚至复发性流产，后者有可能是不明原因复发性流产的原因。

（3）父亲因素　精子的染色体异常可以导致自然流产，但精子畸形率增高是否与自然流产有关尚无明确证据。

（4）环境因素　妊娠期接触放射线、化学类物质以及外界不良因素影响等，也可导致流产。

2. 病理　妊娠8周前的流产，因早期胚胎多先死亡，胎盘绒毛尚未发育成熟，与子宫蜕膜联系不牢固，妊娠产物多可完整从子宫壁分离排出，出血不多；妊娠8~12周，胎盘绒毛发育旺盛，与蜕膜联系牢固，妊娠产物不易完整分离排出，出血较多；妊娠12周后，胎盘已完全形成，流产过程与足月产相似，先有腹痛然后排出胎儿、胎盘。如胎儿在宫腔内死亡时间过长，周围被血块包围，可形成血块样胎块而引起出血不止，也可能发生胎儿钙化形成石胎，偶尔可见纸样胎儿、浸软胎儿等病理表现。

3. 类型及临床表现　主要为停经后阴道流血和腹痛。流产的临床类型不同，症状和体征也有差异。按自然流产发展的不同阶段分为以下类型：

（1）先兆流产（threatened abortion）　指妊娠28周前出现少量阴道流血，色暗红或血性白带，量比月经量少，伴有下腹轻微酸胀痛，无妊娠物排出。妇科检查：宫颈口未开，胎膜未破，子宫大小与停经周数相符。经过休息及治疗后症状消失，可继续妊娠，若阴道流血量增多或下腹疼痛，可发展为难免流产。

（2）难免流产（inevitable abortion）　由先兆流产发展而来，流产已不可避免。阴道流血量增多，下腹部阵发性疼痛加剧或出现阴道流液。妇科检查：宫口已扩张，有时可见胚胎组织或胎囊堵塞于宫颈口内，子宫大小与停经周数基本相符或稍小。

（3）不全流产（incomplete abortion）　由难免流产发展而来，部分妊娠物排出宫腔，但仍有部分残留于宫腔内或嵌顿于宫颈口而影响子宫收缩。下腹部疼痛较重，可导致出血过多甚至休克。妇科检查：扩张的宫颈口有妊娠物，堵塞并持续流血，子宫小于停经周数。

（4）完全流产（complete abortion）　指胚胎或胎儿已全部从母体排出。阴道流血逐渐停止，腹痛消失。妇科检查：宫颈口已关闭，子宫恢复正常大小。

自然流产临床过程简示如下：

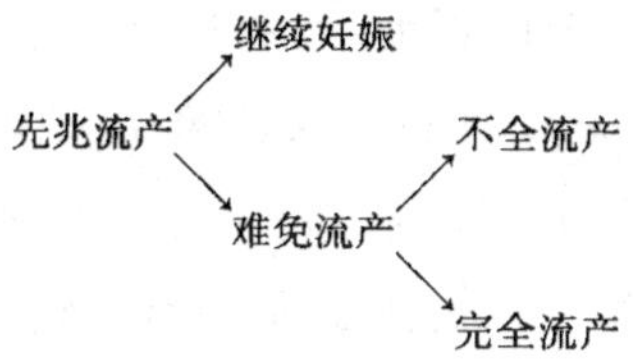

此外，流产还有三种特殊情况。

（1）稽留流产（missed abortion）：指胚胎或胎儿在子宫腔内已死亡但未自然排出者。表现为子宫不随妊娠月份增大反而缩小，胎动消失。妇科检查发现：子宫颈口未开，子宫小于妊娠月份，尿妊娠试验阴性。

（2）复发性流产（recurrent spontaneous abortion，RSA）：指同一性伴侣连续发生3次或3次以上的自然流产，又称习惯性流产。每次流产常发生在同一妊娠月份，其临床经过与一般流产相同。复发性流产大多数为早期流产。

（3）流产合并感染（septic abortion）：流产过程中，如果阴道流血时间长、宫腔内有残留组织或操作不当等，有可能引起宫腔内感染。严重时可并发盆腔炎、腹膜炎、败血症，甚至感染性休克。

4. 相关检查

（1）B型超声检查　根据B型超声是否见到妊娠囊、妊娠囊的形态及大小、有无胎心搏动，确定胚胎或胎儿是否存活及流产类型。

（2）妊娠试验　抽血检查绒毛膜促性腺激素（hCG），若检测值低于正常值，则有流产的可能。

（3）孕激素测定　测定血孕酮水平，能协助判断先兆流产的预后。

5. 处理原则

（1）先兆流产　要求保胎治疗者，绝对卧床休息，禁止性生活。给予黄体酮、维生素E等保胎治疗。采用B型超声检查和血hCG动态监测胚胎发育情况，给予相应处理。

（2）难免流产　一旦确诊，应尽早清除宫腔内胚胎组织。早期流产应及时行清宫术，对妊娠物仔细检查，并送病理检查；晚期流产时，子宫较大，出血较多，可用缩宫素10~20U加于5%葡萄糖注射液500ml静脉滴注，促进子宫收缩。

（3）不全流产　一旦确诊，应尽早清除宫腔内胚胎组织。有休克者应输血、输液抗休克，清宫术后应用子宫收缩剂和抗生素，以防出血和感染。

（4）完全流产　随诊观察，不需特殊处理。

（5）稽留流产　明确诊断后，应住院治疗，尽早排除宫腔内妊娠物。稽留流产时间长的患者可因坏死退化的胎盘蜕膜释放凝血酶进入血液循环引起弥散性血管内凝血（disseminated intravascular coagulation，DIC）的发生，因此术目前应行凝血功能检查，如出血时间、凝血时间、血小板计数、血纤维蛋白原测定等，并做好备血、输血准备工作。如凝血功能正常，给予口服炔雌醇 1mg，每日 2 次，连用 5 日，提高子宫平滑肌对缩宫素的敏感性。子宫小于 12 周者，可行刮宫术，术中给予缩宫素减少出血。子宫大于 12 周者，可使用米非司酮加米索前列醇，或静脉滴注缩宫素，促使胎儿和胎盘排出。

（6）复发性流产　首先查找原因，夫妻双方做染色体及血型鉴定；精液免疫功能系列检查；弓形体、沙眼衣原体、支原体检查以及宫颈内口的检查，找出流产的原因，并进行针对性治疗。如宫颈内口松弛者宜在妊娠 14～18 周之间行宫颈内口环扎术，术后定期随诊，近预产期时提前住院，分娩前拆除缝线。

（7）流产合并感染　治疗原则是积极控制感染，尽快清除宫腔残留组织。如阴道流血不多，应用广谱抗生素 2～3 天，控制感染后再行清宫术；如阴道流血量多，先用卵圆钳将宫腔内残留大块组织夹出，同时给予抗生素静脉滴注，必要时输血，术后继续用抗生素，待感染控制后再彻底清宫。

（二）心理社会评估

孕妇和家属因阴道流血担心胎儿安危而感到焦虑和恐惧。先兆流产孕妇，担心出血会继续增多，保胎失败失去胎儿。复发性流产的孕妇会精神更加紧张，担心是否再次流产。因此，应评估孕妇及家属对流产的想法、心理承受能力和情绪反应，评估家庭成员能否给孕妇提供有力的心理支持。

【常见的护理诊断/问题】

1. 有感染的危险　与阴道出血时间过长、宫腔内容物残留及宫腔手术有关。
2. 预感性悲哀　与可能失去胎儿有关。
3. 潜在并发症　出血性休克、感染。

【护理措施】

（一）一般护理

嘱患者卧床休息，为其提供日常生活护理，合理饮食，加强营养，防止贫血，增强机体抵抗力。

（二）心理护理

以热情诚恳的态度关心、体贴患者，重视患者的心理问题，针对性地进行心理疏导，给予心理支持；先兆流产患者保胎期间，嘱孕妇保持情绪平稳；已流产者，告之患者及其家属流产的原因，指导下次妊娠。

（三）缓解症状的护理

1. 先兆流产患者的护理　住院保胎的孕妇，应密切观察其腹痛程度、阴道流血量的变化，减少各种刺激，配合医生进行保胎治疗，遵医嘱应用保胎药物。

2. 妊娠不能继续患者的护理　监测患者体温、脉搏及血压的变化；配合医师，采取积极措施，做好清宫术前的准备，协助医生完成手术过程，刮出组织及时送病检。术后严密观察体温、脉搏、血象等，及早发现有无感染的现象，按医嘱进行抗感染处理；加强会阴部护理，保持会阴部清洁；观察阴道流血的量、色、味等，嘱孕妇流产后 1 个月来院复查，确定无禁忌证后方可开始性生活。

（四）健康教育

与孕妇及家属共同讨论此次流产的原因，讲解流产的相关知识，为再次妊娠做好准备。有复发性流产史的孕妇在下一次妊娠确诊后应卧床休息，加强营养，禁止性生活等，治疗时间必须超过以往发生流产的妊娠月份。黄体功能不全者，遵医嘱使用黄体酮治疗；宫颈内口松弛者应行宫颈内口修补术，如已妊娠，可于妊娠 14~18 周行子宫内口缝扎术。

第二节　异位妊娠

受精卵在子吕体腔以外着床发育时，称异位妊娠（ectopic pregnancy），习称宫外孕（extrauterine pregnancy）。是妇产科常见的急腹症，发病率约 2%，是孕产妇死亡原因之一，早期的诊断和处理可提高患者的存活率和保留生育能力。

异位妊娠依受精卵在子宫体腔外种植部位不同而分为：输卵管妊娠、卵巢妊娠、腹腔妊娠、阔韧带妊娠、宫颈妊娠。其中以输卵管妊娠最为常见，占 95%左右。输卵管妊娠中，以输卵管壶腹部妊娠最多，约占 78%，其次为输卵管峡部，伞部，间质部少见（图 9-1）。本节主要阐述输卵管妊娠。

【护理评估】

（一）生理评估

1. 病因　任何影响受精卵正常进入宫腔的因素都有可能导致输卵管妊娠。

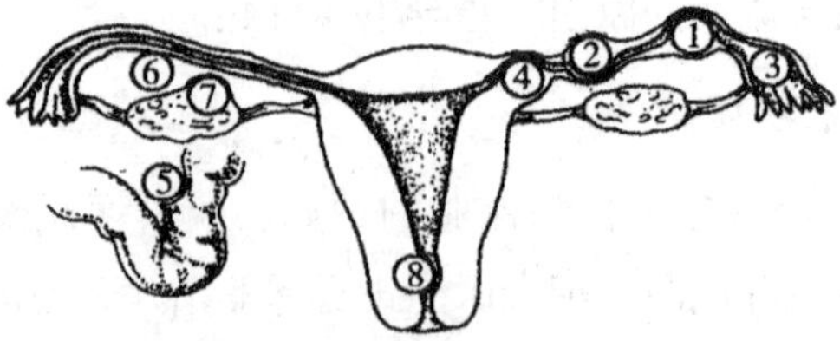

图 9-1 异位妊娠部位

①输卵管壶腹部妊娠②输卵管峡部妊娠③输卵管伞部妊娠④输卵管间质部妊娠⑤腹腔妊娠⑥阔韧带妊娠⑦卵巢妊娠⑧宫颈妊娠

（1）输卵管炎症　是输卵管妊娠的主要原因，输卵管黏膜炎可使输卵管管腔黏膜粘连、管腔变窄或纤毛缺损，导致受精卵在输卵管内运行受阻；输卵管周围炎因输卵管与周围粘连、输卵管扭曲、管腔狭窄、管壁蠕动减弱等，影响受精卵运行。

（2）输卵管妊娠史或手术史　有输卵管妊娠史及其他手术史者，输卵管妊娠的发生率为 10%~20%。曾因不孕接受输卵管粘连分离术、输卵管成形术者，再妊娠时易发生输卵管妊娠。

（3）输卵管发育不良或功能异常　输卵管过长、肌层发育差、黏膜纤毛缺乏均可致输卵管妊娠；另外，精神因素可致输卵管痉挛和蠕动异常，干扰受精卵输送。

（4）其他　子宫肌瘤或卵巢肿瘤压迫输卵管，使受精卵运行受阻。输卵管子宫内膜异位可增加受精卵着床于输卵管的可能。

2. 病理　输卵管妊娠时，由于输卵管管腔小、管壁薄、缺乏黏膜下组织，不能适应受精卵的生长发育，因此，当输卵管妊娠发展到一定程度时，可出现以下结局：

（1）输卵管妊娠流产（tubalabortion）　多见于输卵管壶腹部妊娠，常于妊娠 8~12 周发生。由于输卵管妊娠时蜕膜形成不完整，发育中的囊胚向管腔突出，最终突破包膜而出血（图 9-2）。

（2）输卵管妊娠破裂（raptureoftubalpregnancy）　多见于输卵管峡部妊娠，常于妊娠 6 周左右发生。囊胚生长时绒毛侵蚀管壁肌层、浆膜层，最终穿破浆膜层，形成输卵管妊娠破裂（图 9-3），可发生短时间内大量的腹腔内出血。

（3）陈旧性宫外孕　输卵管妊娠流产或破裂，积聚在盆腔中的血块机化变硬，与周围组织粘连。

（4）继发性腹腔妊娠　输卵管妊娠流产或破裂后，胚胎排入腹腔内如仍存活，胚胎的绒毛组织附着于原处或种植于腹腔脏器、大网膜处获得营养而继续生长发育形成继发性腹腔妊娠。

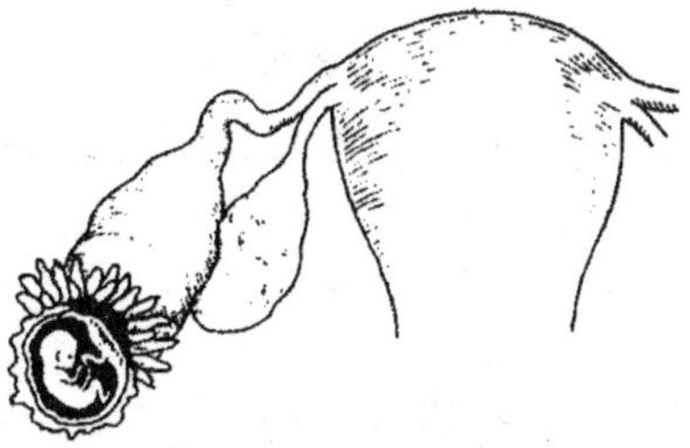

图 9-2 输卵管妊娠流产

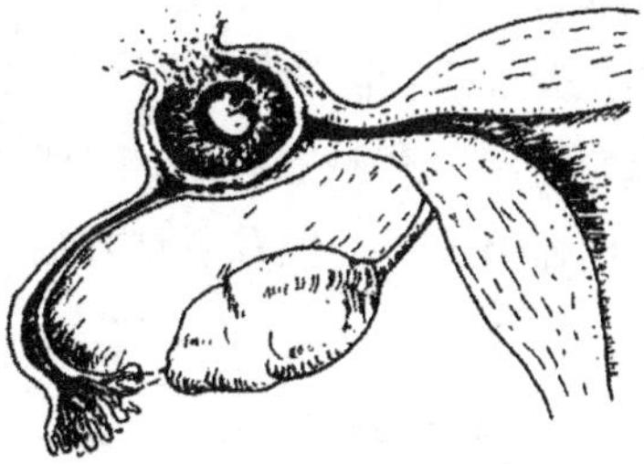

图 9-3 输卵管妊娠破裂

输卵管妊娠和正常妊娠一样，滋养细胞产生的 hCG 维持黄体生长，使甾体激素分泌增加，因此月经停止来潮，子宫增大变软，子宫内膜出现蜕膜反应。若胚胎死亡，滋养细胞则失去活力，蜕膜自宫壁剥离而发生阴道流血。有时蜕膜随阴道流血呈碎片排出，有时蜕膜完整剥离呈三角形的蜕膜管型排出。

3. 临床表现 输卵管妊娠的临床表现轻重与受精卵着床部位、有无流产或破裂、出血量多少、时间长短等有关。

（1）症状

①停经：患者大都有 6~8 周的停经史，有 20%~30%的患者将不规则阴道流血误认为是月经而主诉无停经史。

②腹痛：是输卵管妊娠患者就诊的最主要症状，占 95%。如输卵管妊娠未发生流产或破裂之前，常表现为一侧下腹部隐痛或酸胀感。当发生输卵管妊娠流产或破裂，患者常突感一侧下腹部撕裂样疼痛伴恶心、呕吐。如血液积聚在子宫直肠陷凹，可出现肛门坠胀感；如血液流向全腹，患者则表现为全腹痛；血液刺激膈肌，可出现肩胛放射性疼痛和胸部疼痛。

③阴道流血：占 60%~80%。胚胎死亡后，阴道常有不规则流血，色暗红，量少，一般不超过月经量。流血时常伴有蜕膜管型或蜕膜碎片排出，为剥离的子宫蜕膜。

④晕厥与休克：与输卵管妊娠破裂致大出血和疼痛有关，严重程度与腹腔内出血的量和速度成正比。

⑤腹部包块：输卵管妊娠流产或破裂所形成的血肿时间过久，血液凝固与周围组织器官发生粘连后可形成包块。

（2）体征

①一般情况：由于失血，患者呈贫血貌；如短时间内有大量出血，可出现面

色苍白、体温下降、脉搏细速、血压下降等休克表现。

②腹部检查：下腹有明显的腹膜刺激征，以患侧为甚。出血较多时，叩诊有移动性浊音。有些患者可在下腹触及包块。

③盆腔检查：阴道内有少量血液。输卵管妊娠流产或破裂者，阴道后穹窿因有积血而饱满、有触痛。宫颈抬举痛或摇摆痛明显，此为输卵管妊娠的重要体征。内出血增多时，检查子宫有漂浮感。

4. 相关检查

（1）阴道后穹隆穿刺术　是一种简单、可靠的检查方法，主要用于怀疑腹腔有内出血的患者。腹腔内出血易积聚于子宫直肠陷凹，即使出血不多，也能经阴道后穹窿抽出血液。如抽出暗红色不凝血提示腹腔内有血。但穿刺阴性时也不能完全否定输卵管妊娠的诊断。

（2）hCG 与孕酮测定　血、尿 hCG 测定是早期诊断异位妊娠的重要方法，检测阳性有助于诊断；血清孕酮的测定对判断正常妊娠胚胎发育情况有帮助。

（3）B 型超声检查　对诊断异位妊娠必不可少，有助于明确异位妊娠的部位、大小。可见宫旁有轮廓不清的液性或实性包块，甚至可见胚囊或胎心搏动，但宫腔内无妊娠物。

（4）腹腔镜检查　是异位妊娠诊断的金标准，且可在确诊的同时行手术治疗。主要用于输卵管妊娠尚未破裂或流产的早期和诊断有困难的患者，腹腔镜下可直接见到一侧输卵管肿大，表面紫蓝色及腹腔内出血情况。

（5）子宫内膜病理检查　较少用，其目的是排除宫内妊娠流产。

5. 处理原则　异位妊娠的处理方法有药物治疗和手术治疗。

（1）药物治疗　适用于早期输卵管妊娠、要求保留生育能力的年轻患者。符合下列条件可采用此法：①无药物治疗的禁忌证；②输卵管妊娠未发生破裂；③妊娠囊直径≤4cm；④血 hCG<2000IU/L；⑤无明显内出血者。常用药物为甲氨蝶呤（MTX），它可抑制滋养细胞增生、破坏绒毛，使胚胎组织坏死、脱落和吸收。

（2）手术治疗　根据患者出血量的多少、是否保留生育功能以及对侧输卵管情况，分保守治疗和根治术。对大量腹腔内出血伴有休克症状者，应在积极纠正休克的同时行患侧输卵管切除术。近年来采用腹腔镜下手术治疗输卵管妊娠已经成为主要手段，可在腹腔镜直视下穿刺输卵管的妊娠囊吸出囊液或切开输卵管吸出胚胎、注入药物或行输卵管切除术。

（二）心理社会评估

由于输卵管妊娠流产或破裂，患者突发剧烈腹痛和急性出血及妊娠的终止，患者常表现为恐慌、害怕、焦虑、无助、哭泣等情绪的反应，有的患者还存在自尊问题，担心以后的受孕能力。因此，应评估患者及家属的心理承受能力和情绪反应，评估家庭成员能否给患者提供有力的心理支持。

【常见的护理诊断/问题】

1. 潜在并发症　失血性休克。

2. 恐惧或焦虑　与担心生命安危及手术治疗有关。

3. 有感染的危险　与失血后抵抗力降低有关。

【护理措施】

（一）一般护理

1. 绝对卧床休息　避免因腹部压力增大导致输卵管妊娠破裂，卧床期间，为患者提供日常生活护理。

2. 加强营养指导　摄取足够的营养物质，尤其是富含铁、蛋白的食物，如动物肝脏、豆制品、黑木耳等，以促进血红蛋白的增加，纠正贫血，增强机体抵抗力。多食含粗纤维的食物，保持大便通畅，防止腹胀或便秘，避免诱发输卵管妊娠破裂。

（二）心理护理

1. 术前　向患者及家属解释手术的必要性及手术过程，以减少患者的紧张、恐惧心理，协助患者接受手术治疗方案。

2. 术后　帮助患者接受此次妊娠失败的事实，同时向其讲解异位妊娠的相关知识，以缓解不良情绪，提高自我保健意识。

（三）缓解症状的护理

1. 手术治疗患者的护理

（1）配合医生积极纠正休克　严重内出血并发休克者，立即给患者取平卧位，给予氧气吸入，注意保暖。快速建立静脉通道，迅速补充血容量，做好交叉配血试验，准备输血。严密监测生命体征变化，每隔 10～15 分钟测量血压、脉搏、呼吸 1 次，观察患者的神志、意识等状况、并注意尿量的变化。

（2）做好手术前准备　在积极配合医生纠正休克的同时，在短时间内做好急诊手术前准备，如立即禁食禁饮、皮肤准备、药物皮试、配血、留置导尿管、术前给药等；并配合医生行必要的检查，尽快确诊，如做好阴道后穹隆穿刺的术前准备。

（3）术后病情观察　严密观察手术后患者的生命体征，观察伤口有无渗血，有无阴道流血、腹痛、发热等情况。

2. 非手术治疗患者的护理

（1）避免刺激，告之患者避免突然改变体位、用力排便等增加腹压的动作，禁止性生活、禁止灌肠，忌按压患者下腹部以减少输卵管妊娠破裂的机会。

（2）密切观察病情变化，及时发现病情变化，及早处理。如腹痛突然加重、肛门坠胀感明显或面色苍白、脉搏加快等应立即报告医生并做好急诊手术准备。

（3）保持外阴部清洁，每日擦洗外阴部，指导患者勤换会阴垫，避免感染。

（4）留取标本并送检，监测治疗效果。

（5）遵医嘱按时给予化疗药物治疗，并做好观察。

（四）健康教育

1. 注意休息，加强营养，纠正贫血，增强机体抵抗力。

2. 注意外阴清洁，严禁性生活和盆浴 1 个月。

3. 预防和治疗盆腔炎症。

4. 下次妊娠时要及时就医，及早排除异位妊娠的发生。

第三节　早　产

早产（preterm birth）是指妊娠满 28 周至不足 37 周（196～258 日）间分娩者。此时娩出的新生儿称早产儿（pretemmeonates），体重为 1000～2499g。且各器官发育不成熟。据统计，国内早产占分娩总数的 5%～15%。出生 1 岁以内死亡的婴儿约 2/3 为早产儿。因此防止早产是降低围生儿死亡率的重要措施。

【护理评估】

（一）生理评估

1. 早产的原因及分类　早产按原因可分为三类：自发性早产（spontaneous preterm labor）、未足月胎膜早破早产（preterm prematurely ruptured membranes，PPROM）和治疗性早产（preterm birth for medical and obstetrical indications）。

（1）自发性早产　最常见，约占 45%。发生机制主要为：①孕酮撤退；②缩宫素作用；③蜕膜活化。

高危因素：早产史、妊娠间隔短于 18 个月或大于 5 年、早孕期有先兆流产、宫内感染、细菌性阴道病、不良生活习惯（每日吸烟≥10 支，酗酒）、贫困和低教育人群、孕期高强度劳动、子宫过度膨胀及胎盘因素（前置胎盘、胎盘早剥等）。

（2）未足月胎膜早破　早产病因及高危因素：PPROM 史、体重指数（BMI）<19.8kg/m^2、营养不良、吸烟、宫颈功能不全、子宫畸形、宫内感染、细菌性荫道病、子宫过度膨胀等。

（3）治疗性早产　由于母体或胎儿的健康原因不允许继续妊娠，未足 37 周时采取引产或剖宫产终止妊娠。终止妊娠的常见指征：子痫前期、胎儿窘迫、胎儿生长受限、羊水过多或过少、胎盘早剥、妊娠合并症等。

2. 临床表现　主要临床表现是出现子宫收缩，最初为不规律收缩，常伴有阴道少量出血或血性分泌物排出，后发展为规律宫缩。

（1）先兆早产　指规律或不规律宫缩，并伴宫颈管进行性缩短。

（2）早产临产　①出现规律宫缩，即 20 分钟≥4 次，或 60 分钟≥8 次，并伴有宫颈进行性改变；②宫口扩张至 1cm 以上；③宫颈展平≥80%。早产的分娩过程与足月产相似。

3. 相关检查

（1）早产的预测及检查方法　早产预测具有重要的意义：对有自发性早产高危因素的孕妇在 24 周以后定期预测，有助于评估早产风险。预测早产的检查方法：①阴道超声检查：宫颈长度<25cm，或宫颈内口漏斗形成伴宫颈缩短，提示早产风险增大；②阴道后穹窿分泌物检测胎儿纤维连结蛋白（fetal fibronectin，fFN），对预测早产的发生有一定参考价值。

（2）胎心监护仪　连续监护胎心和宫缩的变化，可动态观察胎儿在宫腔内的状况。

（3）阴道 B 型超声　除检测胎盘功能、羊水量、宫颈长度及宫颈内口情况可预测是否会发生早产外；还可通过检测胎儿双顶径、股骨长度等评估胎儿体重。

4. 处理原则　若胎膜未破，在母胎情况允许下尽可能保胎至 34 周，若确诊为早产临产，应尽力抢救早产儿，提高其存活率。

（二）心理社会评估

当早产将成为事实时，孕妇会产生自责。同时，由于担心新生儿能否存活、早产带给新生儿不利影响等而产生严重的心理负担。因此，应评估孕妇及家属对早产的态度、心理承受能力和情绪反应，评估家庭成员能否给孕妇提供有力的心理支持。

【常见的护理诊断/问题】

1. 疼痛　与子宫收缩有关。

2. 焦虑　与担心早产儿安危有关。

3. 有围产儿受伤的危险　与早产儿发育不成熟、抵抗力低有关。

【护理措施】

（一）一般护理

先兆早产的孕妇，应绝对卧床休息，采取左侧卧位，给予氧气吸入。

（二）心理护理

患者可因担心新生儿能否存活，产生焦虑情绪和内疚感，应安定患者的情绪，讲解分娩过程、治疗程序、早产儿出生后将接受的治疗和护理等，以减轻焦虑情绪，积极配合治疗和护理。同时争取丈夫和家人的配合，提供心理支持。对缺乏护理和照顾早产儿经验而不安者，可提供相关照护技能，以缓解焦虑。

（三）缓解症状的护理

1. 用药的护理　先兆早产的治疗主要为抑制宫缩，常用抑制宫缩的药物有以下两类：

（1）硫酸镁　用25%硫酸镁20ml加于5%葡萄糖液100～250ml中，30～60分钟缓慢滴注，至宫缩停止。关于硫酸镁的作用原理、毒性反应及注意事项详见本章第四节。

（2）β-肾上腺素受体激动剂　作用机制为激动子宫平滑肌β受体，使子宫肌肉松弛，从而抑制子宫收缩。常用药物有利托君、沙丁胺醇等。这类药物的副作用有心跳加速、血压下降、恶心、头痛等，使用时注意药物的剂量和滴速。

2. 预防早产儿并发症的护理

（1）保胎过程中，应每天监测胎心、数胎动，如有异常及时就诊。

（2）为促进胎肺成熟，避免发生新生儿呼吸窘迫综合征，分娩前应遵医嘱给予孕妇糖皮质激素如地塞米松等。

3. 分娩准备

（1）早产不可避免者，应根据孕妇具体情况尽早决定分娩方式；如胎位异常，估计产程需要较长时间的可选用剖宫产，并做好术前准备。

(2) 能经阴道分娩者，为了减少分娩过程中对胎头的压迫，应做好使用产钳和会阴切开术以缩短产程的准备。

(3) 做好早产儿复苏和保暖准备。

(四) 健康教育

1. 做好孕期保健指导，积极治疗泌尿道、生殖道感染，以免胎膜早破。
2. 避免诱发宫缩的活动，如性交、抚摸乳头、抬举重物等。
3. 高危孕妇卧床休息，休息时取左侧卧位。
4. 加强孕期营养，保持愉快的心情。
5. 宫颈内口松弛的孕妇，应于妊娠14~18周行宫颈内口环扎术。

第四节 妊娠期高血压疾病

妊娠期高血压疾病（hypertensive disorders complicating pregnancy）是妊娠与血压升高并存的一组疾病，发生率为5%~12%，是妊娠期特有的疾病。患者主要表现为妊娠期出现一过性高血压、蛋白尿等症状，分娩后随之消失。该疾病严重威胁母婴健康，是引起孕产妇和围产儿发病和死亡率升高的主要原因。

【护理评估】

(一) 生理评估

1. 病因与高危因素 病因尚不清楚，可能与以下高危因素有关：孕妇年龄>40岁；初次产检时BMI≥35kg/m^2；子痫前期病史；子痫前期家族史（母亲或姐妹）；多胎妊娠；首次怀孕；妊娠间隔时间≥10年以及早期收缩压≥130mmHg或舒张压≥80mmHg；有高血压、慢性肾炎、糖尿病、营养不良等。

其病因主要有以下学说：①子宫螺旋小动脉重铸不足；②炎症免疫过度激活；③血管内皮细胞受损；④遗传因素；⑤营养缺乏；⑥胰岛素抵抗。

2. 病理 妊娠期高血压疾病的基本病理变化是全身小血管痉挛。由于小血管痉挛致管腔狭窄，造成周围血管阻力增大，血流减少，组织缺血缺氧，导致血管内皮细胞损伤，通透性增加，体液及蛋白质渗漏，继而出现血压升高、蛋白尿、水肿等表现。严重时致全身重要器官功能障碍甚至衰竭，出现昏迷、抽搐、脑水肿、肺水肿、胎盘早剥及凝血功能障碍而导致DIC的发生。

3. 临床表现与分类 子痫是妊娠期高血压疾病进展严重的时期。子痫发生可分为产前、产时和产后子痫，以产前子痫最常见。子痫发作的典型表现为开始眼球固定，两眼凝视，牙关紧闭，随之口角及面部肌肉痉挛，进而发展为全身及四肢强直性收缩，双手紧握，双臂屈曲，而后出现强烈抽搐，抽搐时呼吸暂停，面部青紫、抽搐1~5分钟后肌肉松弛，恢复呼吸，但仍处于昏迷状态，病人清醒后表现烦躁、易激惹。

4. 相关检查

（1）常规检查①血常规；②尿常规；③肝功能、血脂；④肾功能、尿酸；⑤凝血功能；⑥心电图；⑦胎心监测；⑧B型超声检查胎儿、胎盘、羊水。

（2）子痫前期、子痫应增加以下检查项目眼底检查，视网膜小动脉的痉挛程度反映全身小动脉痉挛程度，反映妊娠期高血压疾病的严重程度，当动静脉管径比由2∶3变为1∶2，甚至1∶4，严重时出现视网膜水肿、剥离或渗出及出血，出现视力模糊或失明。

5. 处理原则　妊娠期高血压疾病治疗目的是控制病情、延长孕周、确保母儿安全。治疗基本原则：休息、镇静、解痉，有指征地降压、利尿，密切监测母儿状况，适时终止妊娠。

（1）妊娠期高血压　休息、镇静，密切监护母儿情况，间断吸氧，酌情降压。患者可住院治疗也可在家治疗。

（2）子痫前期　应住院治疗，防止子痫的发生。治疗原则：镇静、解痉、有指征地降压，必要时利尿，密切监测母儿状况，适时终止妊娠。镇静可用冬眠药物、地西泮等；解痉药物首选硫酸镁；降压可用硝苯地平、硝酸甘油、硝普钠等。

（3）子痫　控制抽搐，纠正缺氧和酸中毒，控制血压，抽搐控制后终止妊娠。

（二）心理社会评估

孕妇及家属由于缺乏对妊娠高血压疾病的正确认识，轻者往往会不重视病情；重者当血压明显升高，出现自觉症状后，孕妇担心自己和胎儿的生命安危而出现紧张、恐惧心理；在接受药物治疗时，既希望得到有效的治疗又害怕药物会给胎儿造成伤害，因此，评估时应了解患者对疾病的认识程度，孕妇及家属的心理状态，家庭和社会支持度等。

【常见的护理诊断/问题】

1. 组织灌流量改变　与全身小动脉痉挛有关。

2. 有受伤的危险　与子痫发作摔伤或昏迷时坠床有关。

3. 焦虑、恐惧　与担心自身及胎儿安全有关。

4. 潜在并发症　胎盘早剥，DIC，脑出血，心、肾衰竭等。

【护理措施】

（一）一般护理

1. 休息　每日睡眠不少于8~10小时，睡觉时以左侧卧位为宜。

2. 镇静　对于精神紧张、焦虑或睡眠欠佳者，遵医嘱给少量镇静剂。

3. 饮食指导　孕妇每日摄入足够的蛋白质、新鲜蔬菜；非全身水肿者钠盐摄入量不必严格限制，并多吃含铁、钙、锌等微量元素的食品。

4. 加强产前检查　增加产前检查的次数，加强母儿的监测，嘱患者每日数胎动、测体重及血压，密切观察病情变化。间断吸氧，以增加血氧含量。

（二）心理护理

告知孕妇妊娠期保持心情愉快，耐心回答孕妇和家属提出的疑问，解释治疗的方法和重要性，增强其信心，使其积极配合治疗。与患者多交流沟通、了解其心理需求，尽量给予满足，解除其恐惧心理。

（三）缓解症状的护理

1. 妊娠期高血压的护理

（1）休息、镇静、饮食同一般护理。

（2）病情观察住院患者应注意观察有无头痛、头晕、上腹不适等自觉症状，每天监测血压和体重，如体重增加每周超过0.5kg者，应注意每两天查尿蛋白。督促孕妇每天数胎动，及时发现异常。

2. 子痫前期的护理

（1）一般护理

①卧床休息，左侧卧位。将患者安排在避光、安静的单间，各种治疗护理集中进行，避免刺激。床边备好舌钳、开口器、急救车等急救物品。

②严密监测生命体征，观察患者有无头痛、头晕、眼花、恶心、呕吐、视物模糊、意识障碍等表现。

③观察患者有无腹痛、阴道出血等症状，监测胎心、胎动及宫缩情况。

④记录24小时尿量，查24小时尿蛋白、出凝血时间、肝肾功能等。

（2）用药护理

①降压：预防子痫、心脑血管意外和胎盘早剥等严重母儿并发症。血压≥160/110mmHg必须降压治疗。常用药物有拉贝洛尔、肼屈嗪、硝苯地平、酚妥

拉明、硝普钠等。应用时须严密监测血压，防止血压大幅升降。

②解痉：药物首选硫酸镁。可采用肌肉注射或静脉给药。

负荷剂量硫酸镁2.5～5g，溶于10%葡萄糖20ml静推（15～20分钟）或者5%的葡萄糖100ml快速静滴，继而1～2g/h静滴维持。或者夜间睡前停用静脉给药，改为肌内注射。用法：25%硫酸镁20ml+2%利多卡因2ml深部臀肌内注射。24小时硫酸镁总量为25～30g。

硫酸镁使用注意事项：用药期间，应定时检查。要求：膝反射必须存在；呼吸不少于16次/分；24小时尿量不少于400ml或每小时不少于17ml。使用硫酸镁治疗时应准备钙剂，当发现硫酸镁中毒时，立即用10%葡萄糖酸钙10ml静脉推注（5～10分钟）。

③镇静：镇静药物有解痉降压及抑制子痫抽搐的作用。多选用冬眠合剂1号。

④有指征利尿：仅用于患者出现全身水肿、急性心力衰竭、肺水肿、脑水肿等情况时。常用利尿剂有呋塞米、甘露醇等。

（3）子痫的护理　子痫是妊娠期高血压疾病发展最严重的阶段，给母儿生命造成严重威胁，医护人员应分秒必争抢救患者。

①专人护理：保持呼吸道通畅，抽搐或未清醒时将患者头偏向一侧，防止呕吐物误吸；抽搐发作时，防止舌咬伤、坠伤，必要时用舌钳将舌拉住，防止舌后坠堵塞呼吸道，放置开口器或在上下齿间放置卷有纱布的压舌板，防止抽搐时咬伤舌唇；保持呼吸道通畅，及时吸出鼻腔和口腔分泌物；上紧床栏，以防摔伤；严密观察并记录抽搐频率、次数，持续时间、昏迷时间。

②避免刺激：患者安置在单人病房，室内置深色窗帘遮光，光线要暗，所有的治疗和护理操作尽量轻柔、集中进行，避免声光刺激诱发抽搐。

③严密观察病情：定时监测血压、脉搏、呼吸的变化并记录；行胎心监护、监测临产情况；保持引流管通畅；留置尿管、观察尿量及颜色，记录24小时出入量；纠正缺氧和酸中毒，使用面罩或气囊吸氧；注意观察有无脑出血、肺水肿、急性肾衰竭及DIC、胎盘早剥等并发症的表现。

（4）终止妊娠的护理　终止妊娠是治疗妊娠期高血压疾病的最有效措施。子痫发作后往往会自然临产，应及时发现临产征兆，做好协助终止妊娠及抢救新生儿的准备。

终止妊娠的指征：重度子痫前期患者：妊娠<26周经治疗病情不稳定者；26～28周根据母儿情况决定是否期待治疗；28～34周促胎肺成熟后终止妊娠；孕

龄超过34周，胎儿成熟后终止妊娠；妊娠>37周重度子痫前期应终止妊娠；子痫控制后2小时后终止妊娠。

（四）健康教育

1. 知识指导　加强孕期健康宣教，让孕妇及家属了解妊娠期高血压疾病的相关知识及其对母儿的危害，告知定期产检的重要性，尤其是有妊娠期高血压疾病高危因素的孕妇应到产科高危门诊咨询，以便及早发现异常。向孕妇宣传孕期保健常识，教会孕妇及其家属自我监测胎动、胎心等。

2. 休息指导　指导患者睡觉时左侧卧位，每日睡眠保持8~10小时左右，以改善胎盘的血液供应。

3. 饮食指导　增加蛋白质、维生素及富含铁、钙、锌的食物，尤其是钙的摄入，可减少妊娠期高血压疾病的发生。

4. 出院指导　产后6周复诊时除常规检查外，还要复查尿蛋白，必要时做肝、肾功能及心电图检查。

第五节　前置胎盘

妊娠28周后，胎盘附着于子宫下段或胎盘边缘达到或覆盖宫颈内口处，位置低于胎先露部，称前置胎盘（placenta previa）。前置胎盘是妊娠晚期严重并发症，也是妊娠晚期出血的主要原因之一，如处理不当可危及母儿生命。多见于经产妇及多产妇。

【护理评估】

（一）生理评估

1. 病因

（1）子宫内膜病变与损伤　多次流产、刮宫、多产、剖宫产、产褥感染等可以导致子宫内膜的损伤，而引起子宫内膜炎和内膜萎缩病变，使胎盘血供不足，妊娠后胎盘为了摄取足够营养，而扩大面积延伸到子宫下段，形成前置胎盘。

（2）胎盘异常　双胎，胎盘面积扩大，副胎盘、膜状胎盘等可延伸至子宫下段。

（3）受精卵滋养层发育迟缓　受精卵到达宫腔时因滋养层发育迟缓，尚未具备着床能力而继续下移至子宫下段，并在该处着床发育形成前置胎盘。

2. 分类及临床表现

(1) 分类　根据胎盘下缘与宫颈内口的关系，将前置胎盘分为三种类型(图 9-4)。

①完全性前置胎盘（complete placenta previa）：又称中央性前置胎盘（central placenta previa），宫颈内口全部被胎盘组织所覆盖。

②部分性前置胎盘（partial placenta previa）：宫颈内口部分被胎盘组织所覆盖。

③边缘性前置胎盘（marginal placenta previa）：胎盘边缘附着于子宫下段、未超越宫颈内口。

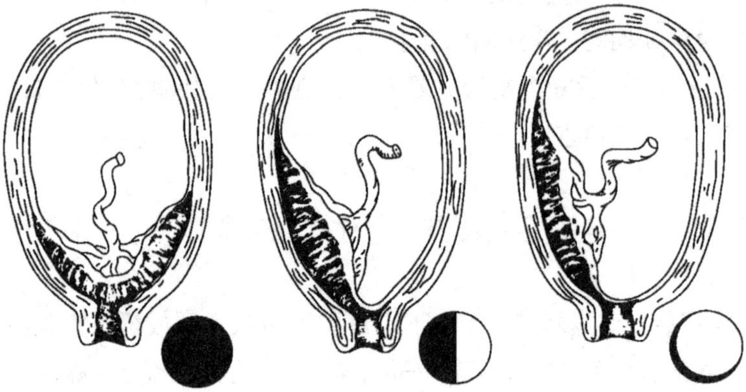

(1) 完全性前置胎盘　(2) 部分性前置胎盘　(3) 边缘性前置胎盘

图 9-4　前置胎盘的类型

(2) 症状　妊娠晚期或临产时突然发生无诱因、无痛性、反复阴道流血是前置胎盘的典型症状。阴道出血时间的早晚、量的多少、发作的次数与前置胎盘的类型有关。完全性前置胎盘往往初次出血的时间早，常在妊娠 28 周左右，称警戒性出血，并且出血的次数频繁，量较多。边缘性前置胎盘初次出血的时间较晚，多在妊娠晚期或临产后，量也较少。部分性前置胎盘初次出血时间和出血量介于上述两者之间。

(3) 体征　由于反复多次或一次大量阴道流血，患者可呈现贫血貌，大量出血者可出现面色苍白、脉搏增快、血压下降等休克表现；如前置胎盘的位置在子宫前壁，在耻骨联合上方可听到胎盘杂音。

腹部检查：子宫软、无压痛，子宫大小与妊娠周数相符，胎位清楚、胎心正常，因胎盘占据了胎儿正常的胎位空间，影响胎先露部下降，并发胎位异常。

胎盘下缘与宫颈内口的关系，可因宫颈管的消失、宫颈扩张而改变。目前临床上均依据处理前最后一次检查来决定其分类。

3. 相关检查

（1）B 型超声检查　可清楚看到胎盘与宫颈口的关系，并能明确前置胎盘的类型。因具有准确性、安全性和无创伤性，并可重复检查的特点，是目前最安全有效的首选诊断方法。

（2）产后胎盘胎膜检查　产前有出血的患者应在产后检查胎盘，如有陈旧性凝血块附着或胎膜破口距胎盘边缘小于 7cm 者，诊断可成立。

4. 处理原则　治疗原则是抑制宫缩、止血、纠正贫血、预防感染。根据阴道流血量、妊娠周数、胎儿是否存活、胎儿成熟度、产道条件、是否临产以及前置胎盘的类型等决定是期待疗法还是终止妊娠。

（1）期待疗法　在保证母儿安全的前提下，孕妇卧床休息等待胎儿达到或接近足月，以提高胎儿成活率。适用于妊娠<36 周，胎儿体重<2300g，胎儿存活，阴道流血量不多，一般情况良好的孕妇。

（2）终止妊娠　适用于孕妇反复大量阴道出血甚至休克者；胎龄达 36 周以上；胎儿肺成熟者；或胎龄未达 36 周，出现胎儿窘迫征象或胎心异常者；胎儿已死亡者；采用剖宫产和阴道分娩方式终止妊娠。剖宫产术能迅速结束分娩，提高胎儿存活率，减少出血，是处理前置胎盘的主要手段。

（二）心理社会评估

当发生妊娠晚期阴道流血，孕妇和家属常会感到紧张、恐惧和焦虑，一方面担心大人的生命安危；另一方面担心胎儿的安危。因此，评估时应了解孕妇对疾病的认识程度，孕妇及家属的心理状态，家庭和社会支持度等。

【常见的护理诊断/问题】

1. 潜在并发症　出血性休克。

2. 有感染的危险　与孕妇贫血、抵抗力下降及胎盘剥离面靠近子宫颈口，易上行感染有关。

3. 自理能力缺陷　与绝对卧床休息有关。

【护理措施】

（一）一般护理

1. 保证休息　孕妇绝对卧床休息，取左侧卧位，提供生活护理。

2. 注意观察胎心变化，教会孕妇监测胎动、胎心，每日 3 次；间断吸氧，每日1次，每次1小时，以增加胎儿血氧供应。

3. 避免各种刺激，以减少出血的机会。医护人员进行腹部检查时动作要轻柔，禁止做阴道检查及肛查。

4. 预防感染　保持外阴清洁，出血时勤换月经垫，会阴擦洗每日两次，遵医嘱使用抗生素。

5. 纠正贫血　鼓励孕妇多进食含铁丰富的食物，如动物肝脏、绿叶蔬菜等。有利于纠正贫血、增加机体抵抗力，促进胎儿发育。

（二）心理护理

针对孕妇的心理变化，护士应给予患者和家属安慰，缓解其焦虑情绪。并将疾病情况及治疗方案及时讲解清楚，以取得理解，积极配合治疗。

（三）缓解症状的护理

1. 期待疗法患者的护理

（1）绝对卧床休息，避免各种刺激，同一般护理。

（2）观察生命体征，严密监测血压、脉搏，尤其是大出血时，观察休克的症状及体征。了解阴道流血情况，如有病情变化，及时处理。

（3）注意观察胎心变化，同一般护理。

（4）完全性前置胎盘的孕妇应提前住院待产。

2. 终止妊娠患者的护理

（1）严密观察孕妇生命体征的变化，积极配合医生纠正休克。快速建立静脉通道，做好输液、输血及术前准备，如皮肤准备、药物皮试、放置尿管、术前给药等。

（2）监测胎心的变化，做好母儿监护和抢救准备工作。

（3）术后严密观察患者伤口有无渗血、阴道出血、腹痛、发热等情况。

3. 产后护理　产后注意观察子宫收缩情况，防止产后出血。加强会阴护理。观察恶露性状、气味，遵医嘱应用抗生素，预防感染。

（四）健康教育

1. 做好宣教，避免多产、多次刮宫，减少子宫内膜损伤、宫腔感染。

2. 加强产前宣教，妊娠期如有阴道出血，及时就医，以便早诊断，正确处理。

第六节　胎盘早期剥离

妊娠20周后或分娩期，正常位置的胎盘在胎儿娩出前，部分或全部从子宫壁剥离，称胎盘早剥（placental abruption）。是妊娠晚期的严重并发症起病急进展快，如处理不及时可危及母儿生命。

【护理评估】

（一）生理评估

1. 病因　胎盘早剥的病因尚不完全清楚，可能与下列因素有关。

（1）血管病变　妊娠期高血压疾病、慢性肾炎等是导致胎盘早剥的主要原因。血管病变时，底蜕膜螺旋小动脉痉挛或硬化，引起远端毛细血管壁变性坏死甚至破裂出血，血液在底蜕膜层与胎盘之间形成胎盘后血肿，使胎盘与子宫壁剥离。妊娠晚期或临产后，如孕妇长时间仰卧位，子宫压迫下腔静脉使回心血量减少，可导致血压下降，子宫静脉瘀血，静脉压力升高，蜕膜静脉瘀血或破裂，形成胎盘后血肿，引起胎盘剥离。

（2）宫腔内压力突然改变　多见于胎膜早破、羊水过多、双胎妊娠等。胎膜早破后羊水突然流出过快、双胎妊娠分娩时第1个胎儿娩出过快，均可导致宫腔内压力骤减，子宫突然收缩，胎盘从子宫壁上剥离。

（3）机械性因素　腹部受到撞击或挤压、脐带过短（<30cm）或脐带绕颈，当胎头下降牵拉脐带可导致胎盘剥离。

2. 病理　胎盘早剥的病理变化是底蜕膜出血形成血肿，使胎盘从附着处剥离。按病理分三种类型（图9-5）。

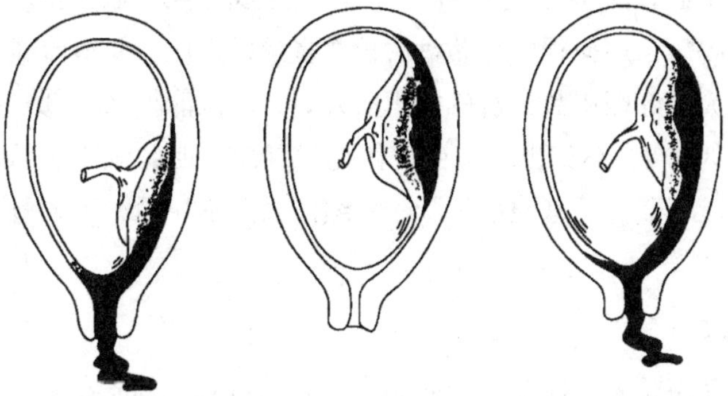

(1) 外出血型　(2) 内出血型　(3) 混合型出血

图9-5　胎盘早剥的类型

(1) 显性剥离 (revealed abruption)　又称外出血。底蜕膜出血少，临床症状常不明显，仅在产后检查胎盘时发现母体面有凝血块及压迹而确诊，若底蜕膜继续出血，形成胎盘后血肿，胎盘剥离面随之扩大，血液冲开胎盘边缘并沿着胎膜与宫壁之间经宫颈流出。

(2) 隐性剥离 (concealed abruption)　又称内出血。如果胎盘边缘附着子宫壁或胎膜与子宫壁未剥离，血液积聚胎盘与子宫壁之间。

(3) 混合性出血 (mixed bleeding)　当内出血过多时，由于子宫内有妊娠产物存在，子宫肌不能有效收缩以压迫破裂的血窦而止血，胎盘后血肿越积越大，最终血液冲开胎盘与胎膜边缘沿宫颈口外出；如果出血穿破胎膜溢入羊水中，可以使羊水变成血性羊水。

子宫胎盘卒中 (uteroplacental apoplexy)，又称库弗莱尔子宫 (Couvelaire uterus)。胎盘早剥时，随着胎盘后血肿压力的逐渐增加，血液向肌层内侵入，引起肌纤维的变性、分离、断裂，当血液渗透到子宫浆膜层时，子宫表面呈紫蓝色瘀斑，称子宫胎盘卒中。子宫肌层由于受血液浸润，直接影响收缩力，易造成产后出血。

严重的胎盘早剥可由于剥离处的胎盘和蜕膜释放了大量的组织凝血活酶进入母体血液循环，激活凝血系统而发生弥漫性血管内凝血 (DIC)。DIC 一旦发生，肺、肾等重要脏器易受到损害，出现难以纠正的功能衰竭。

3. 临床表现及分类　胎盘早剥的主要临床表现是妊娠晚期出现持续性疼痛，伴或不伴眶流血，病情严重程度取决于胎盘剥离面积的大小和出血量的多少。

根据胎盘剥离面积和出血量的多少分为三度：①Ⅰ度：多见于分娩期，患者无明显自觉症状；孕妇子宫大小与妊娠周数相符，胎位清楚，胎心多正常。②Ⅱ度：剥离面为胎盘总面积的 1/3 左右，以内出血或隐性出血为主。患者常有突然发生的持续性腹痛，疼痛程度与胎盘后积血多少成正比，阴道流血量与贫血程度不相符。子宫大于妊娠周数，宫底因积血升高，胎位能扪及。③Ⅲ度：剥离面超过胎盘总面积的 1/2，孕妇出现出血性休克的表现：四肢湿冷、脉搏减弱、呼吸变浅变快、血压下降。子宫硬如板状，宫缩间歇期不松弛，不能触及胎位，胎心消失。

4. 相关检查

(1) B 型超声检查　胎盘早剥时超声下多数可以见到胎盘与子宫壁之间出现边缘不清的液性低回声区即胎盘后血肿，是确诊胎盘早剥的重要辅助方法。同时可了解胎儿宫内状况。

（2）实验室检查　做全血细胞计数及凝血功能检查，可了解贫血程度、凝血功能并及早明确是否并发 DIC。

5. 处理原则

胎盘早剥的处理原则是早期识别、纠正休克、及时终止妊娠、控制 DIC、处理并发症。如患者病情危重，处于休克状态，应立即建立静脉通道，输血、输液，给氧，纠正休克。胎盘早剥一旦确诊，须及时终止妊娠。同时积极处理 DIC、产后出血和肾衰竭等并发症。

（二）心理社会评估

胎盘早剥发生突然，病情变化快，一旦确诊需立即处理。孕妇及家属往往对此毫无准备，感到措手不及，会高度的紧张和恐惧。发生胎盘早剥时，孕妇可因突然持续性腹痛、阴道流血而感到恐惧和惊慌，一方面担心自己生命的危险，另一方面担心胎儿的安危。如一旦知道胎心消失，孕妇及其家属更会出现过激和悲伤情绪。因此，应评估孕妇及家属对疾病的反应程度、认识程度和情绪状态等。

【常见的护理诊断/问题】

1. 潜在并发症　失血性休克、DIC、急性肾衰竭。

2. 恐惧　与担心病情重、母儿危险有关。

3. 预感性悲哀　与胎儿死亡、子宫切除有关。

【护理措施】

（一）一般护理

绝对卧床休息，取左侧卧位，以保证胎儿的血液供应。卧床期间应提供所有生活护理。

（二）心理护理

护士应陪伴并安慰患者，鼓励其表达内心感受，加强心理指导，帮助解除恐惧心理。并及时与家属沟通，取得家属的配合和理解，给予心理支持；并对孕妇及家属做好解释及安慰工作。对胎儿死亡者，耐心疏导，帮助度过哀伤期，并指导其为下次妊娠做好准备。

（三）缓解症状的护理

1. 病情观察

（1）严密观察患者生命体征的变化，定时测血压、脉搏、听胎心，注意阴道出血量及腹痛情况，发现异常及时报告医生。

（2）记录24小时出入量，观察尿量，当出现少尿或无尿时，应考虑肾衰竭的可能。

（3）密切观察凝血情况，若皮肤黏膜有出血点，注射部位出血，阴道流出不凝血等倾向，应考虑可能发生DIC，立即报告医生处理。

2. 治疗配合

（1）积极配合医生抢救休克　迅速建立静脉通道，及时输液、输血，给孕妇吸氧、保暖，纠正休克。

（2）立即做好终止妊娠准备，需剖宫产者，协助做好术前准备，经阴道分娩者，配合人工破膜，并用腹带包压腹部，按医嘱用缩宫素，胎心存在者做好新生儿抢救准备。

（3）预防产后出血及感染。

（4）对胎儿死亡者，遵医嘱产后给予退乳药。

（四）健康教育

1. 孕期健康教育　指导孕妇妊娠晚期休息时取左侧卧位，避免外伤。有妊娠期高血压疾病或合并慢性高血压、慢性肾脏疾病的孕妇应及时到医院就诊治疗。

2. 出院指导　加强营养，纠正贫血，增加抵抗力；注意产褥期卫生，禁止盆浴、性交，防止感染，产后42日来院检查。下次妊娠应在医生的指导和监测下完成。

第七节　双胎妊娠

一次妊娠宫腔内同时有两个或两个以上胎儿时，称多胎妊娠（multiple pregnancy）。近年来，随着促排卵药物的应用以及辅助生育技术的发展，多胎妊娠率有明显增高的趋势。以双胎妊娠（twin pregnancy）最多见，本节仅讨论双胎妊娠。

【护理评估】

（一）生理评估

1. 高发因素

（1）遗传夫妻双方家族中有多胎妊娠史者，多胎的发生率增加。

（2）年龄和胎次多胎发生率随着孕妇年龄增大而增加，尤其是35～39岁最多。孕妇胎次越多，发生多胎妊娠的机会越多。

（3）药物曾因不孕症而使用了促排卵药物，导致多胎妊娠的发生率增加。

2. 分类　双胎妊娠又可分为双卵双胎和单卵双胎两类。

（1）双卵双胎　由两个卵子分别受精形成的双胎妊娠，称双卵双胎。约占双胎妊娠的70%。两个卵子分别受精形成两个受精卵，故两个胎儿的基因不同，胎儿的血型、性别、容貌可相同或不同。两个受精卵可形成自己独立的胎盘、胎囊，两者间血液循环不相通。胎囊间的中隔由两层羊膜和两层绒毛膜组成，两层绒毛膜可融成一层（图9-6）。

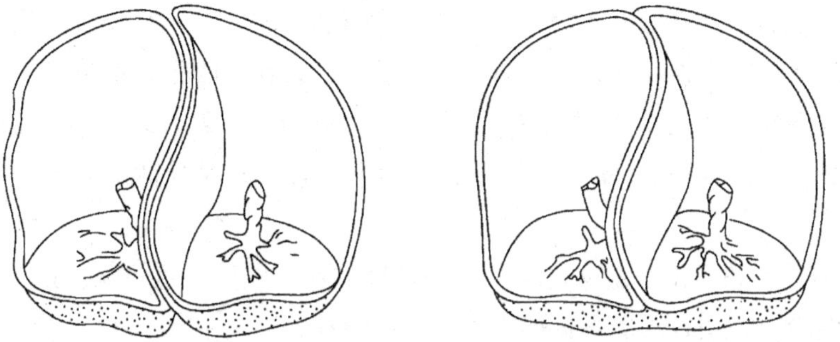

(1) 两个胎盘分开，两个绒毛膜，两层羊膜　(2) 两个胎盘分开，两个绒毛膜已融合，两层羊膜

图9-6　双卵双胎的胎盘及胎膜示意图

（2）单卵双胎　由一个受精卵分裂形成的双胎妊娠，称单卵双胎。约占双胎妊娠的30%。形成原因不明，不受种族、遗传、年龄、胎次、医源的影响。两个胎儿的基因相同，其血型、性别一致，容貌相似。单卵双胎的胎盘和胎膜按受精卵分裂受精的不同而有不同形式：①双羊膜囊双绒毛膜单卵双胎：分裂发生在桑葚期（早期胚胎），相当于受精后3日内，形成两个独立的受精卵、两个羊膜囊；②双羊膜囊单绒毛膜单卵双胎：分裂发生在受精后第4～8日，胚胎发育处于胚泡期，即已分化出滋养层细胞，羊膜囊尚未形成；③单羊膜囊单绒毛膜单卵双胎：受精卵在受精后第9～13日分裂，此时羊膜囊已形成，两个胎儿共存于一个羊膜腔内，共有一个胎盘；④联体双胎：受精卵在受精第13日后分裂，此时原始胚胎已经形成，机体不能完全分裂成两个，形成不同形式的联体儿，极罕见（图9-7）。

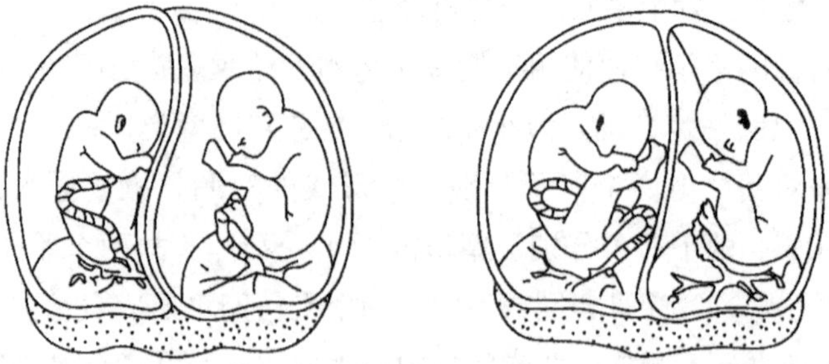

图 9-7 受精卵在发育不同阶段形成单卵双胎妊娠的胎膜类型

3. 临床表现

（1）症状 早孕反应较重，子宫增大速度比单胎快，羊水量也较多。妊娠晚期可出现呼吸困难、胃部饱满、行走不便、下肢静脉曲张、水肿等压迫症状。

（2）体征 子宫大于停经月份，妊娠中晚期腹部可触及多个小肢体或 3 个以上的胎极（即头或臀）。不同部位可听到两个胎心，同时计数 1 分钟，胎心率相差 10 次以上。

4. 相关检查 B 型超声检查可早期诊断双胎、畸形。在妊娠 35 日后，可见两个妊娠囊，妊娠 6 周后可见两个原始心管搏动。

5. 处理原则

（1）妊娠期加强监护 为确诊双胎妊娠的孕妇制订严格的产前检查计划加强营养，预防贫血和妊娠高血压病；防治早产，是双胎妊娠产前监护的重点；及时防治妊娠期并发症；监护胎儿生长发育情况及胎位变化。

（2）终止妊娠的指征 ①合并急性羊水过多，压迫症状明显，孕妇腹部过度膨胀，呼吸困难，严重不适；②胎儿畸形；③母亲有严重的并发症，如子痫前期或子痫，不允许继续妊娠时；④已到预产期尚未临产，胎盘功能减退者。

（3）分娩期

①阴道分娩：双胎多数能经阴道分娩。分娩时严密观察产程及宫缩，胎心、胎位变化，做好输血、输液、抢救新生儿的准备。第一个胎儿娩出后，应立即断脐；将第二个胎儿固定成纵产式，使第二个胎儿能迅速分娩。若发现有脐带脱垂或疑有胎盘早剥，立即手术助产。若第一个胎儿为臀位，第二个胎儿为头位，应防止发生胎头交锁。

②剖宫产指征：异常胎先露；脐带脱垂、胎盘早剥、前置胎盘、先兆子痫、子痫、胎膜早破、继发宫缩乏力，经处理无效者；胎儿窘迫，短时间不能经阴道分娩者；联体双胎孕周>26 周；严重妊娠并发症，如重度子痫前期、胎盘早

剥等。

（4）产褥期　积极预防产后出血：①临产前备血；②胎儿娩出前建立静脉通道；③第二胎儿娩出后立即使用缩宫素，并使其作用维持到产后2小时以上。

（二）心理社会评估

双胎妊娠属于高危妊娠，孕妇身体上要适应超于单胎的变化，心理上也存在更多的紧张、焦虑，因此，应评估孕妇是否适应了角色的转变，是否接受即将成为两个孩子妈妈的事实，此外，还应评估家属对双胎妊娠的反应。

【常见的护理诊断/问题】

1. 舒适改变　与双胎妊娠引起的呼吸困难、食欲下降、下肢水肿、腰背痛有关。

2. 潜在并发症　早产、脐带脱垂、胎盘早剥、产后出血。

3. 焦虑　与担心母儿安危有关。

【护理措施】

（一）一般护理

1. 增加产前检查的次数，监测宫高、腹围及体重。

2. 注意多休息，妊娠最后2~3个月，卧床休息，最好左侧卧位。

3. 加强营养，尤其注意补铁、钙、叶酸等，以满足妊娠需要。

4. 分娩过程中严密观察产程进展及胎心变化，协助做好接产及抢救新生儿窒息的准备。

5. 提前4周做好分娩前的准备，预防流产与早产。

6. 加强孕期观察，及早发现并发症并处理。

（二）心理护理

帮助孕妇接受成为两个孩子母亲的事实，讲述双胎妊娠的相关知识，减少孕妇对母儿安危的担心。告之保持心情愉快，积极配合治疗的重要性。

（三）缓解症状的护理

1. 减轻水肿　嘱孕妇注意休息，左侧卧位，避免长时间站立，或指导孕妇穿着弹性袜或用弹性绷带，以减轻水肿和下肢静脉曲张。

2. 减轻压迫　指导孕妇穿戴托腹带，或侧卧位时腹下垫一个枕头，可减轻膨大的子宫引起的压迫症状。

3. 治疗配合　分娩时观察产程和胎心的变化，及时发现并处理并发症。

4. 预防产后出血　第二胎儿娩出后立即使用缩宫素，腹部放置沙袋，并以腹带裹紧腹部，防止腹压骤降引起休克。

5. 加强对早产儿的观察与护理。

（四）健康教育

指导产妇注意休息，加强营养。观察阴道出血以及子宫复旧的情况，防止产后出血。指导产妇正确进行母乳喂养，选择有效的避孕措施。

第八节　羊水量异常

一、羊水过多

妊娠期间羊水量超过2000ml称羊水过多（polyhydramnios）。其发生率为0.5%~1%，羊水的外观、性状与正常无差异。羊水量在较长时期内缓慢增多，称为慢性羊水过多；少数孕妇羊水量在数日内急剧增多，称为急性羊水过多。

【护理评估】

（一）生理评估

1. 病因　在羊水过多的孕妇中，约1/3患者原因不明，称为特发性羊水过多，明显羊水过多的患者常见于以下几种因素：

（1）胎儿畸形　羊水过多孕妇多合并胎儿畸形，以中枢神经系统和消化道畸形最为常见。中枢神经系统多见于无脑儿脊柱裂；消化道畸形多见于食管和十二指肠闭锁。

（2）多胎妊娠　多胎妊娠羊水过多的发生率为单胎妊娠的10倍，尤以单卵双胎居多。单卵双胎之间血液循环相通，占优势的胎儿循环血量较多，尿量增加，以致羊水增多。

（3）母体因素　妊娠合并糖尿病孕妇的胎儿血糖也高，胎儿多尿而排入羊水中；此外母儿血型不合时，胎儿免疫性水肿、胎盘绒毛水肿影响液体交换导致羊水过多。

（4）胎盘脐带病变　巨大胎盘、胎盘绒毛血管瘤、脐带帆状附着等均可导致羊水过多。

2. 临床表现

（1）症状

①急性羊水过多：较少见，常发生在妊娠20~24周，由于羊水在数日内急

剧增多，孕妇腹腔脏器被向上推移，横膈上举，导致呼吸困难，不能平卧；腹部因张力过大而感到疼痛，进食减少，皮肤变薄，可见皮下静脉；当巨大子宫压迫下腔静脉时，静脉回流受影响，导致孕妇下肢及外阴部水肿及静脉曲张，行走不便。

②慢性羊水过多：较多见，常发生在妊娠晚期，羊水可在数周内缓慢增多，孕妇多无明显不适。

（2）体征　羊水过多的孕妇，腹部膨隆，宫高及腹围明显大于正常孕周；腹壁皮肤发亮、变薄；触诊时感到皮肤张力大，胎位触不清；胎心遥远或听不清。

3. 相关检查

（1）B 型超声检查　是羊水过多的重要辅助检查方法，通过测量羊水最大暗区垂直深度（amniotic fluid volume，AFV）和计算羊水指数（amniotic fluid index，AFI），了解羊水量的情况。B 型超声诊断羊水过多的标准有：①AFV≥8cm 诊断为羊水过多，其中 AFV8~11cm 为轻度羊水过多，12~15cm 为中度羊水过多，>15cm 为重度羊水过多；②AFI≥25cm 诊断为羊水过多，其中 AFI25~35cm 为轻度羊水过多，36~45cm 为中度羊水过多，>45cm 为重度羊水过多。

（2）孕妇血型检查　检查孕妇 RH、ABO 血型，排除母儿血型不合。

（3）胎儿染色体检查　羊水细胞培养、采集脐带血培养可作染色体核型分析，了解染色体数目、结构有无异常。

4. 处理原则

（1）羊水过多合并胎儿畸形者应及时终止妊娠。

（2）羊水过多，胎儿正常者，应根据羊水过多的程度及胎龄大小决定处理方法。

①胎肺不成熟者，应尽量延长孕周。症状轻时可以继续妊娠，嘱患者卧床休息，低钠饮食；症状重者可经腹羊膜腔穿刺放水，缓解症状。

②药物控制：口服吲哚美辛有抗利尿的作用，抑制胎儿排尿使羊水减少。

③病因治疗：积极治疗妊娠合并症，如糖尿病、妊娠期高血压疾病等。

（二）心理社会评估

由于羊水过多有伴发胎儿畸形的可能，孕妇及家属会紧张、焦虑、恐惧。同时，子宫过度膨胀引起身体不适，孕妇精神异常紧张，而精神过度紧张易诱发宫缩，导致早产。因此，应评估孕妇及家属对疾病的认识和心理反应。

【常见的护理诊断/问题】

1. 舒适的改变　与羊水过多，腹部张力过大有关。

2. 有胎儿受伤的危险　与羊水过多易并发胎盘早剥、胎膜早破、脐带脱垂、早产有关。

3. 焦虑　与担心母儿安全、胎儿畸形有关。

【护理措施】

（一）一般护理

1. 适当限制钠盐摄入，注意卧床休息，如有腹胀、呼吸困难等压迫症状的孕妇给予半卧位，适当抬高下肢，增加静脉回流，减轻压迫症状。

2. 注意观察孕妇生命体征的变化。给予间断吸氧，每天 2 次，每次 30 分钟。

（二）心理护理

加强与孕妇的交流，提供心理支持，讲解羊水过多产生原因及预后，减轻孕妇的紧张、疑虑心理，使其主动配合治疗。

（三）缓解症状的护理

1. 病情监测

（1）定期产前检查，尽早发现妊娠并发症及胎儿发育异常等。

（2）孕期定期测宫高、腹围、体重，监测羊水量变化及胎儿发育情况，必要时行 B 型超声检查。

（3）分娩时，严密观察胎心、子宫收缩及产程进展情况。行人工破膜时，羊水应缓慢放出，防止发生胎盘早剥。

（4）产后应密切观察子宫收缩情况及阴道流血量，防止产后出血。

2. 治疗配合

（1）羊膜腔穿刺的护理　应向孕妇及家属讲解穿刺的目的、过程；穿刺前，排空膀胱；在 B 超监测下严格无菌操作，穿刺时避开胎盘，避免损伤胎儿，每次放羊水 500ml 左右，放羊水速度不宜过快，一次不得超过 1500ml；操作过程中严密观察孕妇的状况，密切观察宫缩、胎心及子宫轮廓的变化，防止胎盘早剥及早产的发生。

（2）人工破膜的护理　在严密消毒下，经阴道作针刺高位破膜，应使羊水缓慢流出，不宜过快过多，防止宫腔内压力骤降引起胎盘早剥、脐带脱垂，密切观察胎心及宫缩情况，同时注意观察孕妇血压、脉搏及阴道流血等情况，避免因腹压骤降引起休克等严重并发症。

（四）健康教育

指导产妇出院后注意休息，加强营养，防止感染；再次妊娠时应进行遗传咨询和孕前检查。

二、羊水过少

妊娠晚期羊水量少于300mL者，称羊水过少（oligohydramnios）。近年报告的发病率为0.4~4%，以妊娠晚期多见，羊水过少者约有1/3有胎儿畸形。羊水过少严重影响围生儿预后，羊水量少于50ml，围生儿死亡率高达88%，应高度重视。

【护理评估】

（一）生理评估

1. 病因　部分羊水过少原因不清，常见因素有以下几个。

（1）胎儿畸形　以胎儿泌尿系统畸形为主，如胎儿肾缺如、肾发育不全、输尿管或尿道梗阻引起少尿或无尿。

（2）胎盘功能减退　过期妊娠、胎儿生长受限、妊娠期高血压疾病、胎盘退行性变等均能导致胎盘功能减退，从而使胎儿宫内慢性缺氧，为保障胎儿脑和心脏血供，肾血流量减少，胎儿尿生成减少。

（3）胎膜病变　认为某些原因不明的羊水过少与羊膜病变有关。

（4）孕妇疾病　脱水、血容量不足时，孕妇血浆渗透压增高能使胎儿血浆渗透压相应增高，尿液形成减少，从而羊水过少。

2. 临床表现　羊水过少的临床表现多不典型，孕妇可于胎动时感觉有腹痛，宫高、腹围明显小于正常孕周，触及胎体无浮动感，子宫敏感性增高。临产后阵痛明显，阴道检查发现前羊膜囊不明显，人工破膜时羊水量很少。

3. 相关检查

（1）B型超声检查　是确诊羊水过少的辅助检查方法，通过测量羊水最大暗区垂直深度（amniotic fluid volume，AFV）和计算羊水指数（amniotic fluid index，AFI），了解羊水量的情况。妊娠晚期AFV≤2cm诊断为羊水过少，≤1cm为严重羊水过少。AFI≤5cm诊断为羊水过少，≤8cm为羊水偏少。B型超声检查还可发现胎儿畸形及胎儿是否生长受限。

（2）胎心电子监护仪　羊水过少胎儿的胎盘储备功能减退，无应激试验

（NST）可呈无反应型，严重时发生胎儿窘迫，还可以发现胎心变异减速和晚期减速。

（3）羊水量直接测量。

（4）胎儿染色体检查。

4. 处理原则

（1）羊水过少且合并胎儿畸形者应尽早终止妊娠。

（2）羊水过少胎儿正常者，妊娠足月应终止妊娠；妊娠未足月、胎肺未成熟者，应期待疗法，延长孕周。

（二）心理社会评估

孕妇和家属会因为担心胎儿可能出现畸形而紧张，产生焦虑心理。

【常见的护理诊断/问题】

1. 有胎儿受伤的危险　与羊水过少胎儿宫内窘迫有关。

2. 焦虑　与担心胎儿畸形有关。

【护理措施】

（一）一般护理

嘱左侧卧位，以改善胎盘血液供应；注意观察胎心、胎动情况。

（二）心理护理

向孕妇及家属介绍羊水量少的相关知识，以减少不良情绪。如羊水过少合并胎儿畸形需手术终止妊娠者，应与家属配合给予开导和安慰，提供心理支持。

（三）缓解症状的护理

1. 病情观察　定期测量宫底高度、腹围及体重；监测胎心、胎动计数，了解胎儿宫内情况；进入产程后，严密观察产程进展，及早发现异常及时处理。

2. 治疗配合　羊水过少合并胎儿窘迫需剖宫产者，积极做好术前准备，备好新生儿抢救物品，认真检查新生儿有无畸形。

（四）健康教育

教会孕妇自数胎动；指导产妇再次妊娠后应进行遗传咨询和产前检查，进行高危监护。

第九节　胎膜早破

胎膜早破（premature rupture of membranes，PROM）是指胎膜在临产前破裂。临床上约10%的孕妇在满37周后发生，有2.0%~3.5%的孕妇在妊娠不足37周发生。孕周越小，对母儿威胁越大。

【护理评估】

（一）生理评估

1. 病因

（1）胎膜感染　是导致胎膜早破的重要原因，感染后胎膜局部张力下降，易破裂，且感染和胎膜早破常为因果关系，相互影响。

（2）胎膜发育不良　缺乏维生素C、铜、锌，孕妇吸烟可致胎膜发育不良。

（3）胎膜受力不均　常见于头盆不称、胎位异常。

（4）细胞因子（IL-6、IL-8、TNF-α）升高、机械性刺激、创伤或妊娠晚期性交等均有可能导致胎膜早破。

（5）羊膜腔压力升高　双胎妊娠、羊水过多、巨大儿等致宫内压力增加。

2. 病理　胎膜早破，病原微生物易上行致宫内和羊膜腔感染；胎膜突然破裂可引起胎盘早剥；胎膜早破可诱发早产；破膜后羊水外流易发生脐带受压及脐带脱垂，导致胎儿宫内窘迫的发生。

3. 临床表现

（1）症状　孕妇突感有阴道排液，无腹痛等其他产兆。

（2）体征　肛查时上推胎儿先露部可见阴道流液量增多，流出的液体可混有胎脂或胎粪。如羊膜腔感染，阴道流液可出现臭味，并伴有发热，同时可出现母儿心率增快，子宫压痛等。胎膜破裂流液后，常出现宫缩及宫口扩张。

4. 相关检查

（1）阴道液 pH≥6.5（正常值为4.5~5.5），提示胎膜早破。

（2）阴道液涂片　检查可见羊齿植物叶状结晶。

（3）阴道窥器检查　可见液体从宫口流出，这是诊断胎膜早破的直接证据。

（4）羊膜镜检查　可直视胎儿先露部，看不到前羊膜囊。

（5）胎儿纤连蛋白（fetal fibronectin，fFN）测定　fFN是胎膜分泌的细胞外基质蛋白。当宫颈及阴道分泌物内fFN含量>0.05mg/L时，胎膜抗张能力下降，易发生胎膜早破。

（6）羊膜腔感染检测　①羊水细菌培养；②羊水涂片革兰染色检查细菌；③羊水白细胞 IL-6 测定：IL-6≥7.9mg/ml，提示羊膜腔感染；④血 C-反应蛋白>8mg/L，提示羊膜腔感染；⑤降钙素原结果分为 3 级（正常：<0.5mg/ml；轻度升高：≥0.5~2mg/ml 明显升高：≥10mg/ml），轻度升高表示感染存在。

5. 处理原则　防止发生脐带脱垂和感染。

（1）妊娠<24 周者，应终止妊娠。

（2）妊娠 28~35 周，若胎肺不成熟，无感染征象、无胎儿窘迫时可期待治疗，但须排除绒毛膜羊膜炎。

（3）若胎肺成熟或有明显感染时，应立即终止妊娠。

（4）妊娠>36 周，若出现胎儿窘迫，应终止妊娠。

（二）心理社会评估

由于孕妇突感有液体自阴道流出，担心会影响胎儿及自身健康和安危，常常会表现出惶恐不安的心理。

【常见的护理诊断/问题】

1. 有感染的危险　与胎膜破裂后，下生殖道的病原菌逆行感染有关。

2. 有胎儿或新生儿窒息的危险　与胎膜早破致脐带脱垂有关。

3. 恐惧　与胎膜早破诱发早产、担心胎儿及自身安危有关。

【护理措施】

（一）一般护理

1. 孕妇需卧床休息，每日测体温、白细胞及分类。

2. 每日用消毒液冲洗外阴，使用无菌会阴垫。

3. 观察羊水的性状、气味，定期行胎心监护，以了解胎儿安危。

4. 破膜 12 小时仍未临产，给有效的抗生素，预防感染。

（二）心理护理

1. 及时评估产妇的生理、心理状况，耐心向孕妇及家属进行胎膜早破健康知识宣教，让他们了解分娩的征兆及胎膜早破对母儿的影响。

2. 告知治疗方案及注意事项，耐心聆听并解答孕妇提出的各种疑问，使其情绪稳定，保持良好的心态，积极配合治疗及护理，避免因心理因素造成早产或难产。

（三）缓解症状的护理

1. 期待疗法孕妇的护理

（1）预防脐带脱垂　胎先露未衔接的孕妇一旦发生胎膜早破，为防止发生脐带脱垂应嘱其绝对卧床休息，取侧卧位或平卧位，抬高臀部以防脐带脱垂或脐带受压致胎儿缺氧或宫内窘迫，并通过监测胎心变化以及早发现并纠正。

（2）预防感染

①严密观察羊水性状、颜色、气味、胎心及孕妇生命体征、白细胞计数，了解是否存在感染。

②每日擦洗会阴部两次；消毒会阴垫时要勤换，以保持外阴清洁干燥。

③破膜 12 小时以上者，遵医嘱使用抗生素。

（3）密切观察胎儿情况　监测胎心和胎动，及时发现胎儿缺氧及胎儿宫内窘迫。

①妊娠<35 周的胎膜早破孕妇，应按医嘱给予地塞米松 10mg 静脉滴注，以促进胎肺成熟。

②妊娠<37 周的已临产孕妇，或已达 37 孕周、破膜 12~18 小时后未临产孕妇，应遵医嘱采取措施，尽快结束分娩。

（4）监测宫缩　破膜后易引发宫缩，应注意观察宫缩情况，必要时遵医嘱使用宫缩抑制剂。如已近足月，胎膜破裂 24 小时后仍无宫缩者，可遵医嘱诱发宫缩促进临产。

2. 终止妊娠患者的护理　胎膜早破的分娩方式为阴道分娩或剖宫产，经阴道分娩者应观察产程进展，密切监护产程进展中的胎儿。剖宫产患者应按照腹部手术患者的护理进行监护。

（四）健康教育

1. 指导孕妇重视孕期卫生保健，积极参与产前保健指导活动。
2. 指导孕妇妊娠晚期禁止性交。
3. 保持外阴清洁，积极预防和控制生殖道炎症，以防胎膜感染。
4. 合理饮食，保持孕期营养平衡，补充足够的维生素及微量元素铜、锌等。
5. 宫颈内口松弛者，应卧床休息，并于妊娠 14~16 周行宫颈环扎术。

第十章　妊娠期合并症妇女的护理

第一节　妊娠合并心脏病妇女的护理

妊娠合并心脏病是一种严重的妊娠合并症，属高危妊娠，常因妊娠期、分娩期及产褥期均可加重心脏病患者的心脏负担而诱发心力衰竭。在我国孕、产妇死因顺位中高居第2位，为非直接产科死因的首位。我国发病率约为1%。

先天性心脏病为妊娠合并心脏病的首位，占35%～50%，其次为风湿性心脏病、妊娠期高血压疾病性心脏病、围产期心肌病、贫血性心脏病和心肌炎等。心脏病对胎儿有较大影响，孕产期应加强监护与保健，以获得良好的妊娠结局。

（一）妊娠、分娩、产褥与心脏病的相互影响

1. 妊娠期　孕妇总血容量较非孕期增加，一般自妊娠第6周开始，32～34周达高峰，较妊娠前增加30%～45%，产后2～6周逐渐恢复正常。血容量的增加引起心排出量增加和心率加快。妊娠早期主要引起心排出量增加，妊娠中、晚期需增加心率以适应血容量增多，妊娠晚期，心排出量较孕前平均增加30%～50%，心率每分钟平均约增加10次。妊娠晚期子宫增大，膈肌上升使心脏向左向上移位，心尖搏动向左向上移位2. 5～3cm，由于心排出血量增加和心率加快，使心脏负荷进一步加重，易使患心脏病的孕妇发生心力衰竭而危及生命。

2. 分娩期　分娩期是心脏负担最重的时期。第一产程：每次宫缩250～500ml的液体被挤入体循环致回心血量增加，心排出血量约增加24%；子宫收缩使右心房压力增高，平均动脉压增高约10%，加重心脏负担。第二产程：除子宫收缩外，腹肌和骨骼肌的收缩使外周循环阻力增加，分娩时由于产妇屏气用力使肺循环压力增加，腹腔压力增高，内脏血液向心脏回流进一步增加，此时心脏前后负荷显著加重。第三产程：胎儿娩出后，腹腔内压力骤降，大量血液涌向内脏，回心血量锐减；继之胎盘娩出后，胎盘循环停止，子宫收缩使子宫血窦内约有500ml血液突然进入体循环，使回心血量骤增，这两种血流动力学的急剧变化，使妊娠合并心脏病孕妇极易诱发心力衰竭。

3. 产褥期　产后3日内仍是心脏负担最重的时期。除子宫收缩使一部分血

液进入体循环，孕期组织间潴留的体液也开始回流到体循环，使体循环血量仍有一定程度的增加；而且妊娠期出现的一系列心血管变化尚不能立即恢复到孕前状态，加之产妇伤口和宫缩疼痛、哺乳、休息不佳均增加心脏负担，仍需警惕心力衰竭的发生。

综上所述，妊娠32~34周后、分娩期及产后3日，是患有心脏病孕妇最危险时期，护理时应严密监护，避免心力衰竭的发生。

（二）心脏病对妊娠、分娩的影响

心脏病不影响受孕。心脏病变较轻，心功能Ⅰ~Ⅱ级，既往无心力衰竭史，亦无其他并发症者，可以妊娠。但有下列情况者一般不宜妊娠：心脏病变较重、心功能Ⅳ级、既往有心力衰竭史、有肺动脉高压、严重心律失常、右向左分流型先天性心脏病、风湿热活动期、并发细菌性心内膜炎、急性心肌炎、孕期极易发生心力衰竭，故不宜妊娠。年龄在35岁以上者且心脏病病程较长者较易发生心力衰竭。

心脏病孕妇心功能良好者，母儿相对安全，多以剖宫产终止妊娠。但不宜妊娠的心脏病患者一旦妊娠，妊娠后流产、早产、死胎、胎儿生长受限、胎儿宫内窘迫及新生儿窒息的发生率及围产儿死亡率均明显增高，是正常妊娠的2~3倍。某些治疗心脏病的药物对胎儿也存在潜在的毒性反应，如地高辛可通过胎盘到达胎儿体内。部分先天性心脏病与遗传因素相关，据报道，双亲中任何一方患有先天性心脏病，其后代先天性心脏病及其他畸形的发生机会较对照组增加5倍，如室间隔缺损、肥厚型心肌病等均有较高的遗传性。

【护理评估】

（一）生理评估

1. 病因

（1）心脏病类型　包括先天性心脏病（分为左向右分流型、右向左分流型和无分流型）。风湿性心脏病以单纯性二尖瓣狭窄最为常见。妊娠高血压性心脏病，此类疾病指以往无心脏病的病史，在妊娠期高血压疾病的基础上，突然发生以左心衰竭为主的全心衰竭。围生期心肌病，指既往无心血管疾病史，发生在临产前3个月或产后6个月以内的扩张型心肌病。心肌炎，主要表现为在病毒感染1~3周内出现乏力、气喘、心悸、心前区不适。

（2）病史　护士在孕妇就诊时，应详细了解产科病史和既往病史。包括有无不良孕产史、心脏病史及与心脏病有关的疾病史、辅助检查、心功能状态及诊疗经过、有无心力衰竭史等。

（3）诱因　了解孕妇对妊娠的适应状况及遵医行为，如用药情况、日常活动、休息与睡眠、营养与排泄等，动态观察孕妇的心功能状态和妊娠经过。

2. 临床表现

（1）症状

①心脏病心功能分级：纽约心脏病协会（NYHA）根据患者所能耐受的日常体力活动将心脏病孕妇心功能分为四级：

Ⅰ级：一般体力活动不受限制。

Ⅱ级：一般体力活动稍受限制，活动后心悸、轻度气短，休息时无自觉症状。

Ⅲ级：心脏病患者体力活动明显受限制，休息时无不适，轻微日常活动即感不适、心悸、呼吸困难或既往有心力衰竭病史者。

Ⅳ级：一般体力活动严重受限制，不能进行任何体力活动，休息时有心悸、呼吸困难等心力衰竭表现。

此种心功能分级方案简便易行，但主要依据为主观症状，缺少客观检查指征。1994 年美国心脏病协会（AHA）对 NYHA 的心功能分级方案进行修订后，采用并行两种分级方案。第一种是上述的四级心功能分级方案，第二种是客观检查手段的评估（心电图、负荷试验、X 线、超声心动图等）评估心脏病变程度，分为 4 级。

A 级：无心血管病客观依据。

B 级：客观检查表明属于轻度心血管病患者。

C 级：客观检查表明属于中度心血管病患者。

D 级：客观检查表明属于重度心血管病患者。

其中轻、中、重标准未做明确规定，由医师根据检查结果进行判定。分级方案将患者的两种分级并行，如患者无主观症状，但客观检查主动脉瓣中度反流，心脏扩大，则判定为Ⅰ级 C。

②早期心力衰竭的临床表现：轻微活动后即出现胸闷、心悸、气短；休息时心率超过 110 次/分，呼吸超过 20 次/分；夜间常因胸闷而坐起呼吸，或到窗口呼吸新鲜空气；肺底部出现少量持续性湿啰音，咳嗽后不消失。

（2）体征　所患心脏病的时间、类型，既往治疗经过与心功能状态，如呼吸、心率、有无活动受限、发绀、心脏增多症、水肿、肝大等。尤其注意评估有无早期心力衰竭的临床表现，对于存在心力衰竭诱发因素的孕产妇，如感染、贫血、便秘等，更应需及时识别心力衰竭指征。

①妊娠期：根据病情增加产前检查次数；评估胎儿宫内健康状况，如胎心、胎动计数；测量孕妇宫高、腹围是否符合妊娠月份；评估患者休息睡眠、活动、饮食及排便情况等。

②分娩期：评估宫缩及产程进展情况。

③产褥期：评估母体康复及身心适应情况，尤其评估产后出血和产褥感染的症状和体征，如生命体征、宫缩、恶露的颜色、量和性状、疼痛和休息、母乳喂养及出入量等，注意及时识别心力衰竭先兆。

3. 相关检查

（1）心电图　可提示各种严重的心律失常，如心房颤动、三度房室传导阻滞、ST 改变和 T 波异常等。

（2）X 线检查　限于妊娠前或分娩后检查，显示心脏扩大，尤其个别心腔扩大。

（3）B 型超声心动图　精确反映各心腔大小的变化，心瓣膜结构与功能情况。

（4）胎儿电子监护仪、无应激试验、胎动评估评估胎儿健康状况，预测宫内胎儿储备能力。

4. 处理原则

心脏病孕产妇的主要死亡原因是心衰和感染。其处理原则为：

（1）非妊娠期　根据患者所患心脏病类型、病情严重程度及心功能状态，确定是否可以妊娠。对不宜妊娠者，应指导避孕。

（2）妊娠期　①终止妊娠：凡不宜妊娠者，应在妊娠 12 周前行治疗性人工流产。妊娠超过 12 周者终止妊娠其危险性不亚于继续妊娠和分娩。因此应密切监护，积极预防心力衰竭，使之渡过妊娠期与分娩期。对顽固性心力衰竭者，应与心内科医师配合，在严密监护下行剖宫产术终止妊娠；②严密监护：继续妊娠者应由心内科医师和产科医师密切合作。定期产前检查，正确评估母体和胎儿情况，积极预防和治疗各种引起心衰的诱因，动态观察心脏功能，减轻心脏负荷，及早发现心力衰竭的早期征象，适时终止妊娠。

（3）分娩期　妊娠晚期应提前选择适宜的分娩方式。①阴道分娩：心功能Ⅰ~Ⅱ级，胎儿不大，胎位正常，宫颈条件良好者，在严密监护下可经阴道分娩。第二产程需给予阴道助产，防治心力衰竭和产后出血发生；②剖宫产：心功能Ⅲ~Ⅳ级，胎儿偏大，宫颈条件不佳，合并其他并发症者，可选择剖宫产终止妊娠，不宜再次妊娠者可同时行输卵管结扎术。

（4）产褥期　产后3日内，尤其是产后24小时内，仍是心力衰竭发生的危险时期，产妇须充分休息并密切监护。按医嘱应用广谱抗生素预防感染，产后1周左右无感染征象时停药。心功能Ⅲ级及以上者不宜哺乳。不宜再次妊娠者，可在产后1周行绝育术。

（二）心理社会评估

心脏病患者由于缺乏相关知识，孕妇及其家属心理负担较重，妊娠后经常处于焦虑状态、顾虑重重；担心自己的健康状况能否承受妊娠，胎儿是否健康，能否安全阴道分娩或需要手术结束分娩等；甚至产生恐惧心理而不能合作。因此，应重点评估孕产妇及其家属的相关知识掌握情况、母亲角色获得和心理状况。

【常见的护理诊断/问题】

1. 活动无耐力　与妊娠合并心脏病心功能差有关。

2. 自理能力缺陷　与心脏病活动受限及卧床休息有关。

3. 潜在并发症　心力衰竭、感染。

【护理措施】

（一）一般护理

1. 非孕期　根据患者所患心脏病的类型、病情严重程度及心功能状态，是否有手术矫治史等具体情况决定是否可以妊娠。对不宜妊娠者，应指导其采取有效的避孕措施。

2. 妊娠期　加强孕期保健定期产前检查或家庭访视，早期发现诱发心力衰竭的各种潜在危险因素。妊娠20周前每2周产期检查1次，妊娠20周后，尤其在32周后，每周检查1次。了解心脏代偿功能的情况，有无心力衰竭的早期表现，如发现异常均应立即入院治疗。孕期经过顺利者应在36～38周提前住院待产。

3. 分娩期　经阴道分娩及处理严密观察产程进展，防止心力衰竭发生。

（1）第一产程：①严密观察产妇心功能变化。产程开始即应持续吸氧，或根据医嘱给以强心药物，同时观察用药后的反应；②严密观察产程及胎心变化。使用胎儿监护仪持续监护，每15分钟测血压、呼吸、脉搏和心率各1次，每30分钟测胎心率1次，凡产程进展不顺利或心功能不全加重，应及时做好剖宫产准备。产程开始后遵医嘱应用抗生素预防感染。

（2）第二产程：①避免产妇用力屏气增加腹压，应行会阴后–侧切开，胎头吸引或产钳助产，尽量缩短第二产程；②分娩时采取半卧位，臀部抬高，下肢放低，下肢尽量低于心脏水平，以免回心血量过多加重心脏负担，同时做好新生儿的抢救准备；③继续观察心功能变化，按医嘱用药。

（3）第三产程：①胎儿娩出后立即在产妇腹部放置砂袋，持续24小时，以防腹压骤降诱发心力衰竭；②严密观察产妇生命体征、出血量及子宫收缩情况。为防止产后出血过多，可静脉或肌内注射缩宫素10~20U，禁用麦角新碱，以防静脉压升高；③产后出血过多时，按医嘱输血、输液，但需注意输注速度。

4. 产褥期　产后72小时严密监测生命体征，及早识别早期心力衰竭的症状，按医嘱预防性应用抗生素及心血管活性药物，严密观察不良反应，无感染征象时停药。

（二）心理护理

1. 妊娠期　做好心理疏导，鼓励患者说出心理感受和关心的问题；鼓励家属陪伴，消除紧张情绪，协助提高孕妇自我照顾能力；告知孕妇及其家属妊娠的进展情况，胎儿的监测方法，产时、产后的治疗和护理方法，以减轻焦虑心理，安全度过妊娠期。

2. 分娩期　专人守护，安慰鼓励产妇多休息，宜采取左侧卧位，两次宫缩间尽量完全放松，运用呼吸及放松技巧缓解不适。

3. 产褥期　促进母子互动，建立亲子关系。心脏病产妇既担心新生儿是否存在心脏缺陷，又不能亲自照顾，会产生愧疚、烦躁心理。因此，护理人员应详细评估其身心状况，如心功能状态尚可，增加母子互动，鼓励产妇适度地参与照顾新生儿。如果新生儿有缺陷或死亡，允许产妇表达其情感，给予理解和安慰，减少产后抑郁症的发生。

（三）缓解症状的护理

1. 急性心力衰竭的紧急处理　原则是减少肺循环血量和静脉回心血量、改善肺气体交换、增加心肌收缩力和减轻心脏前后负荷。①体位：患者取坐位，双腿下垂，减少静脉血回流；②吸氧：开始为2~3L/min，也可高流量给氧6~8L/min，必要时面罩加压供氧或正压呼吸。使用乙醇湿化，湿化瓶中加入50%~70%乙醇，降低肺泡表面张力，改善肺泡通气功能；③按医嘱用药：孕妇对洋地黄类药物耐受性较差，需注意其毒性反应。通常选择作用和排泄较快的制剂，如地高辛0.25mg口服，2次/日，2~3日后根据临床效果改为1次/日。肌内注射吗啡使患者镇静，减少躁动以免加重心脏负担，同时应用舒血管药物以减轻心脏负荷。对妊娠晚期严重心力衰竭者，与心内科医师联系，控制心力衰竭的同时做好剖宫产的准备；④其他：紧急情况下，可四肢轮流三肢结扎法，减少静脉回心血量，减轻心脏负担。

2. 剖宫产　近年主张对心脏病产妇放宽剖宫产指征，减少产妇因长时间宫缩所引起的血流动力学变化，减轻心脏负担。取硬膜外麻醉，麻醉时不加肾上腺素；术中、术后应严格限制输液量，注意输液速度。对不宜再妊娠者可同时行输卵管结扎术。

（四）健康教育

护士应向患者及家属讲解妊娠、分娩与心脏病之间的相互影响。预防和识别妊娠合并心脏病早期心力衰竭的临床表现。

1. 妊娠期

（1）指导孕妇及其家属了解妊娠合并心脏病的相关知识，包括如何自我照顾、限制活动程度、诱发心力衰竭的危险因素及其预防、识别早期心力衰竭的常见症状和体征，尤其是遵医嘱服药的重要性，掌握抢救和应对措施。

（2）预防心力衰竭　①充分休息：提供良好的家庭支持系统，保持情绪稳定，避免过度劳累；保证充足睡眠，每天至少 10 小时睡眠且中午休息 2 小时，多数医生建议心脏病孕妇妊娠 30 周以后应绝对卧床休息，防止心力衰竭与早产。休息时应采取左侧卧位或半卧位；②合理饮食：心脏病孕妇比一般孕妇更应注意营养。指导孕妇摄入高热量、高维生素、低盐低脂饮食，宜少量多餐。多吃水果蔬菜，防治便秘加重心脏负担。整个孕期孕妇体重增加不超过 12kg。妊娠 16 周后，食盐量不超过 4~5g/日。

（3）识别诱发心力衰竭的各种因素　如感染（尤其是上呼吸道感染）、贫血、心律失常、发热、妊娠期高血压疾病等。保持外阴清洁，预防泌尿系感染。如有感染征象，应给予有效的抗感染治疗，使用输液泵严格控制输液速度。风心病致心力衰竭者，协助患者变换体位，活动双下肢，以防血栓形成。

2. 产褥期

（1）饮食与休息指导　少量多餐，清淡饮食，防止便秘，必要时给予缓泻剂，保持外阴清洁。制定自我照顾计划，逐渐恢复自理能力。嘱产妇继续卧床休息，取半卧位或左侧卧位，保证充足睡眠。在心脏功能允许的情况下，鼓励产妇早期下床适度活动，以防血栓形成。

（2）指导母乳喂养　心功能Ⅰ~Ⅱ级产妇可以哺乳，指导其正确母乳喂养，但应避免劳累。心功能Ⅲ级或以上者不宜哺乳，指导家属协助人工喂养，及时回乳但不宜用雌激素。

（3）采取适宜的避孕措施　病情稳定而需绝育者，应于产后1周行绝育术。未做绝育者要严格避孕。根据病情及时复诊，并加强随访。

第二节　妊娠合并糖尿病妇女的护理

妊娠合并糖尿病包括两种情况，一种是妊娠前已有糖尿病（diabetes mellitus，DM）的患者，称为糖尿病合并妊娠；另一种是妊娠前糖代谢正常，妊娠期才出现或首次发现糖尿病，又称为妊娠期糖尿病（gestational diabetes mellitus，GDM）。妊娠合并糖尿病孕妇80%以上为GDM，且近年发病率有明显增高趋势。GDM患者糖代谢异常多数于产后恢复正常，但将来患2型糖尿病的机会增加。糖尿病孕妇的临床过程比较复杂，对母儿均有较大危害，属高危妊娠。

（一）妊娠、分娩对糖尿病的影响

妊娠可使原有糖尿病患者病情加重，使隐性糖尿病显性化，使既往无糖尿病的孕妇发生GDM。

1. 妊娠期　正常妊娠，孕妇本身代谢增强，随着孕周的增加，胎儿从母体摄取葡萄糖增加，孕妇血浆葡萄糖水平随妊娠进展而降低，空腹血糖约降低10%。①空腹血糖低：妊娠早期由于早孕反应，进食量减少，孕妇空腹血糖低于非孕妇，易发生低血糖和酮症酸中毒；②胰岛素需要量增加和糖耐量减低：妊娠后血容量增加，血液稀释，胰岛素相对不足；妊娠中晚期孕妇体内抗胰岛素样物质增加，如胎盘生乳素、雌激素、孕酮等使孕妇对胰岛素的敏感性随着孕周增加而降低，为了维持正常糖代谢水平，胰岛素需求量须相应增加；并且孕妇体内雌、孕激素可增加母体对葡萄糖的利用；③肾糖阈下降：妊娠期肾血流量及肾小球滤过率增加，但肾小管对糖的再吸收率不能相应增加，导致部分孕妇排糖量增加，同时造成肾糖阈减低，致使尿糖不能正确反映血糖水平。

2. 分娩期　分娩时因子宫收缩消耗大量糖原，进食量少，若不及时减少胰岛素用量，更易发生低血糖和酮症酸中毒。另外，产妇情绪紧张和疼痛可引起血糖较大波动，使胰岛素用量不宜掌握，因此应密切观察血糖变化。

3. 产褥期　胎盘娩出后，胎盘分泌的抗胰岛素物质迅速消失，全身内分泌激素逐渐恢复到非孕水平，使胰岛素需要量相应减少，不及时调整极易发生低血糖。

（二）糖尿病对妊娠、分娩的影响

妊娠合并糖尿病对母儿的危害及其程度取决于糖尿病病情及血糖的控制水平。病情较重或血糖控制不良者，对母儿影响较大，母儿近、远期并发症较高。

1. 对孕妇的影响　①自然流产：高血糖可使胚胎发育异常甚至死亡，流产发生率达 15%～30%，多发生在孕早期，主要见于病情严重血糖未能控制者。②妊娠期并发症：糖尿病孕妇妊娠期高血压疾病发病率较正常孕妇高 2～4 倍，因糖尿病患者可导致小血管内皮细胞增厚及管腔狭窄，组织供血不足，伴有肾血管病变时更易发生。③感染：糖尿病孕妇抵抗力下降易合并感染，最常见泌尿系感染，也可发生产后子宫内膜炎和伤口感染，感染可加重糖尿病代谢紊乱，甚至诱发酮症酸中毒。④羊水过多：较非糖尿病孕妇多 10 倍，其原因可能与胎儿高血糖、高渗性利尿致胎尿排出增多有关。羊水过多又可增加胎膜早破和早产的发生率。⑤糖尿病孕妇巨大儿发生率高，导致头盆不称、宫缩乏力增加，剖宫产率升高。巨大儿经阴道分娩使难产机会增加，产程延长易发生产后出血。

2. 对胎儿的影响　①巨大儿：发生率高达 25%～42%，原因为孕妇血糖高，胎儿长期处于母体高血糖状态所致的高胰岛素血症环境，促进蛋白质、脂肪合成和抑制脂解，促进胎儿宫内生长，导致躯干过度发育。②胎儿畸形：胎儿畸形率高于非糖尿病孕妇，严重畸形发生率为正常妊娠的 7～10 倍，与受孕后最初数周高血糖水平密切相关，是围生儿死亡的重要原因，以心血管畸形和神经系统畸形最常见。妊娠合并糖尿病患者应在妊娠期加强对胎儿畸形的筛查。③流产和早产：早产发生率为 10%～25%，其原因为合并妊娠期高血压疾病、羊水过多、胎儿宫内窘迫等并发症时，需提前终止妊娠。④胎儿生长受限：发生率为 21%，妊娠早期高血糖可抑制胚胎发育。见于严重的糖尿病并发肾脏、视网膜血管病变。

3. 对新生儿的影响　①新生儿呼吸窘迫综合征（NRDS）：高血糖刺激胎儿胰岛素分泌增加，形成高胰岛素血症，使胎儿肺表面活性物质产生与分泌减少，致使胎儿肺成熟延迟。②新生儿低血糖：新生儿出生后仍存在高胰岛素血症，若不及时补充糖，易发生新生儿低血糖，严重时可危及新生儿生命。

【护理评估】

（一）生理评估

1. 病因　评估 GDM 的高危因素：①孕妇因素：年龄≥35 岁、孕妇体重>90kg、糖耐量异常史、多囊卵巢综合征；②家族史：糖尿病家族史；③妊娠分娩史：不明原因的流产史、死胎、死产、巨大儿分娩史，足月新生儿呼吸窘迫综合征分娩史，胎儿畸形史；④本次妊娠因素：妊娠期胎儿大于孕周，羊水过多，外阴阴道假丝酵母菌感染反复发作史。

2. 临床表现

（1）症状和体征：①妊娠期重点评估此次妊娠孕妇是否存在糖代谢紊乱综合征的表现，即多饮、多食、多尿“三多”症状，孕妇是否常发生皮肤瘙痒尤其是外阴瘙痒，是否出现视力模糊等；评估孕妇有无产科并发症，如低血糖、高血糖、妊娠期高血压疾病、酮症酸中毒和感染等；是否存在巨大儿或胎儿生长受限。②分娩期重点评估孕妇有无低血糖及酮症酸中毒症状，如心悸、出汗、面色苍白或恶心、呕吐、视力模糊、呼吸加快且带有烂苹果味酮症酸中毒症状。监测产程进展、子宫收缩、胎心率和母体的生命体征等。③产褥期主要评估有无低血糖或高血糖症状，产后出血及感染征兆，评估新生儿状况。

（2）糖尿病合并妊娠的诊断标准：①妊娠前已经确诊为糖尿病。②妊娠前未进行过血糖检查但存在糖尿病高危因素，如肥胖、一级亲属患 2 型糖尿病、GDM 史或大于胎龄儿分娩史、多囊卵巢综合征患者及妊娠早期空腹血糖反复阳性，首次产前检查时应明确是否存在妊娠前糖尿病，达到以下任何一项标准者诊断为糖尿病合并妊娠：a. 空腹血糖≥7.0mmol/L（126mg/dl）；b. 糖化血红蛋白（GHbA1c）≥6.5%；c. 伴有典型的高血糖或高血糖危险症状，同时任意血糖≥11.1mmol/L（200mg/dl）。

如果没有明确的高血糖症状，任意血糖≥11.1mmol/L（200mg/dl）需要次日复测空腹血糖或糖化血红蛋白确诊。不建议孕早期常规进行葡萄糖耐量试验（OGTT）检查。

（3）妊娠期糖尿病的诊断：根据 2011 年我国公布的“中华人民共和国卫生部行业标准-GDM 诊断标准”，采用 75g 糖耐量试验。标准如下：

①有条件的医疗机构，在妊娠 24～28 周及以后，对所有尚未被诊断为糖尿病的孕妇进行 75gOGTT。OGTT 的方法：OGTT 前 1 日晚餐后禁食至少 8 小时至次日晨（最迟不超过上午 9 时），OGTT 试验前连续 3 日正常体力活动、正常饮食，即每日进食碳水化合物不少于 150g，检查期间静坐、禁烟。检查时，5 分钟内口服含 75g 葡萄糖的液体 300ml，分别抽取服糖前、后 1 小时、2 小时的静脉血（从开始饮用葡萄糖水计算时间）。空腹及服糖后 1 小时、2 小时的血糖值分别为 5.1mmol/L、10.0mmol/L、8.5mmol/L。任何一点血糖值达到或超过上述标准即诊断为 GDM。

②医疗资源缺乏地区，建议妊娠 24～28 周首先检查空腹血糖。空腹血糖≥

5.1mmol/L，可以直接诊断为 GDM，不必再做 75gOGTT；而 4.4mmol/L≤FPG≤5.1mmol/L 者，应尽早做 75gOGTT；空腹血糖小于 4.4mmol/L，可暂不行 75gOGTT。

（4）糖尿病严重程度与预后评估：妊娠合并糖尿病的分期根据 White 分类法，分类依据患者发生糖尿病的年龄、病程以及是否存在血管并发症等。

3. 相关检查

（1）空腹血糖测定：血糖是诊断糖尿病和监测糖尿病病情的重要指标。空腹血糖（Fasting plasma glucose，FPG）≥7.0mmol/L 者，可诊断为糖尿病合并妊娠。医疗资源缺乏地区，建议妊娠 24~28 周首先检查 FPG。FPG≥5.1mmol/L 者，可直接诊断为 GDM。而 4.4mmol/L≤FPG<5.1mmol/L 者，应尽早做 75g 葡萄糖耐量试验（oralgl ucose tolerance test，OGTT），<4.4mmol/L 者，可暂不行 75gOGTT。

（2）口服葡萄糖耐量试验：在妊娠 24~28 周及以后，应对所有尚未被诊断为糖尿病的孕妇进行 75gOGTT。方法：禁食 12 小时后，口服葡萄糖 75g，其正常上限为：空腹为 5.1mmol/L、1 小时为 10.0mmol/L、2 小时为 8.5mmol/L、任何一点血糖值达到或超过上述标准即诊断为 GDM。

（3）其他检查：包括糖化血红蛋白（GHbAlc）、眼底检查、24 小时尿蛋白定量、肝肾功能检查等。另外，通过 B 型超声检查、胎儿成熟度与胎儿电子监护仪了解胎儿发育情况、胎儿成熟度等。血糖控制不满意或孕周小于 38 周终止妊娠者，行羊膜腔穿刺做羊水泡沫试验了解胎儿肺成熟度。

4. 处理原则　严格控制血糖在正常水平，减少母儿并发症。

（1）糖尿病患者孕前应判断糖尿病的严重程度，以确定是否适宜妊娠。不宜妊娠者严格避孕。

（2）允许妊娠者应在内分泌科医师、产科医师和营养师的密切配合指导下，尽可能使妊娠期血糖控制在正常或接近正常范围内，加强母儿监护，选择正确的分娩方式，以防止并发症发生。

（二）心理社会评估

重点评估孕妇及其家属对妊娠合并糖尿病相关知识掌握的程度，孕妇是否担心饮食控制和用药会影响胎儿发育等紧张、焦虑心理，评估社会支持系统是否完善等。

【常见的护理诊断/问题】

1. 知识缺乏　缺乏饮食控制及胰岛素治疗的相关知识。

2. 有感染的危险 与糖尿病抵抗力下降有关。

3. 有受伤的危险（胎儿） 与巨大儿、畸形儿、胎肺成熟延迟有关。

4. 潜在并发症 低血糖、酮症酸中毒。

【护理措施】

（一）一般护理

1. 非孕期 妊娠前应寻求孕前咨询和详细评估糖尿病的严重程度，确定是否适宜妊娠。

（1）依据 White 分类法，病情达到 D、F、R 级，妊娠后易造成胎儿畸形、智力障碍、死胎等，并使原有的病情加重，不宜妊娠。严格避孕，若已妊娠应尽早终止。

（2）对器质性病变较轻，血糖控制良好者，可在积极治疗和密切监护下继续妊娠。

（3）从孕期开始，由内分泌科医师和产科医师严格控制血糖值，确保孕期、妊娠期和分娩期血糖控制在正常水平。

2. 妊娠期 妊娠合并糖尿病妇女妊娠期糖代谢复杂多变，应严格控制血糖在正常或接近正常的范围内，加强产前监护，预防并减少孕妇和围生儿并发症，确保母婴的健康和安全，适时终止妊娠。

（1）饮食控制：多数 GDM 患者仅需要通过控制饮食量与种类，均能控制血糖在满意范围；但避免过分控制饮食，以免导致孕妇饥饿性酮症和胎儿宫内生长受限。根据体重计算每日需要的热量，体重≤标准体重 10%者，每日需 36～40kcal/kg，体重标准者，每日需 12～18kcal/kg。妊娠早期糖尿病孕妇需要的热卡与孕前相同。妊娠中期后，每周热量增加 200kcal，其中糖类占 50%～60%，蛋白质占 20%～25%，脂肪占 25%～30%，必要时与营养师共同制定营养配餐。提倡低盐饮食；同时每日补充钙剂 1～1.2g，叶酸 5mg，铁剂 15mg 和维生素等微量元素。

（2）适度运动：孕妇适度运动可提高对胰岛素的敏感性，改善血糖及脂代谢紊乱，利于糖尿病病情的控制和正常分娩。运动方式以有氧运动最佳，但以不引起心悸、宫缩和胎心率变化为宜，如散步、上臂运动和太极拳等。每日运动量和时间尽量保持恒定，以餐后 1 小时为宜，持续 20～40 分钟，以免发生低血糖。运动时如血糖小于 3.3mmd/L，或大于 13.9mmol/L，或出现宫缩、阴道出血和低血糖表现，应暂停并监测血糖情况。通过合理的饮食控制和适度运动治疗，使孕期体重增加控制在 10～12kg 内。先兆流产或合并其他严重并发症者不宜采取运动治疗。

(3) 合理用药　口服降糖药如磺脲类及双胍类均能通过胎盘，对胎儿产生毒性作用，故孕妇不宜采用口服降糖药物治疗。对通过合理饮食不能控制的妊娠期糖尿病孕妇，胰岛素是主要的治疗药物。显性糖尿病孕妇应在孕前即改为胰岛素治疗，一般饭前半小时皮下注射，每日 3~4 次，用药期间密切观察用药反应。胰岛素用量个体差异较大，尚无统一标准供参考。一般从小剂量开始，并根据病情进展、孕期进展和血糖值加以调整，力求控制血糖在正常水平，避免妊娠期糖尿病酮症酸中毒的发生。

3. 分娩期

(1) 分娩时间的选择　原则是在控制血糖，确保母儿安全的情况下，尽量推迟终止妊娠的时间，可等待至妊娠 38~39 周。若血糖控制不良，伴有严重合并症或并发症，如重度子痫前期、伴心血管病变、胎儿生长受阻和胎儿窘迫等情况下，及早抽取羊水，了解胎肺成熟情况，按照医嘱给予地塞米松促进胎儿肺成熟后立即终止妊娠。

(2) 分娩方式的选择　妊娠合并糖尿病本身不是剖宫产的指征。有巨大胎儿、胎盘功能不良、糖尿病病情较重、胎位异常或其它产科指征者，应行剖宫产。若胎儿发育正常，宫颈条件较好，可经阴道分娩。经阴道分娩者应严密观察产程进展及胎心变化，若有胎儿宫内窘迫或产程进展缓慢者行剖宫产。

4. 产褥期

(1) 产褥期胎盘娩出后，母体内抗胰岛素激素迅速下降，需重新评估胰岛素的需要量，根据产妇血糖情况及时调整胰岛素用量。一般产后 24 小时内胰岛素用量减至原用量的 1/2，48 小时减少至原用量的 1/3，多数在产后 1~2 周胰岛素用量逐渐恢复至孕前水平。

(2) 预防产褥感染　糖尿病患者抵抗力下降，易合并感染，密切观察有无感染发生，如发热、子宫压痛、恶露异常等，并及时处理。轻症糖尿病产妇鼓励母乳喂养，尽早吮吸和按需哺乳。不宜哺乳者及时给予退乳并指导人工喂养。

(二) 心理护理

妊娠合并糖尿病患者会因为无法完成“确保自己及胎儿安全顺利度过妊娠期和分娩期”这一母性心理发展任务而产生焦虑、恐惧和低自尊反应，甚至造成身体意象紊乱。如果妊娠期和分娩期不顺利，担心影响胎儿和新生儿，孕妇会产生更大的心理压力；糖尿病孕妇在分娩过程中，仍需维持身心舒适，给予支持以减缓分娩压力。所以，护士应加强健康教育，鼓励其讨论面临的问题和心理感受，减轻其心理负担，并协助澄清错误的观念和行为，确保母婴安全。

（三）缓解症状的护理

1. 孕期母儿监护

（1）加强产前检查：妊娠早期每周检查1次至10周，妊娠中期每2周检查1次，妊娠32周后每周检查1次，一般妊娠20周时需及时增加胰岛素用量。

（2）母儿监护：因妊娠合并糖尿病患者的血糖水平与孕妇和围生儿并发症密切相关，除常规的产前检查内容外，应对孕妇进行严密监护，降低并发症的发生。

①妊娠期血糖控制满意的标准：孕妇无明显饥饿感，空腹血糖控制在3.3～5.6mmol/L；餐前半小时3.3～5.3mmol/L；餐后2小时在4.4～6.7mmol/L；夜间4.4～6.7mmol/L；②肾功能、糖化血红蛋白监测和眼底检查：每次产前检查应做尿常规，15%孕妇餐后可出现尿糖，尿糖易出现假阳性，所以尿常规检查多用于监测尿酮体和尿蛋白。每月测定肾功能及糖化血红蛋白，同时进行眼底检查。妊娠32周后每周检查1次，注意血压、水肿、尿蛋白等情况。

妊娠晚期应监测胎儿宫内情况方法为：①自我监护胎动，妊娠28周后，指导孕妇自数胎动，若12小时胎动数<10次，或胎动次数减少超过原胎动计数50%而不能恢复者，表示胎儿宫内缺氧；②孕妇尿雌三醇或血中胎盘生乳素的测定，监测胎盘功能；③胎儿电子监护，无激惹试验自妊娠32周开始，每周1～2次，监测胎儿宫内储备能力；④定期B型超声检查，监测胎头的双顶径、羊水量和胎盘的成熟度。加强对胎儿发育、胎儿成熟度、胎儿胎盘功能等监测，教会孕妇及其家属进行自我监护，必要时及早住院。

2. 分娩时的护理　①注意休息，给予恰当饮食，加强胎儿监护，严密监测血糖、尿糖和尿酮体变化，及时调整胰岛素用量。②临产时产妇的情绪紧张和疼痛可使血糖波动，严格控制产时血糖水平对母儿尤为重要。临产后采用糖尿病饮食，产时血糖水平>5.6mmol/L，一般按每3～4g葡萄糖加1U胰岛素比例给予静脉输液，提供热量，预防低血糖。经阴道分娩者，鼓励产妇左侧卧位，改善胎盘血液供应，应在12小时内结束分娩，以免产程过长增加酮症酸中毒、胎儿缺氧和感染危险。③需剖宫产者做好术前准备，告知手术的必要性，使其配合治疗，尽量使术中血糖控制在6.67～10.0mmol/L。术后每2～4小时测1次血糖，直到饮食恢复。

3. 新生儿护理　①无论出生体重大小均视为高危新生儿，给予监护，注意保暖和吸氧。尽早哺乳，因为接受胰岛素治疗的糖尿病产妇，哺乳对新生儿不会产生不良影响。②新生儿出生时取脐血检测血糖，30 分钟后定时滴服 25%葡萄糖液防止低血糖，同时注意预防低血钙、高胆红素血症及 NRDS 发生。多数新生儿在出生 6 小时内血糖值可恢复正常。

（四）健康教育

护士要向患者讲解妊娠合并糖尿病的有关知识，讲解降低血糖治疗的必要性和孕期血糖控制稳定的重要性，指导患者饮食选择策略、运动治疗和药物治疗的注意事项。

1. 指导患者及其家属掌握有关糖尿病的知识、技能如胰岛素的注射方法，药物作用的药峰时间，并能自行进行血糖或尿糖测试。教会孕妇掌握发生高血糖及低血糖的症状及紧急处理方法，鼓励其外出携带糖尿病识别卡及糖果，避免发生不良后果。

2. 饮食治疗　糖尿病患者饮食控制十分重要，其控制目标是保证母儿的热量和营养需要；避免餐后高血糖或饥饿酮症出现，保证胎儿宫内正常的生长发育。指导产妇产后随访及远期生活方式的调整，改善远期预后。

3. 药物治疗　不推荐口服降糖药物治疗。对不能通过饮食控制和适当运动治疗的糖尿病患者，应用胰岛素治疗。

4. 预防感染　妊娠合并糖尿病患者血糖高抑制白细胞的吞噬能力，机体对感染的抵抗力降低，同时又有利于某些细菌生长，导致孕产妇上呼吸道、泌尿生殖系统和皮肤均易感染。应注意指导孕产妇注意个人卫生，避免皮肤黏膜破损；尤其要加强口腔、皮肤和会阴部清洁，防止泌尿和生殖系统感染。

5. 避孕指导与随访　指导产妇定期复查。尤其 GDM 孕妇再次妊娠时，复发率高达 33%～69%。远期患糖尿病概率增加，17%～63%患有 GDM 者发展成为 2 型糖尿病，心血管疾病的发生率也高。糖尿病患者产后应长期避孕，建议使用安全套或结扎术，不宜采用避孕药及宫内避孕器具避孕。

第三节　妊娠合并急性病毒性肝炎妇女的护理

病毒性肝炎是由肝炎病毒引起，以肝实质细胞变性坏死为主要病变的传染性疾病，病毒性肝炎在孕妇中较常见，是妊娠期妇女肝病和黄疸最常见的原因。肝炎病毒包括甲型（HAV）、乙型（HBV）、丙型（HCV）、丁型（HDV）、戊型（HEV）等，其中以乙型最常见，我国约 8%的人群是慢性乙型肝炎病毒携带者。

妊娠合并重症肝炎是我国孕产妇死亡的主要原因之一。

（一）妊娠、分娩对病毒性肝炎的影响

妊娠期某些生理变化可使肝脏负担加重或使原有肝脏疾病病情复杂化，从而发展为重症肝炎。

1. 妊娠本身并不增加肝炎病毒的易感性，但妊娠期由于早孕反应，母体摄入减少，体内蛋白质等营养物质相对不足；孕妇新陈代谢率增高，营养物质消耗增多，肝内糖原储备降低，故使肝脏抗病能力下降。

2. 妊娠期孕妇体内产生的大量内源性雌激素需经肝脏灭活，胎儿代谢产物也需经母体肝内解毒，从而加重肝脏的负担。

3. 妊娠期某些并发症，分娩时体力消耗，酸性代谢产物增多和产后出血等均可进一步加重肝损害。

（二）病毒性肝炎对妊娠、分娩的影响

1. 对孕妇的影响　①病毒性肝炎发生在早期可使早孕反应加重，妊娠晚期使妊娠期高血压疾病发生率增高，可能与体内醛固酮的灭活能力下降有关。②孕产妇的死亡率高，分娩时因肝功能受损致凝血因子合成功能减退，易发生产后出血。同时重症肝炎的发生率高，为非孕妇女的66倍，在肝功能衰竭的基础上出现凝血功能障碍，如发生感染、上消化道出血等，极易诱发肝性脑病和肝肾综合征。

2. 对胎儿及新生儿的影响　①围生儿患病率及死亡率增高：妊娠早期患病毒性肝炎、胎儿畸形发生率高于正常孕妇的2倍。肝功能异常的孕产妇流产、早产、死胎、死产和新生儿死亡率明显增加。近年来研究表明，病毒性肝炎与唐氏综合征（Downsyndrome）的发生密切相关。②慢性病毒携带状态：妊娠期内，胎儿由于垂直传播而被肝炎病毒感染，以乙型肝炎病毒多见。围生期感染的婴儿，部分将转为慢性病毒携带状态，容易发展为肝硬化或原发性肝癌。

3. 母婴传播

（1）甲型病毒性肝炎（HAV）：由甲型肝炎病毒引起，经粪-口传播。一般不通过胎盘感染胎儿，因此孕期感染HAV不必终止妊娠，但妊娠晚期患甲型肝炎，分娩时可经接触母血、羊水吸入或粪-口途径感染新生儿。

（2）乙型病毒性肝炎（HBV）：由乙型肝炎病毒引起，可经消化道、输血或血制品和注射用品等途径传播，但母婴传播是HBV传播的主要途径之一，导致的HBV感染约占我国婴幼儿感染的1/3。母婴传播途径有：①垂直传播：HBV

通过胎盘引起宫内传播；②产时传播：是 HBV 母婴传播的主要途径，占 40%~60%。胎儿通过接触母血、阴道分泌物、羊水，或分娩过程中子宫收缩使胎盘绒毛破裂，母血进入胎儿血液循环引起，只要有 10^{-8}ml 血进入胎儿体内即可使胎儿感染；③产后传播：通过母乳喂养和接触母亲唾液传播。

（3）丙型病毒性肝炎（HCV）：妊娠晚期患丙型肝炎约 2/3 发生母婴传播，1/3 受感染者将来发展为慢性肝病。

（4）丁型病毒性肝炎（HDV）：因丁型肝炎病毒（HDV）是一种缺陷性 RNA 病毒，必须依赖 HBV 重叠感染引起肝炎，母婴传播较少见。

（5）戊型病毒性肝炎（HEV）：目前已有母婴传播的报道。传播途径及临床表现与甲肝相似，易急性发作，且多为重症。妊娠晚期感染孕妇死亡率高达 15%~25%。

【护理评估】

（一）生理评估

1. 病因　评估有无与肝炎患者密切接触史或半年内曾输血、注射血制品史；有无肝炎病家族史等；重症肝炎者应评估其诱发因素，同时评估孕妇治疗用药情况以及家属对肝炎相关知识的了解程度。

2. 临床表现

（1）症状　HAV 的潜伏期 2~7 周（平均 30 天），起病急、病程短、恢复快。HBV 潜伏期 1.5~5 个月（平均 60 天），病程长、恢复慢、易发展为慢性。①临床上孕妇常出现不明原因的食欲减退、恶心、呕吐、腹胀、厌油腻食物、乏力和肝区叩击痛等消化系统症状；②重症肝炎多见于妊娠晚期，起病急、病情重，常表现为畏寒发热、食欲极度减退、呕吐频繁、腹胀、腹水、肝臭气味，表现急性肾衰竭及不同程度的肝性脑病症状，如嗜睡、烦躁、神志不清、甚至昏迷。

（2）体征　皮肤、巩膜黄染，肝脏肿大、有触痛，肝区有叩击痛，部分患者脾脏肿大并可触及。重症患者可有肝脏进行性缩小，腹水及不同程度的肝性脑病。

3. 相关检查

（1）肝功能　检查血清中丙氨酸氨基转移酶（ALT）增高，数值常大于正常 10 倍以上，持续时间较长；血清总胆红素 >171μmol/L（1mg/dl）；凝血酶原时间百分活度（PTA）的正常值我 80%~100%，<40%是诊断重症肝炎的重要指标之

一。PTA 是判断病情严重程度和预后的主要指标。

（2）病原学检测及其临床意义

①HAV：急性期患者血清中抗 HAV-IgM 阳性有诊断意义。

②HBV：患者感染 HBV 后血液中可出现一系列有关的血清学标志物。

③HCV：血清中检测出 HCV 抗体即可确诊。

④HDV：急性感染时 HDV-IgM 出现阳性。慢性感染者 HDV-IgM 呈持续阳性。

⑤HEV：急性期患者血清内可检测出高滴度的 HEV-IgM，恢复期血清内检测出低水平的 HEV-IgG。

（3）凝血功能和胎盘功能　检查凝血酶原时间，HPL 及孕妇血和尿雌三醇检测等。B 型超声检查胎儿发育情况及胎儿胎盘是否成熟等。

4. 处理原则

（1）妊娠期轻型肝炎　处理原则与非孕期肝炎相同。增加休息，加强营养，给予高维生素、足量碳水化合物、高蛋白和低脂肪饮食。应用中西药进行保肝治疗，避免使用可能损害肝脏的药物并预防感染。有黄疸者立即住院，按重症肝炎处理。

（2）妊娠期重症肝炎　保护肝脏，积极预防，如限制蛋白质的摄入，每日应<0.5g/kg，增加碳水化合物，保持大便通畅，预防 DIC 及肾衰竭。遵医嘱配合治疗肝性脑病，妊娠末期重症肝炎者，经积极治疗 24 小时后，行剖宫产终止妊娠。

（3）分娩期及产褥期妊娠合并病毒性肝炎　不是剖宫产指征，但相对阴道分娩来说剖宫产可减轻肝功能损害，因而对于一般病情较重、凝血功能欠佳的患者可放宽剖宫产。备新鲜血；宫口开全行阴道助产以缩短第二产程；注意防止母婴传播、产后出血及感染。应用对肝脏损害较小的广谱抗生素预防产褥感染，避免感染后加重病情。

（二）心理社会评估

评估孕妇及其家属对疾病的认知程度和家庭支持系统是否完善。部分孕妇因担心感染胎儿，会产生焦虑、矛盾及自卑心理，应重点评估。

【常见的护理诊断/问题】

1. 知识缺乏　缺乏有关病毒性肝炎感染途径、传播方式、母儿危害和预防保健等知识。

2. 营养失调低于机体需要量　与饮食、恶心、呕吐和营养摄入不足有关。

3. 预感性悲哀　与肝炎病毒感染造成的后果有关。

4. 潜在并发症　肝性脑病和产后出血。

【护理措施】

（一）一般护理

1. 加强围婚期生殖健康保健和孕前咨询　孕前重视围婚期生殖健康保健，做好婚前医学检查，夫妇一方患有肝炎者应使用避孕套以免交叉感染。已患肝炎的育龄妇女做好避孕；急性肝炎者应在痊愈后半年在医师指导下妊娠。

2. 妊娠期

（1）妊娠早期患急性肝炎者，若为轻症应积极配合治疗，可继续妊娠，慢性活动性肝炎患者，妊娠后对母儿危害较大，积极治疗后应终止妊娠。

（2）妊娠期轻症肝炎护理措施同非孕期肝炎患者，更需注意以下几方面：①一般护理：卧床休息，避免过量活动。加强营养，增加优质蛋白、高维生素、足量糖类、低脂肪食物摄入；保持大便通畅。按医嘱给予保肝药物，避免应用可能损害肝脏的药物，如镇静剂、麻醉药等。②定期产前检查，防止交叉感染：对肝炎孕妇应有专门隔离诊室，所有用物使用2000mg/L含氯制剂浸泡，定期消毒。定期对患者进行肝功能、肝炎病毒血清病原学检查。积极治疗各种妊娠并发症，按医嘱给予广谱抗生素，预防各种感染以防加重肝损害。加强母儿监护，适时终止妊娠。

3. 分娩期

（1）分娩方式的选择　经阴分娩可增加胎儿感染病毒概率，虽非剖宫产的绝对指征，但主张剖宫产，以免过度体力消耗加重肝脏负担。密切观察产程进展，为产妇及其家人提供安全、舒适的待产分娩环境，注意语言表达，避免各种不良刺激，防止并发症发生。对重症肝炎，积极控制24小时后迅速终止妊娠。

（2）经阴道分娩者　尽量避免软产道损伤和擦伤，正确处理产程，防止滞产，缩短第二产程，宫口开全后给予阴道助产，注意消毒隔离，胎肩娩出后立即静脉注射缩宫素，防止母婴传播及产后出血。胎儿娩出后，抽胳血做血清病原学和肝功能检查。

（3）预防感染　严格执行消毒隔离制度，产时严格消毒并应用广谱抗生素。凡病毒性肝炎产妇用过的医疗物品均需用2000mg/L含氯消毒液浸泡后再按有关规定处理。

4. 产褥期

（1）预防产后出血和感染　注意休息和营养，观察子宫收缩及阴道流血情况，加强基础护理，并继续按照医嘱给予对肝脏损害较小的广谱抗生素预防感染。同时开始评价母亲角色的获得，协助建立良好的亲子互动。

（2）指导母乳喂养　母血 HBsAg、HBeAg、抗-HBc 三项阳性及后二项阳性的产妇均不宜哺乳；乳汁中 HBV-DNA 阳性者不宜哺乳；目前主张新生儿接受免疫注射，母亲仅 HBsAg 阳性者分娩的新生儿经主动免疫、被动联合免疫后可母乳喂养。对不宜哺乳者，口服生麦芽冲剂或乳房外敷芒硝回乳，不宜用雌激素等对肝脏有损害的药物；并指导产妇及其家属人工喂养的知识和技能。

（二）心理护理

建立良好的护患关系，鼓励患者倾诉，给予心理支持。详细讲解病毒性肝炎的相关知识以及相应的隔离措施，取得孕妇及其家属的理解和配合。评估孕妇在妊娠期母亲角色的获得情况，并及时给予支持和帮助。

（三）缓解症状的护理

1. 妊娠合并重症肝炎者

（1）保护肝脏，积极防治肝性脑病：按医嘱给予保肝药物，如高血糖素-葡萄糖-胰岛素联合应用，可防止肝细胞坏死和促进肝细胞再生。输新鲜血浆，补充凝血因子。严格限制蛋白质的摄入量，增加糖类，每日热量维持 7431.2kJ（1800kcal）以上。保持大便通畅，严禁肥皂水灌肠，遵医嘱口服新霉素或甲硝唑抑制大肠杆菌，减少游离氨及其他毒素的形成和吸收。严密观察病人有无性格改变和行为异常，扑翼样震颤等肝性脑病前驱症状。

（2）预防 DIC 和并发肾衰竭：遵医嘱补充凝血酶原复合物、纤维蛋白原和维生素 K_1 等。有 DIC 者在凝血功能检测下遵医嘱应用肝素治疗，应注意观察有无出血倾向，且量宜小不宜大；为预防产后出血，产前 4 小时至产后 12 小时内不宜使用肝素治疗。严密监测生命体征，并发肾衰竭者按急性肾衰竭护理，严格限制入液量，记录液体出入量，一般每日人液量为前日尿量加 500ml 液体量，避免应用损害肾脏的药物。

2. 新生儿免疫　①主动免疫：新生儿出生后 24 小时内注射乙型肝炎疫苗 20%，生后 1 个月，6 个月再分别注射 10μg。免疫率可达 75%。②被动免疫：新生儿生后立即肌内注射 0.5ml 乙肝免疫球蛋白（HBIG），生后 1 个月、3 个月再各肌注 0.16ml/kg。免疫率可达 71%。③联合免疫：新生儿出生后 24 小时内尽早（最好在出生后 12 小时内）肌注 100～200UHBIG，乙型肝炎疫苗 20μg 仍按照上述方法进行。免疫率高达 95%。全程阻断，生后 6 个月复查。

（四）健康教育

重视孕期监护，提高肝炎病毒的检出率。要向病人及家属讲解消毒隔离的重要性。指导不宜哺乳者回奶方法和乳房护理方法。肝功能异常者产后遵医嘱应继续保肝治疗，并加强产妇产后饮食指导，避免过度油腻饮食，避免劳累。采取适宜的避孕措施，肝功异常者慎用激素类避孕药物。做好新生儿母婴阻断的指导，及时进行疫苗接种。

按医嘱继续为产妇提供保肝护理，促进产后康复，必要时及时就诊。指导避孕，患肝炎妇女应在痊愈后半年，最好 2 年后再妊娠。

第四节　妊娠合并缺铁性贫血妇女的护理

【概述】

贫血（anemia）是妊娠期较常见的合并症，属高危妊娠。由于妊娠期血容量增加，并且血浆增加多于红细胞增加，血液呈稀释状态，又称生理性贫血。贫血由多种病因引起，通过不同的病理过程，使人体外周血红细胞容量减少，低于正常范围下限的一种常见的临床症状。常以血红蛋白（Hb）浓度作为诊断标准。妊娠期贫血的诊断标准不同于非孕妇女，WHO 规定孕妇外周血 Hb<110g/L 及血细胞比容<0.33 为妊娠期贫血。我国一直沿用的诊断标准为 Hb<100g/L、红细胞计数<3.5×10^{12}/L 或血细胞比容<0.30。WHO 最新研究表明，50%以上孕妇合并贫血，以缺铁性贫血（iron deficiency anemia）最为常见，占妊娠期贫血的 95%。

妊娠期贫血的程度可分为四度：轻度：RBC（3.0~3.5）$\times10^{12}$/L，Hb81~100g/L；中度：RBC（2.0~3.0）$\times10^{12}$/L，Hb61~80g/L；重度：（1.0~2.0）$\times10^{12}$/L，Hb31~60g/L；极重度：RBC<1.0×10^{12}/L，Hb≤30g/L。

贫血与妊娠的相互影响如下。

1. 对母体的影响　贫血在妊娠各期对母儿均造成一定的危害。①妊娠可使原有贫血病情加重，而贫血则使妊娠风险增加。由于贫血孕妇的抵抗力下降，对分娩、手术和麻醉的耐受力降低，孕妇容易产生疲倦感，从而影响孕妇在妊娠期的心理调适。②重度贫血可导致贫血性心脏病、妊娠期高血压疾病性心脏病、产后出血、失血性休克和产褥感染等并发症，危及孕产妇生命。

2. 对胎儿的影响　①孕妇骨髓与胎儿在竞争摄取母体血清铁的过程中，一般以胎儿组织占优势，铁通过胎盘由孕妇运至胎儿为单向运输，因此胎儿缺铁程度不会太严重。②若孕妇患重度贫血时，缺乏胎儿生长发育所需的营养物质和胎盘供氧，易造成胎儿生长受限、胎儿宫内窘迫、早产或死胎等不良后果。

【护理评估】

（一）生理评估

1. 病因　评估既往有无月经过多、消化道疾病引起的慢性失血性病史，有无不良饮食习惯或胃肠功能紊乱导致的营养不良病史。

2. 临床表现

（1）症状　轻度贫血病人多无明显症状；严重贫血可表现为：面色苍白、头晕、乏力、耳鸣、水肿、心悸、气短、食欲不振、腹胀、腹泻等症状。甚至出现贫血性心脏病、妊娠高血压疾病性心肌病、胎儿生长受限、胎儿窘迫、早产、死胎和死产等并发症相应的症状。贫血可使孕产妇抵抗力低下导致各种感染性疾病。

（2）体征　皮肤黏膜苍白、毛发干燥无光泽易脱落、指（趾）甲扁干、脆薄易裂、反甲（指甲呈钩状），可伴发口腔炎、舌炎等。临产后，部分孕妇出现脾脏轻度肿大。

（3）盆血程度　贫血的程度 WHO 妊娠期贫血的诊断标准为外周血血红蛋白值<110g/L，血细胞比容<33%为妊娠期贫血。血红蛋白>60g/L 为轻度贫血，血红蛋白≤60g/L 为重度贫血。

3. 相关检查

（1）血象　外周血涂片为小红细胞低血红蛋白性贫血，Hb<110g/L，血细胞比容<0. 30，红细胞<3.5×10^{12}g/L，即可诊断为贫血，白细胞计数和血小板计数均在正常范围。

（2）血清铁浓度　血清铁下降可出现在血红蛋白下降前，是缺铁性贫血的早期表现。正常成年妇女血清铁为孕妇血清铁 7～27μmol/L。若孕妇血清铁<6. 5μmol/L，可诊断为缺铁性贫血。

（3）骨髓象　诊断困难时可做骨髓检查，骨髓象表现为红细胞系统呈轻度或中度增生活跃，以中、晚幼红细胞增生为主。骨髓铁染色可见细胞内外铁均减少，尤其以细胞外铁减少明显。

4. 处理原则　补充铁剂和去除导致缺铁性贫血的原因；一般性治疗包括增加营养和含铁丰富的饮食。积极预防产后出血和感染。

（二）心理社会评估

重点评估孕妇因长期疲倦或相关知识缺乏造成的倦怠心理。同时评估孕妇及家人对缺铁性贫血疾病的认知情况，家庭支持系统是否完善等。

【常见的护理诊断/问题】

1. 知识缺乏　缺乏妊娠合并贫血的保健知识及服用铁剂重要性的相关知识。

2. 活动无耐力　与贫血引起的疲倦有关。

3. 有胎儿受伤的危险　与母亲贫血、早产等有关。

【护理措施】

（一）一般护理

1. 妊娠期

（1）饮食护理　①纠正偏食、挑食等不良饮食习惯；②制定合理的膳食计划，鼓励孕妇摄取高蛋白及含铁丰富食物，如黑木耳、海带、紫菜、猪（牛）动物肝脏、蛋类等。

（2）加强母儿监护　产前检查时注意观察孕妇的自觉症状、皮肤黏膜颜色有无改变、水肿情况等；定期给予血常规检测，尤其妊娠晚期应重点复查。注意胎儿宫内生长发育状况的评估，积极预防各种感染，避免加重心脏负担诱发急性左心衰竭。

2. 分娩期　中、重度贫血产妇临产前遵医嘱给予维生素 K_1、卡巴克洛（安络血）和维生素 C 等药物，并配血备用。严密观察产程进展，鼓励产妇进食并做好生活护理和心理支持；加强胎心监护，给予低流量吸氧；必要时阴道助产以减少产妇体力消耗和缩短第二产程。产妇因贫血对出血的耐受性差，少量出血易引起休克，应积极预防产后出血。胎儿前肩娩出时，遵医嘱肌注或静脉注射 10~20U 缩宫素或麦角新碱 0.2mg；产程中严格无菌操作，产时及产后遵医嘱使用广谱抗生素预防感染。

3. 产褥期　产妇应保证足够的休息及营养，避免疲劳。密切观察子宫收缩、阴道流血和伤口愈合情况，按医嘱补充铁剂，纠正贫血并继续应用抗生素预防和控制感染；定期复查红细胞计数及 Hb。

（二）心理护理

告知孕妇及其家属贫血对母儿的影响，鼓励孕妇说出内心的感受，提供良好的情感和心理支持。

（三）缓解症状的护理

正确服用铁剂：铁剂补充以口服给药为主，建议妊娠 4 个月后遵医嘱每日服用铁剂，如硫酸亚铁 0.3g，每日 3 次口服，同时服维生素 C300mg 和 10%稀盐酸

0.5～2ml，促进铁吸收。铁剂对胃黏膜有刺激作用，可引起恶心、呕吐和胃部不适等症状。因此，口服者饭后或餐中服用以减轻胃肠道反应；服用铁剂后常有黑便，给予解释；服用抗酸药时需与铁剂交错时间服用。对妊娠晚期重度缺铁性贫血或严重胃肠道反应不能口服者，可采用深部肌内注射法，首次给药应从小剂量开始，常用制剂为右旋糖酐铁或山梨醇铁。

（四）健康教育

1. 孕前预防　孕前应积极治疗慢性失血性疾病如月经过多，改变长期偏食等不良饮食习惯，适度增加营养。必要时补充铁剂，以增加铁的储备。

2. 孕期注意休息和合理膳食　轻度贫血孕妇可适当减轻工作量；重度贫血者应在餐前、餐后、睡前和晨起时用漱口液漱口；重度口腔炎孕妇应做口腔护理，有溃疡者按医嘱局部用药。

3. 产褥期母乳喂养指导　对于因重度贫血不宜哺乳者，耐心解释并指导产妇及家人掌握人工喂养方法。正确回乳，如口服生麦芽冲剂或芒硝外敷。

参考文献

[1] 丰有吉，沈铿．妇产科学［M］.2 版．北京：人民卫生出版社，2010.

[2] 薛凤霞，林仲秋．妇科肿瘤诊治指南解读·病案分析［M］．北京：人民卫生出版社，2014.

[3] 曹泽毅．中华妇产科学［M］.3 版．北京：人民卫生出版社，2014.

[4] 朱兰，郎景和．女性盆底功能障碍性疾病的防治策略［J］．中华妇产科杂志，2007，42（12）：793-794.

[5] 丰有吉，沈铿．妇产科学［M］.2 版．北京：人民卫生出版社，2011.

[6] 谢幸，苟文丽．妇产科学［M］.8 版．北京：人民卫生出版社，2013.

[7] 张丽珠．临床生殖内分泌与避孕症［M］．北京：科学出版社，2006.

[8] 乔杰．生殖医学临床诊疗常规［M］．北京：人民军医出版社，2013.

[9] 李蓉，乔杰．生殖内分泌疾病诊断与治疗［M］．北京：北京大学医学出版社，2013.

[10] 乔杰．生殖工程学［M］．北京：人民卫生出版社，2007.

[11] 曹泽毅．妇产科学［M］.3 版．北京：人民卫生出版社，2014.

[12] 廖秦平，乔杰，郑建华．妇产科学［M］.3 版．北京：北京大学医学出版社，2013.

[13] 范光升．计划生育领域的进展［J］．中华妇产科杂志，2013，4：314-316.

[14] 丰有吉，沈铿．妇产科学［M］.2 版．北京：人民卫生出版社，2010.